国家出版基金项目
NATIONAL PUBLICATION FOUNDATION

Academic Research Series of Famous
Doctors of Traditional Chinese
Medicine through the Ages

"十三五"国家重点图书出版规划项目

中医历代名家学术研究丛书

主编 潘桂娟

陈曦 苗苗 编著

曹颖甫

U0273923

全国百佳图书出版单位
中国中医药出版社
·北 京·

图书在版编目（CIP）数据

中医历代名家学术研究丛书 . 曹颖甫 / 潘桂娟主编；
陈曦，苗苗编著 . —北京：中国中医药出版社，
2022.7
ISBN 978-7-5132-7340-4

Ⅰ.①中…　Ⅱ.①潘…　②陈…　③苗…　Ⅲ.①中医临
床—经验—中国—清代　Ⅳ.① R249.1

中国版本图书馆 CIP 数据核字（2021）第 243215 号

中国中医药出版社出版

北京经济技术开发区科创十三街 31 号院二区 8 号楼
邮政编码　100176
传真　010-64405721
河北品睿印刷有限公司印刷
各地新华书店经销

开本 880×1230　1/32　印张 10.5　字数 272 千字
2022 年 7 月第 1 版　2022 年 7 月第 1 次印刷
书号　ISBN 978-7-5132-7340-4

定价　59.00 元
网址　www.cptcm.com

服 务 热 线　010-64405510
购 书 热 线　010-89535836
维 权 打 假　010-64405753

微信服务号　zgzyycbs
微商城网址　https://kdt.im/LIdUGr
官 方 微 博　http://e.weibo.com/cptcm
天猫旗舰店网址　https://zgzyycbs.tmall.com

如有印装质量问题请与本社出版部联系（010-64405510）
版权专有　侵权必究

2005 年国家重点基础研究发展计划（973 计划）课题"中医学理论体系框架结构与内涵研究"（编号：2005CB532503）

2009 年科技部基础性工作专项重点项目"中医药古籍与方志的文献整理"（编号：2009FY120300）子课题"古代医家学术思想与诊疗经验研究"

2013 年国家重点基础研究发展计划（973 计划）项目"中医理论体系框架结构研究"（编号：2013CB532000）

国家中医药管理局重点研究室"中医理论体系结构与内涵研究室"建设规划

"十三五"国家重点图书、音像、电子出版物出版规划（医药卫生）

2021 年度国家出版基金资助项目

项目来源及国家重点图书出版计划

《中医历代名家学术研究丛书》编委会

主　　编　潘桂娟

常务副主编　陈　曦　张宇鹏

副　主　编　翟双庆　钱会南　刘桂荣　郑洪新
　　　　　　邢玉瑞　马淑然　陆　翔　文颖娟
　　　　　　柳亚平　王静波

编　　委（以姓氏笔画为序）

于　峥	王　彤	王国为	王姝琛	王蓓蓓	尹东奇
石　琳	卢红蓉	田丙坤	朱　辉	朱乔青	乔文彪
刘理想	刘寨华	江　泳	江　涛	汤尔群	许筱颖
孙晓光	孙海舒	孙理军	杜　松	李　倩	李文华
李海玉	李董男	李敬林	李翠娟	杨　杰	杨　萌
杨　舒	杨卫东	杨卫彬	杨景峰	肖延龄	吴小明
吴宇峰	何　流	谷　峰	谷建军	冷　伟	汪　剑
张　胜	张　聪	张　蕾	张立平	张卓文	张明泉
张银柱	陆　翔	陈士玉	陈子杰	陈玉萍	陈建杉
苗　苗	林　燕	林亭秀	林晓峰	呼兴华	依秋霞
金香兰	郑　齐	郑日新	郑旭锐	赵红霞	相宏杰
战丽彬	战佳阳	姚远友	夏丽娜	倪祥惠	徐世杰
席崇程	黄　辉	黄玉燕	崔　为	寇馨云	葛晓舒
董正华	韩晶杰	禄　颖	甄雪燕	蔺焕萍	黎鹏程

主 任　潘桂娟

副主任（以姓氏笔画为序）

于智敏　张宇鹏　陈　曦　徐世杰

成 员（以姓氏笔画为序）

于　峥　万　芳　马淑然　王凤兰　王姝琛
王静波　文颖娟　付玉娟　邢玉瑞　刘　洋
刘　锐　刘庚祥　刘桂荣　江　泳　汤尔群
杜　松　李　燕　李海玉　杨　威　步瑞兰
汪　剑　张　洁　张立平　张卓文　张效霞
陆　翔　陈小野　陈子杰　林晓峰　金香兰
周亚男　郑　齐　郑洪新　赵京生　胡晓峰
柳长华　柳亚平　钱会南　倪祥惠　黄　辉
黄玉燕　崔　为　梁　媛　蒋力生　谢静文
黎鹏程　魏　民

《中医历代名家学术研究丛书》审订委员会

中医理论肇始于《黄帝内经》《难经》，本草学探源于《神农本草经》，辨证论治及方剂学发轫于《伤寒杂病论》。在此基础上，历代医家结合自身的思考与实践，提出独具特色的真知灼见，不断革故鼎新，充实完善，使得中医药学具有系统的知识体系结构、丰富的原创理论内涵、显著的临床诊治疗效、深邃的中国哲学背景和特有的话语表达方式。历代医家本身就是"活"的学术载体，他们刻意研精，探微索隐，华叶递荣，日新其用。因此，中医药学发展的历史进程，始终呈现出一派继承不泥古、发扬不离宗的繁荣景象。

中国中医科学院中医基础理论研究所，自2008年起相继依托2005年国家重点基础研究发展计划（973计划）课题"中医学理论体系框架结构与内涵研究"、2009年科技部基础性工作专项重点项目"中医药古籍与方志的文献整理"子课题"古代医家学术思想与诊疗经验研究"、2013年国家重点基础研究发展计划（973计划）项目"中医理论体系框架结构研究"，以及国家中医药管理局重点研究室（中医理论体系结构与内涵研究室）建设规划，联合北京中医药大学等16所高等院校及科研和医疗机构的专家、学者，选取历代具有代表性或学术特色突出的医家，系统地阐释与解析其学术思想和诊疗经验，旨在发掘与传承、丰富与完善中医理论，为提升中医师临床实践能力和水平提供参考和借鉴。本套丛书即是由此系列研究阶段性成果总结而成。

综观历史，凡能称之为"大医"者，大都博览群书，学问淹博赅洽，集百家之言，成一家之长。因此，我们以每位医家的内容独立成书，尽可能尊重原著，进行总结、提炼和阐发。本丛书的另一个特点是，将医家特色学术观点与临床实践相印证，尽可能选择一些典型医案，用以说明理论的实践价值，便于临床施用。本丛书列选"'十三五'国家重点图书、音像、电子出版物出版规划""医药卫生"类项目，收载民国及以前共102名医家。第一批61个分册，已于2017年出版。第二批41个分册，申报2021年国家出版基金项目已获批准，出版在即。

丛书各分册作者，有中医基础和临床学科的资深专家、国家及行业重点学科带头人，也有中青年骨干教师、科研人员和临床医师中的学术骨干，来自全国高等中医药院校、科研机构和临床单位。从学科分布来看，涉及中医基础理论、中医各家学说、中医医史文献、中医经典及中医临床基础、中医临床各学科。全体作者以对中医药事业的拳拳之心，共同努力和无私奉献，历经数年完成了这份艰巨的工作，以实际行动切实履行了"继承好、发展好、利用好"中医药的重大使命。

在完成上述科研项目及丛书撰写、统稿与审订的过程中，研究团队暨编委会和审订委员会全体成员精益求精之心始终如一。在上述科研项目负责人、丛书总主编、中国中医科学院中医基础理论研究所潘桂娟研究员主持下，由常务副主编陈曦副研究员、张宇鹏副研究员及各分题负责人——翟双庆教授、钱会南教授、刘桂荣教授、郑洪新教授、邢玉瑞教授、马淑然教授、文颖娟教授、陆翔教授、杨卫彬研究员、崔为教授、江泳教授、柳亚平副教授、王静波副教授等，以及医史文献专家张效霞教授，分别承担或参与了团队的组织和协调，课题任务书和丛书编写体例的起草、修订和具体组织实施，各单位课题研究任务的落实和分册文稿编写、审订等工作。编委会多次组织工作会议和继续教育项目培训，推进编撰工作进度，确保书稿撰写规范，并组织有关专家对初稿进行审订；最终，由总主编与常务副主编对丛书各分册进行复审、修订和统稿，并与全体作者充分交流，对各分册内容加以补充完善，而始得告成。

2016 年 2 月，国家中医药管理局颁布《关于加强中医理论传承创新的若干意见》，指出要"加强对传承脉络清晰、理论特色鲜明的古代医家的学术思想研究"。2016 年 2 月，国务院颁布《中医药发展战略规划纲要（2016—2030 年）》，强调"全面系统继承历代各家学术理论、流派及学说"。上述项目研究及丛书的编写，是研究团队对国家层面"遵循中医药发展规律，传承精华，守正创新"号召的积极响应，体现了当代中医人敢于担当的勇气和矢志不渝的追求！通过此项全国协作的系统工程，凝聚了中医医史、文献、理论、临床研究的专门人才，培育了一支专业化的学术队伍。

在此衷心感谢中国中医科学院及其所属中医基础理论研究所、中医药信息研究所、研究生院，以及北京中医药大学、陕西中医药大学、山东中医药大学、云南中医药大学、安徽中医药大学、辽宁中医药大学、浙江中医药大学、成都中医药大学、湖南中医药大学、长春中医药大学、黑龙江中医药大学、南京中医药大学、河北中医学院、贵州中医药大学、中日友好医院 16 家科研、教学和医疗单位对此项工作的大力支持！衷心感谢中国中医科学院余瀛鳌研究员、姚乃礼主任医师、曹洪欣教授与北京中医药大学严季澜教授在项目实施和本丛书出版过程中给予的悉心指导与支持！衷心感谢中国中医药出版社有关领导及华中健编辑、芮立新编辑、伊丽萦编辑、鄢洁编辑及丛书编校人员的辛勤付出！

在本丛书即将付梓之际，全体作者感慨万千！希望广大读者透过本丛书，能够概要纵览中医药学术发展之历史脉络，撷取中医理论之精华，承绪千载临床之经验，为中医药学术的振兴和人类卫生保健事业做出应有的贡献！

由于种种原因，书中难免有疏漏之处，敬请读者不吝批评指正，以促进本丛书的不断修订和完善，共同推进中医历代名家学术的继承与发扬！

《中医历代名家学术研究丛书》编委会

2021 年 3 月

凡例

一、本套丛书选取的医家，为历代具有代表性或特色思想与临床经验者，包括汉代至晋唐医家6名，宋金元医家19名，明代医家24名，清代医家46名，民国医家7名，总计102名。每位医家独立成册，旨在对医家学术思想与诊疗经验等内容进行较为详尽的总结阐发，并进行精要论述。

二、丛书的编写，本着历史、文献、理论研究有机结合的原则，全面解读、系统梳理和深入研究医家原著，适当参考古今有关该医家的各类文献资料，对医家学术思想和诊疗经验加以发掘、梳理、提炼、升华、概括，将其中具有理论意义、实践价值的独特内容阐发出来。

三、丛书在总体框架上，要求结构合理、层次清晰；在内容阐述上，要求概念正确，表述规范，持论公允，论证充分，观点明确，言之有据；在分册体量上，鉴于每个医家的具体情况不同，总体要求控制在10万～20万字。

四、丛书的每一分册的正文结构，分为"生平概述""著作简介""学术思想""临证经验"与"后世影响"五个独立的内容范畴。各分册将拟论述的内容按照逻辑与次序，分门别类地纳入以上五个内容范畴之中。

五、"生平概述"部分，主要包括医家姓名字号、生卒年代、籍贯等基本信息，时代背景、从医经历以及相关问题的考辨等。

六、"著作简介"部分，逐一介绍医家的著作名称（包括现存、已经亡佚又经后人辑复的著作）、卷数、成书年代、主要内容、学术价值等。

七、"学术思想"部分，分为"学术渊源"与"学术特色"两部分进行论述。前者重在阐述医家之家传、师承、私淑（中医经典或前代医家思想对其影响）关系，重点发掘医家学术思想的历史传承与学术渊源；后者主要从独特学术见解、学术成就、学术特点等方面，总结医家的主要学术思想特色。

八、"临证经验"部分，重点考察和论述医家学术著作中的医案、医论、医话，并有选择地收集历代杂文笔记、地方志等材料，从中提炼整理医家临床诊疗的思路与特色，发掘、总结其独到的诊治方法。此外，还根据医家不同情况，以适当方式选录部分反映医家学术思想与临证特色的医案。

九、"后世影响"部分，主要包括"学术影响与历代评价""学派传承（学术传承）""后世发挥"和"国外流传"等内容。其中，对医家的总体评价，重视和体现学术界共识和主流观点，在此基础上，有理有据地阐明新见解。

十、附以"参考文献"，标示引用著作名称及版本。同时，分册编写过程中涉及的期刊与学位论文，以及未经引用但能体现一定研究水准的期刊与学位论文也一并列出，以充分体现对该医家研究的整体状况。

十一、附以丛书全部医家名录，依照时间先后排列，以便查验。

十二、丛书正文标点符号使用，依据中华人民共和国国家标准《标点符号用法》（GB/T 15834—2011）。医家原书中出现的俗字、异体字等一律改为简化正体字，个别不能对应简化字的繁体字酌予保留。

《中医历代名家学术研究丛书》编委会

2021年3月

内容提要

曹颖甫，字家达，一字尹浮，号鹏南，晚署拙巢；生于清同治六年（1867），卒于民国二十六年（1937），江苏江阴人；经方派医家，曾任职于上海中医专门学校等。曹颖甫精于张仲景之学，著有《伤寒发微》《金匮发微》《经方实验录》《曹颖甫医案》。曹颖甫治病善用经方，往往用峻方重剂起沉疴、愈痼疾，疗效奇佳；其尊崇张仲景学术，但并不排斥时方，临床善于通变，诊疗经验丰富，有"一剂知，二剂已"之誉。《伤寒发微》《金匮发微》体现了曹颖甫对张仲景理法方药的独到认识和精辟阐释，富于启迪意义；《曹颖甫医案》给后世医家留下了丰富的可资借鉴的宝贵经验。本书内容包括曹颖甫的生平概述、著作简介、学术思想、临证经验与后世影响。

曹颖甫，字家达，一字尹浮，号鹏南，晚署拙巢；生于清同治六年（1867），卒于民国二十六年（1937），江苏江阴人；经方派医家，曾任职于上海中医专门学校等。曹颖甫精于张仲景之学，著有《伤寒发微》《金匮发微》《经方实验录》《曹颖甫医案》。曹颖甫治病善用经方，往往用峻方重剂起沉疴、愈痼疾，疗效奇佳；其尊崇张仲景学术，但并不排斥时方，临床善于通变，诊疗经验丰富，有"一剂知，二剂已"之誉。《伤寒发微》《金匮发微》体现了曹颖甫对张仲景理法方药的独到认识和精辟阐释，富于启迪意义；《曹颖甫医案》给后世医家留下了丰富的可资借鉴的宝贵经验。

关于曹颖甫之学术的现代研讨情况，笔者在中国知网（CNKI），以"曹颖甫""伤寒发微""金匮发微""经方实验录"为主题词，检索1982年至2018年的期刊论文56篇，学位论文6篇。内容主要涉及曹颖甫的生平事迹、学术思想、辨证方法、治则治法、方剂运用、临证体悟、医案分析等方面。现代以来，关于曹颖甫医案的整理研究著作有《曹颖甫经典医案赏析》《曹颖甫医学三书》《曹颖甫医学全书》《经方实验录—曹颖甫先生医案》等，编著者或整理者及出版单位详见参考文献。目前，尚未见到与本书类似的曹颖甫学术研究著作出版。

依据对曹颖甫学术思想与临证经验尽可能保留的原则，鉴于其深厚的文字功力和生动的语言风格，本书基于原著内容的深入研读和专题梳理，将其论著中的原文，按照一定结构重新加以组织，尽可能采摘原汁原味的语言文字，

编写说明

以期汇集其典型医案、代表医论、后世继承与发挥，充分展现曹颖甫学术渊源、学术特色、临证经验，并集中体现后人对曹颖甫及其医道、医术的评价，更加系统地介绍这位经方大家的高尚医德、卓越成就和学术特色。

本次整理研究所依据的曹颖甫著作版本：《伤寒发微》，由中国医药科技出版社 2014 年出版；《金匮发微》，由中国医药科技出版社 2014 年出版；《经方实验录》（完整版），由中国医药科技出版社 2014 年出版。

希望本书为读者比较全面地了解曹颖甫的学术特色和成就提供有益参考。

在此衷心感谢丛书主编潘桂娟研究员，对本项研究的学术思路、研究内容、编写框架、行文规范，以及文稿修订等多方面的细心指导和具体帮助！

衷心感谢参考文献的作者及支持本项研究的各位同仁！

中国中医科学院中医基础理论研究所　陈曦　苗苗

2021 年 3 月

目
录

曹颖甫

生平概述

曹颖甫，字家达，一字尹浮，号鹏南，晚署拙巢；生于清同治六年（1867），卒于民国二十六年（1937），江苏江阴人；经方派医家，曾任职于上海中医专门学校等。曹颖甫精于张仲景之学，著有《伤寒发微》《金匮发微》《经方实验录》《曹颖甫医案》。曹颖甫治病善用经方，往往用峻方重剂起沉疴、愈痼疾，疗效奇佳；其尊崇张仲景学术，但并不排斥时方，临床善于通变，诊疗经验丰富，有"一剂知，二剂已"之誉。《伤寒发微》《金匮发微》体现了曹颖甫对张仲景理法方药的独到认识和精辟阐释，富于启迪意义；《曹颖甫医案》给后世医家留下了丰富的可资借鉴的宝贵经验。

一、时代背景

曹颖甫生于 1868 年 2 月 21 日（农历正月二十八），他所处的年代正是西方科学文化开始传入东方，西方医学大规模输入中国的时期，中医界各方面人士，开始探讨中医学向何处去的问题。以解剖学、生理学、病理学、临床诊断学为特征的西方医学，对植根于中国古代哲学及临床诊疗实践的中医学，造成了前所未有的冲击。中医学术面临严峻挑战，并由此引发了中国历史上的第一次中医存废之争。如何保存并发展中医学术，是摆在当时中医界面前的亟须解决的问题。

曹颖甫与当时的许多有识之士一样，从中医学自身发展的特点出发，鲜明主张复兴张仲景的医学思想，指出经方是中医学立命之本，认为发展中医药学术，离开了经方就是空谈。曹颖甫还阐明中医的治疗功效虽然依赖药物，但并非各个药物单独产生作用，而是由于方剂的配合才有功用和价值。从临床诊疗实际来看，在正确辨证的前提下，方剂要整体发挥作用；若拼凑杂物以成方剂，则治疗效果大大减弱。因此，曹颖甫强调要加强经方及其主治证候研究，而不能仅仅研究药物本身。

曹颖甫作为"纯粹"的经方大家，始终坚持对经方理论与实践的研究，但在西医迅速遍及的情况下，对"中西汇通"也有所思考和探索。如曹颖甫在坚持中医理论的同时，尝试"衷中参西，参西补中"。曹颖甫坚持以经方治病的观点和临床实践，在当时也具有一定的影响。其所著《经方实验录》，以成功的案例诉诸报端，将真确的事实报告给世人，以阐明经方的运用规律和法则，证明其实用价值，使世人减少对经方的误解。此举在当时对于医界增强坚持中医道路的信心，发挥了积极的促进作用。

二、生平纪略

（一）出身名门，能书善画

曹颖甫为今江苏省江阴市澄江镇司马街人，祖籍江阴市周庄镇。江阴曹氏在元末为避战乱，从河南迁徙至江阴周庄。曹颖甫为曹氏第十八世。江阴曹氏历代尊儒重礼，诗书耕读。明清两代，累朝科第，簪缨不绝，官至七品以上者达 30 余位；同时，又是世代书香门第。曹颖甫本为曹氏第十七世朗轩公（鉴彝）之子，但秉生公（铭彝）无子，按习俗，兄无子应以弟之长男为嗣，故曹颖甫自幼即由秉生公（铭彝）抚育。

曹颖甫伯祖父，曹氏第十六世曹毓瑛（字琢如）为清朝重臣。曹毓瑛不屈服于肃顺的威胁利诱而以三朝老臣忠于清室，辅保二宫，他的保守和正统思想比较典型。光绪十五年，慈禧皇太后为怀念旧臣，赐亲笔题"砥砺廉隅"四字的贴金匾额一方，悬于曹毓瑛故居正厅（现司马街曹毓瑛故居）。后金匾移曹氏宗祠，在"文革"中毁失。今天，曹颖甫故居中仍然可见"砥砺廉隅"四字，但已为后人仿作。曹颖甫刚正不阿的性格，与其伯祖父的潜在影响是分不开的。据《曹拙巢轶事》描述曹颖甫的形象："曹子貌清癯，行无矩步，积垢颈项，磨痕沾襟袖殆遍，性耿直，理有不可，虽稠人广坐中，而折人过不可匿，或憾之，亦莫如何。"

曹颖甫曾读晚清大臣翁心存诗，其中有"不信营巢似拙鸠"（编者按：实为宋代曾几《寓居吴兴》诗"但知绕树如飞鹊，不解营巢似拙鸠"）一句，慨然叹曰："斯言类我。"遂以"拙巢"为号。曹颖甫幼时从当地吴茂才（字梦庚）学诗，然碌碌无所表现；后从陈子服（字熙治，礼延书院山长）门下学制举十二年。由于其学习刻苦，颇受教谕秦芍舲的赏识，日夕与论经史，始得崭露头角。曹颖甫在1895年前后，进入南菁书院学习，同学名闻于世者有储花锄（字南强）、张雄伯（字家镇）、蒋竹庄（字维乔）、金松岑（字天羽）、丁仲祜（字福保）等。

曹颖甫能书、善画、工文章，一生酷爱画梅。其性格高傲，如同其所画梅花一样，清奇坚挺，笑傲霜雪。友人蒋维乔常赞其"画拟冬心，而老干挺立，折枝洒落，毕生风骨，盖寓于是焉"（《曹颖甫先生传》）。曹颖甫通过诗词歌赋，讥讽权贵、悲叹国事，自名"老憨""拙巢"，与至友同年邑名士自名"亦愚"的吴增甲，一憨一愚，实为大智，当时在文人中引为美谈。在文学上，曹颖甫著有《梅花集》《气听斋骈文零拾》《评注诸子精华录》《汉乐府评注》等。蒋维乔在谈及曹颖甫时说道："其诗尤超绝有奇气，不为古人所囿，别树一帜。"（《曹颖甫先生传》）

（二）大医风范，殚精竭虑

曹颖甫年轻时即举廉孝，其养父秉生公"深通中医，家人患疾，从不延医，自家处方服药，无不霍然病瘥"。因其从小耳濡目染，故对中医心向往之，少年时就喜读医书。其父见了便勉励道："读书之暇，倘得略通医理，是亦济世之一术也！"曹颖甫年轻时，对文学有精深造诣，同时又知岐黄之术，后入南菁书院深造，时山长黄以周（元同）为晚清经学大师，经常于治经学之余，研读医经，对《伤寒论》研究造诣颇深。曹颖甫至中年致力于医学，其治学严谨，"不深造则不休"。而且，"凡他医所谓不治之症，颖甫辄着手愈之。且富者有时不肯医，于贫者则不取酬，且资其药"（《曹颖甫先生传》）。

1917 年，曹颖甫到上海行医，初起不甚知名，后因治愈几经转治的病人而声名鹊起。其治病善用经方，遇到危重病人从不推诿，每次都殚精竭虑地为之治疗，往往用峻方重剂起沉疴、愈痼疾，时人称其疗效可谓"覆杯而愈"或"一剂知、二剂愈"，故有"曹一贴"之誉。当时多数从业医生，认为"古方今病不相宜"，处方常用桑、菊、银、翘，不敢用麻、附、军、膏等"将军"之药；治病不求有功，但求无过；轻描淡写，明哲保身。曹颖甫则尊崇张仲景之学，倡用经方，独树一帜，立志挽救中医之厄运。

曹颖甫曾在上海中医专门学校主讲《伤寒论》《金匮要略》，以深文奥义，抉择隐微，启迪后进，使学者心悦诚服。其与名医丁甘仁道义相交，讨论医学，也培养了一大批经方的门人学生。《伤寒发微》《金匮发微》是他研究张仲景学术的结晶，《经方实验录》是他长期临床效验的缩影。曹颖甫的著作，是发掘整理中医学术的宝贵资料，对研究《伤寒论》《金匮要略》及近代中医学术思想和发展史有重要意义。曹颖甫在上海中医专门学校任教期间及诊病之余，讲经授徒，诲人不倦。其及门弟子有章次公、姜佐景、严苍山、许半龙、程门雪、张赞臣、丁济华、王慎轩等，后来都成为中医名家。该校毕业的学生秦伯未、任应秋、王一仁、丁济万、许半龙、杨志一等，也均是中医界的栋梁之材。

（三）为人正直，刚正不阿

曹颖甫为人正直，性格刚正不阿。袁世凯称帝时，县里的士绅们列名劝进，包括曹颖甫堂叔拿了袁世凯钱财，作为江阴县代表为其劝进。曹颖甫听说此事，大义责其"叔竟受袁氏之贿，而作此无耻之事耶，我江阴人之颜面，为汝剥尽矣"（《曹颖甫先生传》）。可见其追求正义、伸张正义的高贵品格。

曹颖甫医德高尚，行医治病不为财富，医治穷人时不仅不收酬劳，还赠药给病人。曹颖甫曾有位病人，是其同门之妻，因患盲肠炎远道而至就医，曹颖甫自雇汽车载其妻。经治疗，此病已十去八九，但患者因其他病患而死亡，虽与医生无责，但曹颖甫仍深感自责，亲自负责其殡葬并登门叩首谢罪，此举堪称侠义。

曹颖甫对同行医生往往也颇为尊重，实事求是，从不贪功利己、背后诋毁。如其子曹湘人在《江阴东乡纪闻》记载："予（曹颖甫）尝记去岁初春，在小西门治一春温证。初为余君继鸿诊治，形寒脉浮缓。余君以辛凉解表主治，后见壮热谵语，大便不通，始延予诊。予遂用大承气汤，下后病机未尽。继以脾约麻仁丸，两剂后热退神清。病家归功于予。予曰：非余先生开表于前，断不能大下于后。盖初春去冬令未远，虽属温邪为病，太阳寒水犹当凝因表分。设非豆卷牛蒡泄表，遂行大下，必致内陷，治法先后不同之故。"曹颖甫为人正直的品格，可见一斑。

曹颖甫通晓张仲景学术，有口皆碑。孟河丁甘仁在上海创办医学院校，欲请曹颖甫担任主讲，但又考虑他为人高傲不屈，恐其不应。可曹颖甫得知此信，欣然前往。其上课很有特点，将《伤寒论》《金匮要略》的深文奥义娓娓道来，学生都心悦诚服，被他的课程所吸引。

曹颖甫一生不畏强权，气节高尚，面对日寇，宁死不屈。1937年，上海"八·一三"事变，日寇入侵，全民抗战，淞沪战事爆发。曹颖甫由沪回澄，但其全家未下乡避难。不久，日军入侵，江阴城沦陷。12月4日，一名妇女由后门逃进曹颖甫所居后宅。日军猛追进来欲对其施暴，当时年过七旬的曹颖甫正在厢房修改诗稿，闻声拄杖而出，阻拦日兵并大声呵斥。日兵大怒之下抽下腰间刺刀，向曹颖甫腹部猛刺一刀后扬长离去。曹颖甫被刺中后，肠子已流出体外，仍大骂不止。家人急忙将他抬进卧室。可当时城中尸横遍野，无处可延医抢救，三天后，曹颖甫气绝身亡。过三天才由其子曹湘人请人从邻居家抬来一口寿材，草草入殓。棺木停放后园空地，日寇怀疑棺有藏匿，几次揭开检查，翻尸多次；到第二年四月，才请人抬至东外香山薛家湾祖茔安葬。

关于曹颖甫的去世时间，文字资料记载不尽相同，但根据曹颖甫纪念册和曹颖甫后人曹枫所藏家谱考证，应该为1937年12月7日（十一月初五），终年七十岁。曹颖甫忠义殉节，一生坦荡，可用湘阴谢敏言为《经方实验录》所作题词评价其一生。诗曰："悬壶三十载，美誉早弘扬，术得南阳秘，学追莘野长。驻颜传妙药，起废缵经方，良相功同论，苍松晚傲霜。"（《经方实验录·题词》）

曹颖甫年谱

清同治五年（1868） 出生于江苏江阴。

清光绪五年（1879） 12岁。阅读张志聪的医著《伤寒论集注》。

清光绪六年（1880） 13岁。研习《伤寒论》，以大承气汤治愈病人，从而对张仲景方深信不疑。

清光绪九年（1883） 16岁。其父洞泄寒中，服用芩、连十余剂，病益不支，转而危重。延赵云泉来诊，治以大剂附子理中加吴萸、丁香之属，一剂泄止汗敛，累进则愈。曹氏于此深刻感受到仲景方治的效验。

清光绪十八年（1892） 25岁。赴试金陵途中卧病，经表伯陈葆厚先生用白虎加桂枝汤治疗，一服而愈，而益信经方。曹氏师事秦芍龄，治举子业，后被举为孝廉。秦师亦精于医。

清光绪二十一年（1895） 28岁。入江阴南菁书院，研求经训。时汉学大师黄以周为南菁书院山长，治经之余兼作医经训诂考据，对《伤寒论》研究颇深。

清光绪二十八年（1902） 35岁。曹氏乡试中举，尝赴山东潍县选班，无合意者，归回故里。

清光绪三十年（1904） 37岁。诏罢科举，即绝意仕途，征选知县不应，慨然兴救世之志，致力于医学，济世活人。

清宣统三年（1911） 44岁。辛亥革命后，以巾裹发不肯去辫。

民国四年（1915） 48岁。袁世凯称帝时，曾诘难江阴士绅列名之劝进。应武进孟河巢梧仲邀请，被聘为西席。

民国八年（1919） 52岁。辞去巢府西席后，在上海市南市区小西门江阴街挂牌行医。

民国九年（1920） 53岁。与孟河丁甘仁结识，受邀任教于上海中医专门学校，主讲国文及《伤寒论》和《金匮要略》课程，不久担任教务主任。教学之余，在慈善团体广益善堂/同仁辅元堂坐诊。

民国九年（1920）—民国二十五年（1936） 53—69岁。任教于上海中医专门学校、上海中国医学院、上海中医学院等多所中医院校，同时写诗作画，著有《梅花诗集》《气听斋骈文零拾》《评注诸子精华录》《汉乐府评注》等诗文集。

其间：58岁时，《曹颖甫先生医案》由苏州国医书社出版。59岁时，丁甘仁先生逝世，曹颖甫著《丁甘仁作古纪念录》。60岁时，辞去上海中医专门学校教务长一职，从此专志著书。61岁时，《金匮发微》成书。63岁时，《伤寒发微》成书。64岁时，《伤寒发微》由上海昌明医学社出版。69岁时，《金匮发微》由上海医学书局出版；《经方实验录》成书。

民国二十六年（1937） 70 岁。《经方实验录》由上海千顷堂书局出版。上海"八·一三"事变后，曹颖甫由沪回澄。12 月 4 日，曹颖甫因阻拦日军士兵对一名逃进其住宅的妇女施暴，被日军士兵刺中腹部，三天后去世（12 月 7 日），享年七十岁。

曹颖甫

著作简介

一、《伤寒发微》

原题《曹颖甫伤寒发微》。此书是曹颖甫历经四十余年，对《伤寒论》精蕴和原委的探索之作。该书成书于1930年，刊行于1931年。曹颖甫对《伤寒论》加以详注并有所发挥。全书不分卷，分为太阳篇、阳明篇、少阳篇、太阴篇、少阴篇、厥阴篇、霍乱篇、阴阳易瘥后篇、痉湿暍篇等。此书在注释中，引用以张志聪、黄元御二家之说为主，兼取其他各家之长，并多阐发己见而别具心得。书中注重理论联系实际，注释条文、分析病机、讲解方药，多博引治验，以为佐证，还善于会通《伤寒论》中有关内容以阐发经文微义。此书内容，一洗浮论，专务实学，考据精详，见解不凡。其中蕴含曹颖甫数十年临床经验的总结，一字一句都出自心得，与一般汇集前人注释不同，论述密切临床，精湛允当，也是中医近代史上颇为著名的《伤寒论》注本，是学习和研究《伤寒论》的经典佳作之一，也是今日研究中医的学者及中医临床工作者值得重视的一本参考书籍。

二、《金匮发微》

全书一卷，内容是对《金匮要略》加以详注并有所发挥，一字一句出自心得。曹颖甫对《金匮要略》二十二篇原文加以注释，力求提要钩玄。其本于张仲景著书之精神，详为分析，不标新立异，亦不拘泥于一家之偏见。书中注释各条时，不但解析病因病机，且结合自己多年的临证经验进行论述，并附临床验案以为佐证，使读者知所运用，与徒托空言而无实践者不同。此书也是今日研究中医的学者及中医临床工作者，值得重视的一本参考书籍。

三、《经方实验录》

　　全书三卷，为曹颖甫师徒的医案医话全集，即曹颖甫弟子姜佐景，将曹颖甫运用经方治愈病案加以选取汇编，再由师徒反复商榷校订而成。书中详细阐述了曹颖甫及其门人姜佐景运用经方治病的经验，是曹颖甫长期临床效验的缩影和精华荟萃。全书分上、中、下三卷，共计100案，内有16案标明为附列门人医案。上、中卷以证论治，下卷以病论治。其中大多数医案，有一剂知、二剂已，甚则覆杯而愈的效果。《经方实验录》所载每则病案，均依经方为经、实验为纬，并附有理论阐释。"经方"主要讨论配伍与医疗作用，"实验"详细介绍治疗过程及其相关的病案，"理论"则结合经典来补充、完善临证时的治疗原则。病案记载详尽真切，能使读者产生身临其境的感觉。此书是学习《伤寒杂病论》的经典佳作之一。

曹颖甫

学术思想

一、学术渊源 🦢

（一）早年习医之门径

曹颖甫走上中医之路，夙承家学渊源。其父曹秉生深通中医，家人患疾，从不延医，自家处方服药，无不豁然病瘥。曹颖甫从小耳濡目染，常研读清代张志聪的《伤寒论集注》；其立足气化理论阐释张仲景之理法方药，与此应当不无关系。此外，曹颖甫曾师从秦芍龄、黄以周，治经学兼以学医。因两位老师以儒通医，曹颖甫得以经常向其请教医理。1904年，曹颖甫决意脱离仕途而专攻医学。

（二）尊张仲景为宗师

曹颖甫在《伤寒发微》《金匮发微》中，凡论及张仲景均敬称"仲师"，而且在四十年的从医生涯中，始终致力于张仲景学术的传承与运用，无论是治学，还是临证，或是教书授徒，乃至著书立说，均是践行"经方"之路，堪称经方学派乃至张仲景学术的杰出传人。

曹颖甫治医独尊张仲景，力斥经方过时论。从《经方实验录》原序可知，曹颖甫之所以对张仲景方感兴趣，始于幼年。其自幼喜读张志聪的《伤寒论集注》，而矢志专治经方。其原因有二：其一，在曹颖甫十六岁时，其父患病洞泄寒中，医者用黄芩、黄连等十几剂药，均无效，且已出现亡阳虚脱的症状；危急之际，父亲的一位朋友赵云泉先生前来，综合运气天时与刻下表现，诊断其为寒利，并告诫不可使用凉药治之，遂用附子理中汤加吴茱萸、丁香以温暖脾胃，再以四逆汤温中祛寒，回阳救逆，药到病除。赵云泉一番话，使曹颖甫对经方产生了更加浓厚的兴趣。其曰："时医不读《伤寒·太阴篇》，何足与论活人方治哉！"（《经方实验录·自序》）其二，曹颖甫本人赴试金陵，重病之时愈于桂枝汤、白虎汤。以上切身体会，使曹颖甫感佩"仲景方治，果足脱人于险也"，故"益信经方"（《经方实验录·自序》）。因而，曹颖甫潜心深研张仲景原著，并注重在临证实践中知常达变，举一反三。

明清以来，随着温病学的兴起，多行时方成为一种时尚，出现了用药不问病之寒热、表里，一律以辛凉为主，而避用麻黄、附子之类峻药的倾向。曹颖甫针对当时中医界存在的认为"古方不能治今病"的偏见，以及临证用药一味追求和平，极力避开硝、黄、麻、附之类疾之峻药的倾向，极力阐扬经方，并疾呼"仲景之法，今古皆宜，岂能弃良方而不用"。其认为辛温发散为伤寒正法，不可弃之，发汗且宜首当宜肺，指出"一身之毛也，受气于肺，肺在人身，譬如发电总机，毛孔亦一呼吸；若风寒外袭，则肺气郁阻，皮毛为之不通，故宜肺即可通皮毛"。他认为麻黄汤能"令肺气外通，则诸恙不治自愈"，其中"麻黄用量万不可轻……时医但用二三分，加蜜炙，故无济"。"予遇恶寒甚者，轻者二三钱，重者四五钱，甚或一剂不愈，连服二剂者，一年中类此者常百数十证，迄未见亡阳之变"。曹颖甫批评当时轻描淡写的医风时说："今日之名医，不论何证，概以不能生人不能杀人之药为标准，置人于不生不死之间也。"（《经方实验录》）

曹颖甫还认为，温病学说的很多理念，也是源于仲景学说。如其对"温病实始于肺"的观点，进行辨析道："六淫之邪从表受，不从内发……从表受者，谓始于肺，不可也。仲景《太阳篇》既列太阳温病，复于卷末列痉湿暍三证，每条提纲皆冠之以太阳病，则是六淫之邪皆由表受……其邪从表受，而肺从内应也。"

（三）旁参诸家之观点

曹颖甫对于张仲景之理法方药的阐释，论及20余名医家的观点，或赞同，或否定，或加以辨析，特别是在《伤寒发微》中，对张志聪观点的评议较多；其次是对黄元御、陈修园观点的多处点评；此外，还论及对陈藏器、张洁古、吴又可、李时珍、喻嘉言、高士宗、柯琴、唐容川、张锡纯、丁甘仁、恽铁樵、章次公、章成之、徐鹿萍、张子培等医家的看法和治疗经验。在《金匮发微》中，曹颖甫有多处引证黄元御、陈修园的观点，其次论及王叔和、张子和、张志聪、黄九峰、蒋宝素、章次公的观点和治疗经验。从中可以看出，曹颖甫治学与临证均学习前人，且旁参同学及后辈之说，绝不盲从他人之说，而是持有自己独到的见解，并加以明确的阐释。《伤寒发微·凡例八则》中，有如下五条可证。其一，谓"本书有会通前后而其义始见者，诸家注文，每有顾此失彼之弊，致前后意旨差谬。鄙注幸免此失，愿与明眼人共鉴之"。其二，谓"著述之家，辄有二病，一为沿袭旧说，一为谬逞新奇。鄙人以考验实用为主要，间附治验一二则，以为征信。非以自炫，特为表明仲师之法，今古咸宜，以破古方不治今病之惑，阅者谅之"。其三，谓"药性不明，不可以治病。芍药苦泄，通营分之瘀，葛根升提增液，能引太阳经输内陷之邪使之外出，意旨俱本张隐庵。似较以芍药为酸寒敛汗，以葛根为阳明主药者为正。明者辨之"。其四，谓"三阴之病，纯阴则死，回阳则生。黄坤载说最为切中，凡阳亢而死者，皆医之过也。鄙注特申黄说，而补其所不及，似较原注为胜"。其五，谓"霍乱之证，浊气不降，清气不升，纵然有热，吐泻交作之后，中气必属虚寒，故仲师以四逆、理中为主方，足证近代霍乱新论之谬"。

　　章次公曾对秦伯未谈及曹颖甫善于学习诸家，并非泥古不化时说："曹氏善用麻黄、桂枝，深恶痛绝的是桑叶、菊花，所以经方和时方的争执，在曹师的心目中就只麻、桂和桑、菊的区分。曹师也认识辛温解表不适用于某些症状，所以他看到黄坤载用紫背浮萍，就把浮萍当作温病发汗的主药。"（《伤寒发微·秦伯未序》）

曹颖甫不但学承前贤、兼收并蓄，而且不耻下问，常常向晚辈学习。据朱鹤皋弟子、现代名老中医朱云达回忆，20 世纪 30 年代，秦伯未的伯父秦恭惠，主持上海慈善团体同仁辅元堂。堂内设有施诊所，聘请曹颖甫、秦伯未及其他中医多人应诊。曹、秦均是兼职，分别执教于上海中医专门学校、上海中国医学院。一日，曹在应诊时，遇一女病人，患咳嗽，咳则小便随出，病已日久。曹因从未见过此病，一时不知如何施治，即走至秦桌前，说明病人症状后，问秦："这叫什么病？"秦答："这叫膀胱咳。《内经》说：'肾咳不已，则膀胱受之。膀胱咳状，咳而遗溺'。"曹问："有何治法？"秦答："《内经》未有治法，当求教于仲景《伤寒论》，五苓散加人参可治。"曹回到自己诊病处，予党参、泽泻、茯苓、猪苓、白术各三钱，桂枝一钱。两天后病人来复诊云病已大愈。嗣后，曹问秦："你怎么知道五苓散能治此病？"秦答："一般人只知道按仲景方治《伤寒论》中有记载的病，而《伤寒论》中未有记载的病，往往感到没有办法。此病由于肺气不足，则对膀胱不利，因而有升提之法。膀胱不利，则肺气不达，因而有渗利之法。该病妇咳而小便出，是肺气不利，咳则气松而尿自流出，此非用人参补气不可。然水道不畅，则肺气难于清肃，非五苓散荡除不可。两者兼施，病乃痊愈。"曹听后连连点头称是。

（四）西医学术之影响

曹颖甫所处的时代，恰逢清末民初的社会鼎革动荡。此时正是西方科学、西方医学盛行的时期，从曹颖甫的著作中可以明显感受到其受西方医学的影响。例如:《伤寒发微·凡例》说："内脏解剖，当以西说为标准，不当坚执旧说。西医所谓胸中有淋巴系统，即中医所谓脾阳及上、中二焦之关键，所以发抒水谷之气而成液与汗者，皆由于此。西医所谓输尿管，即中医所谓下焦。西医谓胃底含有胆汁，足以证明少阳阳明之同化及消渴厥阴跌阳同病之理。故注中间采其说，与谬托科学者固自不同。"正如曹颖甫所言，在其著作中"以西释中"之论述甚多。由于本书篇幅所限，以及西医知识的更新，故在有关方证的论述中，已略去此类内容，详见其原著。

二、学术特色 🦢

（一）传承经方学术

经方药精效宏，能立起重笃。因此，曹颖甫数十年坚持运用经方，积累了丰富的诊治经验，其疗效"有覆杯而愈的，也有一剂知，二剂已的"，而且"凡他医不治之症，颖甫辄着手愈之"。曹颖甫治病疗效显著，有力地证明了"经方并未过时"，从而转变了一部分医生"轻描淡写"的处方原则，把"中医从庸俗的、敷衍的治疗风气中挽救出来"（《伤寒发微·再版前言》）。

1. 订正错简原文

曹颖甫在《伤寒发微》《金匮发微》中，订正了若干经文。曹颖甫认为，"仲景原书经叔和收拾于荒残散乱之余，字句不无缺，任意增补，已不能吻合原著。加以数千年来传写之伪谬……去仲景著书本旨，盖益远矣"（《伤寒发微·丁仲英序》）。又曰："本书谬处甚多，鄙人不避讪谤，辄为更正，使学者视病处方，有所信从，不致自误人。知我罪我，听之而已。"（《伤寒发微·凡例八则》）特别是《伤寒发微》一书，多有标注"订正此条"四字的条文。曹颖甫在订正之处，每以小字逐条加以注明，既保持经文原貌，又提出自己见解，便于读者互参。

例如：《伤寒论·辨太阳病脉证并治中》："汗家重发汗，必恍惚心乱，小便已，阴疼，与禹余粮丸（方本缺）。"《伤寒发微·太阳篇》订正曰："汗家非中风有汗之证。中风之证，当云风家；汗家云者，以阳明多汗言之也。阳明有余之证，复发汗以劫胃中之液，则胃中燥气上薄于脑，而心神为之不宁。按：人之思索事理，必仰其首，或至出神而呼之不应，心神有所专注，凝定而不散也。若胃中燥热上薄，则心神所寄欲静而不得，于是恍惚心乱，遂发谵语。则论中'恍惚心乱'四字，直以谵语当之，所谓'胃中水竭，必发谵语'也。后文又云'小便已，阴疼'，盖汗后，重发汗必大肠燥实，燥气熏灼于前阴，故小便短赤而阴疼，此为大承气的证，予亲验者屡矣。后文'与禹余粮丸'五字，实为下利证脱文，与本篇利在下焦用赤石脂禹余粮汤同例，不知者误移于此（药为止涩之药，喻嘉言常用之以治下利）。历代注家，强作解人，不可从。"

《伤寒论·辨太阳病脉证并治下》："太阳病未解，热结膀胱，其人如狂，血自下，下者愈。其外不解者，尚未可攻，当先解其外，外解已，但少腹急结者，乃可攻之，宜桃核承气汤。"《伤寒发微·太阳篇》订正曰："太阳病不解，标热陷手少阳三焦经；少阴寒水之脏，下结太阳寒水之腑，直逼胞中血海，而血为之凝；非下其血，其病不愈。考其文义，当云'血自结，下之愈'；若血既以自下而愈矣，不特下文'尚未可攻''乃可攻之'俱不可通，即本文亦为赘设矣。此非仲师原文，必传写之伪谬也。至如如狂之状，非亲见者不能道，非惟发即不识人也。即荏弱少女，亦能击伤壮夫。张隐庵以为病属气分，非若抵当汤之发狂。徒臆说耳，岂气分亦可攻耶？若进而求如狂所自来，更无有能言之者。盖热郁在阴者，气发于阳。尝见狐惑阴蚀之人，头必剧痛，为毒热之上冲于脑也。热结膀胱之人，虽不若是之甚，而蒸气上蒙于脑，即神志不清，此即如狂所由来。热伤血分，则同气之肝脏失其柔和之性，而转为刚暴，于是有善怒伤人之事，所谓'铜山西崩，洛钟东应'也。血之结否不可见，而特以如狂为之候，如狂之愈期何所定，而以医者用下瘀方治为之候，故曰其人如狂，血自结，下之愈也。惟外邪未尽，先攻其里，最为太阳证所忌，故曰尚未可攻。而解外方治，仲师未有明言。惟此证由手少阳三焦水道下注太阳之腑，则解外方治，其为小柴胡汤，万无可疑。惟少腹急结无他证者，乃可用桃核承气汤以攻其瘀，此亦先表后里之义也。”

《伤寒论·辨阳明病脉证并治》："阳明中风，口苦咽干，腹满微喘，发热恶寒，脉浮而紧，若下之，则腹满，小便难也。"《伤寒发微·阳明篇》订正曰："此节上下两'腹满'字，必有一衍文。玩'则腹满''则'字之义，似腹满见于误下之后，未下时不应腹满。然非腹满，医者何因而误下？此必后之'腹满'字当衍也。所以为阳明中风者，太阳初转阳明，必有潮热；邪风闭遏皮毛，肺气不舒，因而微喘；肌表同病，故发热恶寒；湿热不从汗解，流入太阴部分，因而腹满；阳明燥热，迫胃中胆汁上抗，因而口苦咽干；皮毛不开，故脉浮紧。若以腹满之故，疑为阳明内实，妄行攻下，水液一下而尽，小便遂难，况湿邪黏腻，渗入膀胱，尤难疏泄。盖此证宜桂枝麻黄各半汤，或大青龙汤之表里双解，俾风湿由汗而解。设中脘不运，更为斟酌下法以去内实，此亦先解其表后攻其里之意也。"

《伤寒论·辨少阴病脉证并治》："少阴病，下利，脉微涩，呕而汗出，必数更衣，反少者，当温其上，灸之。"《伤寒发微·少阴篇》订正曰："'少阴病，下利，脉微涩'，此为水分太多，血之热度受寒水压迫而益见低弱，此本四逆汤证。若呕而汗出，肺胃气疏于上，而小肠、大肠之积垢，必将以上部开泄而脱然下坠，故知必数更衣。盖一呕即汗出，汗一泄则更衣一次，汗再出则更衣二次，故云：必数更衣。反少者，则为浮阳在上，吸引大肠水液而不得泄。然则当'温其上之'之'上'字，当为'下'字之误。所灸必在足少阴太溪、三阴交诸穴。盖温下以收散亡之阳气，兼以温在里之虚寒。否则呕而汗出，方苦浮阳在上，而又温其上以张其焰，稍知医理者，尚不肯为，奈何诬仲师乎？"

以上仅举例而言，其他多条原文之订正，详见《伤寒发微》《金匮发微》。

2. 补充治法方药

基于临床实践经验及感悟，曹颖甫不仅对《伤寒论》《金匮要略》的全部方证，均加以言之有据的阐释，而且对于未记载方药或方药未尽述之病证，补充治疗方药，实属难能可贵。这在《伤寒论》《金匮要略》注本中，实属罕见。

第一，补充标热本寒证等诸证之方药。如《伤寒论·辨太阳病脉证并治上》："病人身大热，反欲得近衣者，热在皮肤，寒在骨髓也。"《伤寒发微·太阳篇》补述："伤寒之为病，外虽壮热，往往拥被而卧，虽在盛暑，衣必装棉，并欲向火；兼有目珠火热，鼻中燥，唇口疮发者，要以背如冷水浇灌，为病之真相，甚者如卧井水中。但胸腹之间，绝无患苦，此即病未入里之验，所谓标热本寒也。此时用麻黄汤原方，当可一汗而愈。惟麻黄剂量，万不可轻，轻则无济。余常以二三钱为准，重证或用至五六钱。章成之亦能用之。世言麻黄发汗能亡阳，予治病多年未见有亡阳者。时医但用二三分，又加蜜炙，故无济。设汗后胃中略燥，可用调胃承气汤以和之，得下便无余事矣。若温热之为病，外虽微寒，往往当风而坐，虽在冬令，犹欲去衣，甚至饮冰盥凉，犹言畏热。此证有实热为湿痰所遏，不得外出，而手足厥逆者，有津液素亏而尺中脉微者，要以渴欲冷饮为病之真相。实热内伏者，宜大承气汤，即《厥阴篇》厥者当下之例也。阴亏阳陷者，宜人参白虎汤，加凉营解渴之品，如麦冬、生地、玉竹、栝楼根之类，皆可应手奏效。一或错误，杀人俄顷，学者慎之。"

第二，补述治湿病方药。如《金匮要略·痓湿暍病脉证治第二》："太阳病，关节疼痛而烦，脉沉而细者，此名中湿，亦名湿痹。湿痹之候，小便不利，大便反快，但当利其小便。"《金匮发微·痓湿暍病脉证治第二》补述："太阳病汗出不彻，由腠理流入肢节空隙，因病酸疼，是为历节所由起。阳气为寒湿所遏，故内烦。脉之沉细，在痓病为寒水在下不能化气，湿病亦然。湿者，水及膏液合并，滞而不流，若痰涎。然下焦垢腻，故小便不利。水道壅塞不通，溢入回肠，故大便反快。大便有日三四行，而饮食如故者，是宜五苓散倍桂枝。但得阳气渐通，而小便自畅，大便之溏泄，固当以不治治之。"

第三，补述治疟病方药。如《金匮要略·疟病脉证并治第四》未论及"三阴疟"方治。《金匮发微·疟病脉证并治第四》补述："补三阴疟方治：疟之轻者日发，血分热度渐低则间日发，热度更低则间二日发，世俗谓之三阴疟。然此证仲师既无方治，俗工又不能医，故常有二三年始愈者。予蚤年即好治病，有乡人以三阴疟求诊，诊其脉，迟而弱。予决其为正气之虚，为之凝方。后此乡人愈后，将此方遍传村巷，愈十余人。后于李建初书塾诊其侄克仁之子，脉证并同，即书前方授之，二剂愈。名常山草果补正汤，此方并治虚疟。癸酉十月初三日，麦加利银行茶役韩姓子，寒热日三四度发，服此汗出而愈。方用常山四钱，草果四钱，生潞党五钱，茯苓四钱，全当归八钱，生白术四钱，炙草五钱，川芎三钱，熟地一两，小青皮三钱，知母二钱，半夏三钱，生姜八片，红枣九枚。"

第四，补述治中风病方药。如《金匮要略·中风历节病脉证并治第五》："夫风之为病，当半身不遂，或但臂不遂者，此为痹。脉微而数，中风使然。"《金匮发微·中风历节病脉并治第五》补述："不明风之为义，不足以知中风之病……本体所以偏斜不正者，风力之所著，偏也，故口眼㖞僻，半身不遂。所受之风，虽有轻重，而一面之暴受压迫则同。然则风之著于人体者，偏左病即在左，血气乃受约而并于右。偏右病即在右，血气乃受约而并于左。血气不行之手足，乃废而不用，故曰：当半身不遂。但臂不遂者，此为寒湿痹于筋络，当用威灵仙、独活等合桂枝附子汤以治之，不当与中风同治矣。脉为血分盈虚之大验，血虚故脉微。风为阳邪，其气善于鼓动，故脉数。盖脉微者不必数，虚固多寒也。脉数者不必微，热固多实也。今半身不遂,脉微而有数象,故决为中风使然。"又如,《金匮发微·中风历节病脉并治第五》补述:"世传中风不语用黄芪、防风各数两煎汤,以大盆盛之,置床下熏之,冷则再煎、再熏,一日即能言,此为黄九峰法。镇江蒋宝素用之入煎剂,名黄风汤(蒋为九峰门人,著有《医略》传世)。大抵正气引邪上行,脑气闭塞,鼻窍不通,喉窍独开,故口中流涎,所以难言者,脉为风激,血菀于脑,舌本之脉,牵掣而愈短也。黄风汤只二味,一以祛风,一以补正,先令从鼻窍熏入于脑,脑气一疏,则脉之牵掣者缓,舌即能转,鼻窍开而喉窍顺矣。章次公以脑为脏而不泻,卒厥为血菀于脑,故入脑亦名入脏。"

第五,补述治虚劳病方药。如《金匮要略·血痹虚劳病脉证并治第六》:"人年五六十,其病脉大者,痹侠背行,若肠鸣马刀侠瘿者,皆为劳得之。"《金匮发微·血痹虚劳病脉证并治第六》补述:"此证初起,当与风湿同治,麻黄加术、麻黄杏仁薏苡甘草二汤,皆可用之。至于痹证既成,则其脉当微,而为黄芪五物证,所以然者,痹在太阳部分,阳气已为寒湿所困,岂有阳气不达而其脉反大者乎!若阴寒内据,孤阳外越,则其脉亦大。阴寒内据,则水走肠间而为肠鸣,此证不见下利,即病腹痛,宜四逆、理中辈。至于外证见马刀侠瘿,则脉见弦大,时医以为小柴胡证,其实不然。马刀之状,若长形小蚌,生于腋下,坚硬如石,久乃成脓溃烂。侠瘿生于颈项,连连如贯珠,初起用旱烟杆中烟油涂之,三日即消,外科小金丹亦可用之。日三服,每服二粒,以消为度。"

第六,补述治腹满方药。如《金匮要略·腹满寒疝宿食病脉证治第十》:"趺阳脉微弦,法当腹满,不满者必便难,两胠疼痛,此虚寒从下上也,当以温药服之。"《金匮发微·腹满寒疝宿食病脉证治第十》补述:"趺阳脉在足背,为胃脉之根,其脉当滑大而和。今以微弦之脉见于趺阳,是谓阴加于阳。阴邪上逆,是生胀瀫……所以然者,寒之力百倍于热也。是故寒入太阴则腹满，不满亦必痰涎壅阻，浸成痼瘕，而大便不通。寒水上逆，则水道不行而两胠疼痛。两胠为下焦水道从出之路，寒水膨则腰中痛引两胠，所谓虚寒从下上者，为水邪将上干阳位也。仲师但言温药服之而未出方治，窃意当用大黄附子细辛汤，所以然者，以腹满兼有寒痰故也。"

第七，补述治中寒下利方药。如《金匮要略·腹满寒疝宿食病脉证治第十》："夫中寒家，喜欠，其人清涕出，发热，色和者善嚏。中寒，其人下利，以里虚也。欲嚏不能，此人肚中寒。"《金匮发微·腹满寒疝宿食病脉证治第十》补述："寒有微甚不同，轻者在肺，是为表寒；重者在肚，是为里寒，不曰在胃而曰在肚者，以太阳寒水与太阴湿土混杂，病在脾而不在胃也。胃气郁而欲伸，故喜欠。肺窍之气，经寒化水，故清涕出。善嚏者，清寒入肺窍，肺中热气与之相冲激也。体中之血，与寒相抗，故发热。寒不入营，故色和，此证俗名伤风，以荆、防、姜、苏煎熏头面而即愈者也。但失此不治，寒水陷入太阴，即病下利，寒入于里，不得外泄，故欲嚏不得，此时惟有重用五苓散，使水气从小便出，庶为近之，所谓因势利导也。"

3. 阐释经方理论

（1）注重临床，唯凭实验

曹颖甫研究张仲景经方，主张"以考验实用为主要，间附治验一二则，以为征信"，认为"论病不经实地试验，即言之成理，也终为诞妄"（《伤寒发微》）。曹颖甫以案论经注解《伤寒论》之法，概括起来大致有三个特点。

第一，以案论理。借助临床验案，阐明疾病变化的机理。如阐述《伤寒论》第89条"亡血家不可发汗，发汗则寒栗而振"的机理时，曹颖甫注曰："人之一身，惟血最热……夫亡血家，血中阳热虽暴经摧抑，表阳犹未虚也。若更发汗，外则虚其表阳，内则重伤其血之温度，有不寒栗而振乎？"并附验案云："予尝治宋姓妇人血崩，恶寒蒙被而卧，用大熟地四两，生潞参三两，陈皮五钱，一剂手足温，二剂血崩止。初未尝用附、桂之属，盖血分充则阳气自复，意寒栗而振者，亦当如是耳。予亡友丁甘仁常用附子理中汤以治血证，非深明此理者，不足与言亡血之治法也。"（《伤寒发微·太阳篇》）此即阐明亡血家汗后寒栗，乃由汗后虚及血中内外阳气所致，并通过血崩案及丁甘仁治法，证实了补血可扶阳，温阳亦可治血，使学者既明白阳气与阴血间的密切关系，又体会到中医治法的灵活性。

第二，以案证方。借助经方案例，证实张仲景方的实用价值。如注释"猪胆汁导证"时，即附验案以证明之。其曰："陈姓始病咯血，其色紫黑，经西医用止血钊，血遂中止。翌日，病者腹满，困顿日甚，延至半月，大便不行。始用蜜导不行，用灌肠法，又不行。复用一切通大便之西药，终不行……察其脉无病，病独在肠，乃令病家觅得猪胆，倾于盂，调以醋，借西医灌肠器以灌之。甫灌入，转矢气不绝，不逾时，而大便出。"（《经方实验录·猪胆汁导证》）

第三，以案析疑。对经文疑难费解处，附病案以发明之。如对《伤寒论》第311条咽痛证用桔梗汤，曹颖甫恐后人疑惑不解，注曰："何以用桔梗汤？盖胃中燥热上偕，肺叶受灼则热痰胶固而气机不得宣达，非开泄肺气则胃中郁热不得外泄，故加开泄肺气兼有碱性之桔梗，以破咽中热痰，使热痰以润滑而易出，胃中热邪且随之俱泄，而咽痛可以立止。"（《伤寒发微·桔梗汤方》）

（2）前后互参，比较辨证

注重经文间的前后联系，将有关联的条文列在一起，通过比较来阐发经文之旨，辨别方证的病因、病机及所列方剂的治疗作用，是曹颖甫治伤寒学的一大特点。这样既使学者易明医理，又为学者自学《伤寒论》开阔了思路。曹颖甫前后互参，比较辨证的方法，可归纳为以下两点。

第一，二方互参辨机理。如曹颖甫在注释麻杏甘石汤作用时，论述道："发汗后，半日许复烦，脉浮数者，可更与桂枝汤以发汗，此为皮毛开而肌理闭塞者言也已。今乃云'不可更行桂枝汤'，得毋自相刺谬乎？曰：'否'。盖发汗之后，汗已中止，外证仍在，故仍宜桂枝汤以解外……使汗出而喘，壮热不解，则为胃热上冲肺部而喘，病邪已属阳明，直可决为白虎汤证；惟其身无大热而喘，仍为肺气不宣，故宜麻杏石甘汤。麻黄汤去桂枝以疏达肺气，加石膏以清里热，则表里和而喘定矣。"(《伤寒发微·麻黄杏仁甘草石膏汤方》) 此即以白虎汤、桂枝汤互参，说明麻杏石甘汤的治疗机理乃清热宣肺。

第二，主证互参审病机。如曹颖甫解释《伤寒论》第63条时说："发汗过多，虚其心阳，水气乘虚上僭，则心下悸欲得按。若于发汗之后，虚阳上吸，牵引水邪上僭，脐下悸欲作奔豚，病虽不同，其水邪上僭则一，故心下悸欲得按，则用桂枝甘草汤。脐下悸欲作奔豚，则用桂枝甘草大枣汤，皆所以培养脾胃而厚其堤防，使水不得上窜。"(《伤寒发微·茯苓桂枝甘草大枣汤方》) 这是通过对桂枝甘草汤证之心下悸、欲得按与桂甘枣汤证之脐下悸、欲作奔豚进行对比鉴别，得出二者病机同为水邪上僭，治皆当培养脾胃。

（3）解析经文，善用比喻

曹颖甫既是经方大师，且为逊清大儒，文声医誉，传闻海内。其解析经文，喜用比喻手法。

第一，喻病机。如曹颖甫曰："盖阴液之生，根于阳气。若蒸气然，必候炉中炽炭，釜甑寒水乃得化气上行。设炉中无火，仅持无阳之寒水，则生气索然矣。"(《伤寒发微·太阳篇》) 通过釜甑寒水必得炉火煎炽才能化水蒸气之理，生动形象地说明阴液的生化必得阳气的温煦，即阴生于阳的道理。

第二，喻治法。如曹颖甫论述桂枝新加汤证时，认为本证为"汗后营气不足血少"，并说本证"未发时，禁其发汗，惧伤阴也。既发汗而疼，又不可不稍发汗以和之，为业经伤阴而救正之也。譬之安静无事，则无宁不生事，既生事，则当务息事。"(《伤寒发微·太阳篇》)本条前误汗为失治，后微发汗为救治。曹颖甫以前后所用发汗之法，譬之生事与息事，颇有深意。

　　第三，喻愈后。如论述阴盛格阳重证，服白通加人参汤后转归时说："脉暴出为阳脱，譬之油灯垂灭，忽然大明，微续者，为阳回，譬之炉炭将燃起于星火。此为生死之机，诊病者不可不知也。"(《伤寒发微·少阴篇》)曹颖甫以油灯燃尽前突然亮度增强的生活实例，形象比喻了阳气暴脱时脉象的剧烈变化。

4. 临床善用经方

　　曹颖甫临证四十余年，善用经方治病，积累了丰富的经验。从其对《伤寒论》《金匮要略》的阐释、发挥及原文订正，乃至《经方实验录》一书所载案例，可以深切感受到其深厚的临床积淀和精湛的医道，以及临床诊治的圆机活法。

（1）巧用经方去难症

　　众所周知，经方的特点之一是配伍精炼，只要辨证准确，方证相应，其疗效甚佳。其中很多方子只有五六味药，如桂枝汤、真武汤等；甚至只有两三味药，如芍药甘草汤、桂枝甘草汤等。方药虽简，只要运用得当，照样彰显奇效。曹颖甫医案中，此类病例比比皆是。就桂枝汤而言，作为《伤寒论》的开篇第一方，只有 5 味药，属于小方范畴。《经方实验录》中，有多个使用桂枝汤的验案。其中，特别提出桂枝汤为治"夏日好冷饮而得表证之第一效方"(《经方实验录·桂枝汤证》)，大胆突破了桂枝汤的使用范围，给后世使用桂枝汤甚多启发。另外，曹颖甫以配伍精巧的芍药甘草汤，治愈多例两足拘挛之证。比如，辛未之秋，一妇人两足酸疼、拘急，三年之久，无他病，治以芍药甘草汤，服药仅两剂，患者即步行如常，效如桴鼓。此为巧用经方之典范。曹颖甫抓住《伤寒论》原文第 29 条所言

"脚挛急"为辨证要点，使用芍药甘草汤治愈多例足痛拘挛之顽证。此种抓主症之辨证方法的熟练使用，是曹颖甫熟读经典，深悟经典，反复实践的结果。

（2）善用峻剂起沉疴

张仲景方中，既有药性相对平和的方剂，如小建中汤之类；同时也有药性非常峻猛的，如大陷胸汤之类。对于平和之剂的运用，较易掌握，且相关医案亦较多。对于峻猛之剂，因方中主药多为有毒之品，虽效用峻猛，但不良反应也大。此类方剂，多为救逆而设，即使辨证准确，用之而中，亦有伤正之虞。若不中，即有坏病之变，不可轻妄投之。因世人罕用之，故可佐证的医案亦甚少。这给学习研究经方带来了一定的困难。

《经方实验录》中运用峻剂愈病的医案却为数不少。因曹颖甫具备了高明医者所必备的"胆大""心细""智圆"等素质，是他多年临床实践积累所得。其对于大陷胸汤、十枣汤一类峻猛方剂，能够做到运用自如，举重若轻。正如姜佐景所言："此乃四十年临诊之功……苟强求之，非惟画虎不成，类犬贻讥。"

曹颖甫根据自己多年的临证观察，按照药力峻缓而将张仲景方分为三类。第一类为和平方，指补正可祛邪之剂，如桂枝汤、白虎汤、小柴胡汤、理中汤等方；第二类为次峻方，指祛邪而不伤正之剂，如麻黄汤、四逆汤、大承气汤、大柴胡汤等。第三类乃为峻方，指救逆与救急之剂，如大陷胸汤、十枣汤、皂荚丸等。对这三类方剂的运用，曹颖甫都得心应手，尤其擅长峻方和次峻方的运用。对于急证、重证，曹颖甫多辨明病机，当机立断，分别投以大陷胸汤、十枣汤、皂荚丸、葶苈大枣泻肺汤等药性峻猛攻逐的方剂。如治疗"咳逆上气，必背拥叠被六七层，始能垂头稍稍得睡，倘叠被较少，则终夜呛咳，所吐之痰黄浊胶黏"的案例，曹颖甫分析，此人平时喜进厚味，又有烟癖，厚味被火气熏灼，因变痰浊，气吸于上，大小便不通，以枣膏送服皂荚丸，四服而大小便通，去被安睡。

（3）遣方用药重剂量

曹颖甫每以经方愈大病，对经方剂量的把握精准独到，也是重要原因之一。曹颖甫病案，每案均有剂量，很多更是"一剂知，二剂已"，对危急重症更是大胆应用峻剂，起死回生，效如桴鼓。笔者现将《经方实验录》和《曹颖甫先生医案》中的常用药物剂量进行分析，总结其中的规律。

曹颖甫应用经方，对张仲景原方药量很少加减。从其医案可见，其处方中的药量，大都依据张仲景原方不变；如果确需加减，也多遵循张仲景的加减方法，从不乱为加减。另一个特点是药味少而药量较大。关于张仲景方的用量，《经方实验录》云："仲圣方之药量，以斤两计，骤观之，似甚重。实则古今权衡不同，未许齐观。"姜佐景说："吾师之用量，大抵为原方之什一。例如桂枝、芍药原作三两者，师常用三钱是也"（《经方实验录·桂枝汤证》）。可见，曹颖甫遵循着"古一两为今日一钱"的折算关系。曹颖甫说："近世章太炎以汉五铢钱考证，每两约当今三钱，则原方三两，一剂当得九钱，再以分温三服折之，每服亦仅得三钱耳。由是观之，原方三两，今用三钱，于古法正无不合也。"可见，曹颖甫是按"一两折为一钱"，掌握经方用量。

（4）善于通变重辨证

曹颖甫潜心深研张仲景著作，而在临证实践中，一再强调既要知常，更须达变，举一反三。当时江南地区名医辈出，而以温病诸派尤彰，素有寒温之争，因世俗有"南方无正伤寒"之说，故江南医家多畏麻黄汤如虎，不敢轻易用之。明清以来，由于温热学派的崛起，医林主轻扬者甚众，有的甚至不问邪之寒热，不辨汗之有无，一概以辛凉为法，用药不出桑菊饮、银翘散，俗成流习。而曹颖甫注重实践，强调诊病当以辨证为准绳，有是证用是方，于江南之地数次使用麻黄汤治疗太阳伤寒证，取得良好效果。

曹颖甫强调指出，医家若被某些世俗偏见所束缚，束手束脚，畏首畏尾，终将难成大器。通过其反复临床实践证实，无论冬夏，无论南北，所有患太阳伤寒者，均可以麻黄汤治之。

再如"产后宜温"这种观点，亦为近世医家所牢记，故虽见大实之证，亦多不敢使用攻伐之剂。而曹颖甫则胆大心细，勇破成见，提出"产后虚证虽多，但实证间亦有之，当随证施治"。其同乡某女，产后六七日，体健能食，无病，忽觉胃纳反佳，食肉甚多。数日后，日晡所，觉身热烦躁，诸药不效，病益剧，后请曹颖甫诊视。曹颖甫鉴于产妇产后恶露不多且腹胀，先予桃核承气汤，次日稍愈，但仍发热，脉大。再予大承气汤，攻其阳明燥结。方成，但病家嫌药峻猛，初不敢服，犹疑再三，服之。服后，次早下一次，干燥而黑，热已退，腹胀，脉仍大。续服原方，次日大下五六次，得溏薄之黑粪，最终得调理而愈。事后，曹颖甫感慨道："产后宜温之说，举世相传，牢不可破。而生化汤一方，几视为金科玉律，何怪遇大实之证，而束手无策也。大凡治一病，必有一病之主药，要当随时酌定，不可有先入之见。"

另有一例：袁茂荣，南京人，四十四岁，体素健，六月间病，缠绵床笫达一月之久，胸闷异常，不能食，两旬不得大便，一身肌肉尽削，神疲不能起床，众医束手。曹颖甫认为，因湿痰阻于上膈，故胸闷不能食；燥屎结于大肠，故不大便。治以大陷胸汤，仅一煎，服后呕出浓痰，下燥屎五六枚。次日，患者胸闷诸症大减，且思食，能进粥一碗。曹颖甫立足临床，对大陷胸汤证的认识，不被《伤寒论》原文所局限，突破了对《伤寒论》原文中结胸三证"脉沉紧""心下痛""按之石硬"的认识，提出大陷胸汤证中，有未经误下所致者，"上湿而下燥"是"结胸之病根"，不必等待病情发展至"按之石硬"，方可定为大结胸证。

（5）擅以攻逐治急症

《经方实验录》医案中，有相当一部分是用峻剂而取效的。曹颖甫之用峻剂，绝非孟浪从事，侥幸偶然，而是基于对经方的大彻大悟、精湛深造，对病症的准确把握。尤其对疑难危重病症的治疗，堪称成功应用峻剂的典范。

如曹颖甫曾经医治一吴姓妇人，危在顷刻，满头剧痛而神昏，但身不发黄，胸不结，腹不胀满；惟曹颖甫独具慧眼，依据其"目中不了了，睛不和"，而径投大承气汤急煎，一剂而愈。正如曹颖甫所说："是故无形之气与有形之积，宜加辨别，方不至临证茫然也。"（《经方实验录·大承气汤证其三》）

又如，曹颖甫"尝自病痰饮，喘咳，吐浊，痛连胸胁"（《经方实验录·皂荚丸证其三》），服皂荚丸而愈，并亲自体验到皂荚丸攻消之猛峻。由此体会到，甘遂破水饮，葶苈泄痈胀，与皂荚消胶痰，可称鼎足而三，而感叹"近人不察，恒视若鸩毒，弃良药而不用，伊谁之过欤"（《经方实验录·皂荚丸证其三》）。再如，曹颖甫治沈石顽之妹精神病，尽管患者体颇羸弱，但根据"经事二月未行……脉沉紧，少腹似胀"（《经方实验录·桃核承气汤证其二》），径投攻下之桃核承气汤，翌日而痊。故曹颖甫曰："桃核承气作用正在能攻下耳……时医畏大黄若蛇蝎，真是不治之痼疾。"（《经方实验录·桃核承气汤证其三》）

为进一步印证峻剂有出奇制胜之功，曹颖甫在抵当丸证中，还专门载录了陈葆厚先生的治验："常熟鹿苑钱钦伯之妻，经停九月，腹中有块攻痛，自知非孕。医予三棱、莪术多剂，未应。当延陈葆厚先生诊。先生曰：三棱、莪术仅能治血结之初起者，及其已结，则力不胜矣。吾有药能治之……当予抵当丸三钱，开水送下。入夜，病者在床上反复爬行，腹痛不堪，果大骂医者不已，天将旦，随大便下污物甚多。其色黄白红夹杂不一，痛乃大除……乃予四物汤，调理而瘥。"曹颖甫评曰："痰饮证之有十枣汤，蓄血证之有抵当汤丸，皆能斩关夺隘，起死回生。近时岐黄家往往畏其猛峻而不敢用，即偶有用之者，亦必力为阻之，不知其是何居心也。"(《经方实验录·抵当丸证》)曹颖甫这些运用经方峻剂的经验，确实值得参考和借鉴。

综上所述，曹颖甫虽然是典型的经方派医家，对经方的使用可谓推崇备至，但又不泥于经方，不反对时方的使用。曹颖甫常与擅长时方的医家丁甘仁"讨论医学，互相推重"，并无门户之见。两人在医学上，结成最相知的友谊。曹颖甫并不反对适当地运用时方，只是反对只知时方而不知经方，或一概以轻描淡写为法的敷衍作风。此外，其强调治病"贵具通识"。如在论述羚羊角、犀角治疗脑膜炎有效时说道："足见治危急之症，原有经方所不备，而借助于后贤发明者，故治病贵具通识也。"

（二）发扬气化理论

1. 重视太阳寒水标本之化

六经气化学说采用的六气本标中气理论模型，是五运六气学说的重要内容之一。因此，六经气化学说的形成与人们深入研究运气学说有关。早在金元时期，四大家中对运气学说颇有造诣的刘完素、张子和等对《伤寒论》六经与六气的关系就有所论述，如张子和云："以六气考之，厥阴为初之气，少阴为二之气，太阴为三之气，少阳为四之气，阳明为五之气，太阳为终之气，此顺也。逆而言之，正与此合，缘伤寒为病，逆而非顺也。"明代张景岳在研究六气本标中气理论时，首先指出了人身经络脏腑与天之六气本标中气的相应关系。他虽然未将这一理论应用于《伤寒论》的研究，但对后来气化学说的发展具有很大影响。到了清代，著名学者张志聪、张令韶等认为，仲景序言所列撰用书目中的《阴阳大论》即王冰补入《素问》的运气七篇。在此基础上，他们根据《素问·天元纪大论》"寒暑燥湿风火，天之阴阳也，三阴三阳上奉之"提出"天有此六气，人亦有此六气"的观点，并运用本标中气理论全面地解释《伤寒论》，分别写成《伤寒论集注》和《伤寒论直解》两书，六经气化学说至此已系统形成，对后世影响至远。

六经气化学说的基本内容有二：一是六气本标中气分配规律，一是六气本标中气从化规律。根据《素问》的记载，六气本标中气分配规律为少阳以火为本，以少阳为标，中见厥阴；阳明以燥为本，以阳明为标，中见太阴；太阳以寒为本，以太阳为标，中见少阴；厥阴以风为本，以厥阴为标，中见少阳；少阴以热为本，以少阴为标，中见太阳；太阴以湿为本，以太阴为标，中见阳明。所谓六气本标中气从化规律，即《素问·至真要大论》所云："少阳太阴从本，少阴太阳从本从标，阳明厥阴不从标本从乎中也。"

自钱塘医派的张志聪、张令韶等肇端六经气化学说，后世陈修园、唐容川等均结合自己的理解与临床体会，继承并发扬该学说。曹颖甫有关六经气化病机原理的讨论，即与上述学者思想有一定渊源关系。与前人所不同的是，曹颖甫较为着重讨论的是太阳寒水标热本寒的病机内涵。

（1）借助太阳标热进行证候鉴别。《伤寒论·辨太阳病脉证并治上》："太阳病，下之后，其气上冲者，可与桂枝汤。若不上冲者，不得与之。"《伤寒发微·太阳篇》评述曰："太阳之病本无当下之理，一经误下，则变证百出。魄汗未尽，挟表寒内陷，则利遂不止而病寒湿，此宜用四逆、理中者也。挟标阳内陷，则转为协热利，此宜用大承气者也。若标阳并寒水，因误下而停蓄膈上，则为大小结胸，此宜大陷胸汤、小陷胸汤者也。若表寒因之而留滞心下，则结而成痞，此宜用泻心汤者也。又其甚者，寒湿太重，一下而成无阳之脏结，是又在不可攻之例矣。是故一经下陷，而气不还者，则气不上冲。下陷而有所留滞，则气亦不上冲，所以不得与桂枝汤者，为其已成坏病也。惟其虽经误下，而气仍欲出表，不甚则为微喘，桂枝汤加厚朴杏子主之，甚则利不止而脉促，葛根汤主之。要其为气上冲则一也。盖仲师虽言可与桂枝汤，一于本方加厚朴、杏仁，一于本方加麻黄、葛根，固未尝不可随证变通耳。"

（2）以太阳标热太甚，解释头痛鼻衄。《伤寒论·辨太阳病脉证并治中》："伤寒，不大便六七日，头痛有热者，与承气汤。其小便清者，知不在里，仍在表也，当须发汗。若头痛者，必衄。宜桂枝汤。"《伤寒发微·太阳篇》评述曰："伤寒不大便六七日，已及再经之期，病邪将传阳明。六七日不大便而见头痛发热，则已见阳明之证，但阳明头痛与太阳异，太阳之头痛，在额旁太阳穴，阳明头痛在阙上（两眉间曰阙，属阳明）。病传阳明，故阙上痛，痛则可与承气汤。惟大肠燥热，必蕴蒸输尿管及膀胱，而小便赤痛，若小便清者，则肠中无热，病邪尚在皮毛，便当用麻黄汤以发皮毛之汗。以病在肺与皮毛，太阳寒水用事，故小便清也。若太阳标热太盛，上冲于脑，则阙上或连太阳穴痛，颅骨之缝，以得热而开，必将血流鼻孔而成衄，故头痛者必衄。所以然者，以腠理不开而郁热上冒也。用桂枝汤以发肌理之汗，则汗一出而衄自止矣。"

（3）以太阳标本内陷，解释小建中汤证的关键病机。《伤寒论·辨太阳病脉证并治中》："伤寒二三日，心中悸而烦者，小建中汤主之。"《伤寒发微·太阳篇》评述曰："伤寒二三日，为二三候之期限（二候为十四日，三候为二十一日）。过七日则当传阳明，过十四日则当传少阳。此时脾阳不振，血分中热度渐低，太阳水气与标热并陷中脘，水气在心下则悸。水气微，故颠不眩。热在心下则烦。热不甚，故不见燥渴。此证但用桂枝汤不能发肌理之汗，必加饴糖以补脾脏之虚，然后太阳标本内陷者，乃能从肌理外达而为汗，此用小建中汤之旨也。陈修园误以为补中之剂，而以悸为虚悸，烦为虚烦，殊失本旨。不然，桂枝汤本发汗之剂，岂一加饴糖，全失其发汗之作用乎！"

（4）以太阳标本特性，解释火逆病机。《伤寒论·辨太阳病脉证并治中》："脉浮，宜以汗解，用火灸之，邪无从出，因火而盛，病从腰以下，必重而痹，名火逆也。欲自解者，必当先烦，乃有汗而解。何以知之？脉浮，故知汗出解。"《伤寒发微·太阳篇》评述曰："太阳寒水，标热而本寒，若沸汤然，汗之，则热与水俱去而病当立解，此麻黄、桂枝二方，所以夺造化之权也。凡病用药内攻，则邪从外散。用火外灸，则邪反内陷。所以然者，毛孔受火，则汗液凝闭而不得泄，标热反因火而炽。由是阳热在上，寒湿在下，腰以下身重而痹。痹者，闭也。不惟无汗，而又益之枯燥也。所以然者，阳气不得下达故也。火邪并阳热并居于上，故名火逆。然脉仍见浮，则仍当自汗而解。惟太阳水气之寒，因误下内陷者，必先振栗，然后汗出而解。太阳标气之热，因火攻而下陷者，必先烦，然后汗出而解。阴加于阳，故振栗，阳加于阴，故先烦，为其误治之原委，固自不同也。"

（5）以太阳寒水不能作汗，解释涌吐病机。《伤寒论·辨太阳病脉证并治中》："太阳病，吐之，但太阳当恶寒，今反不恶寒，不欲近衣，此为吐之内烦也。"《伤寒发微·太阳篇》评述曰："太阳病当恶寒，以吐之之故，反不恶寒，此与前条同。惟不欲近衣，则与前条异。热在骨髓，乃不欲近衣。吐之内烦，何以见此证情。仲师又不出方治，此正所当研核者也。盖太阳之气标热而本寒，太阳寒水不能作汗，反随涌吐而告竭，标热乃独张于外，此证若渴饮而脉洪大，则为人参白虎汤证，为其入阳明也。若但热不渴者，则为桂枝白虎汤证，为其入阳明而未离太阳也。学者能于此而推扩之，则思过半矣。"

（6）以太阳标热入膀胱，解释少腹硬、小便不利。《伤寒论·辨太阳病脉证并治中》："太阳病，身黄，脉沉结，少腹硬，小便不利者，为无血也。小便自利，其人如狂者，血证谛也，抵当汤主之。"《伤寒发微·太阳篇》评述曰："太阳病身黄，血液之色外见，已可定为血证。加以脉沉结，少腹硬，则太阳标热，已由寒水之脏，循下焦而入寒水之腑。然小便不利者，尚恐其为水结，抵当汤不中与也。要惟小便利而其人如狂者，乃可断为胞中血结，然后下以抵当汤，方为万全无弊。盖小便通则少腹不当硬，今少腹硬，故知其为热瘀血海也。"

（7）以太阳标热，解释阳微结的原因与鉴别。《伤寒论·辨太阳病脉证并治下》："伤寒五六日，头汗出，微恶寒，手足冷，心下满，口不欲食，大便硬，脉细者，此为阳微结，必有表复有里也。脉沉亦在里也。汗出为阳微。假令纯阴结，不得复有外证，悉入在里，此为半在里半在外也。脉虽沉紧，不得为少阴病。所以然者，阴不得有汗，今头汗出，故知非少阴也，可与小柴胡汤。设不了了者，得屎而解。"《伤寒发微·太阳篇》评述曰："太阳标阳盛，则表证多汗而传阳明，本寒胜，则水结心下，由三焦连属胁下而病延少阴之脏（胁下为肾脏所居）。此标阳外绝，所以有脏结无阳之证也。今伤寒五六日，已将一候，苟其阳盛，则必外有潮热而转阳明。今头汗出，微恶寒，手足冷，心下满，口不欲饮食，大便硬，阴寒之象见于外，寒湿之气凝于里，大便虽硬，其不为阳明承气汤证，要无可疑。头汗出，则标热尚存。微恶寒，手足冷，心下满，则水气结于心下，似与寒实结胸相类。结胸证原有五六日不大便者，于大便硬一层，要可存而不论，且此证脉细沉紧，与少阴脏结证之小细沉紧略无差别。然以证情论，不惟脏结无汗，即结胸亦不当有汗，则此证所当注意者，独有头汗出耳。但头汗出而心不烦，故仲师谓之阳微结。阳微结者，标阳微而水气结也。标阳微于外，故但头汗出。本寒结于里，故微恶寒。手足冷而心下满，口不欲食，大便硬者，上湿而下燥也。但头汗出而不及遍体，故曰阳微。心下满，故知为水结，设但为寒结，外必无汗，今有头汗，故知非纯阴之脏结。且无阳之脏结，不特外无汗液，水气由三焦下陷，必且悉数入里而痛引少腹，此由寒水之脏入寒水之腑，而病属足少阴者也。今但见为心下满，而复有头汗，故知其非少阴证，可用小柴胡汤达心下水气，还出太阳而为汗，而病自愈矣。若不了了，则下燥未化也，故曰：'得屎而解。'"

（8）以太阳标阳与水气互结，寒水之气结余胃之上口，解释桂枝人参汤证的病机。《伤寒论·辨太阳病脉证并治下》："太阳病，外证未除而数下之，遂协热而利，利下不止，心下痞硬，表里不解者，桂枝人参汤主之。"《伤寒发微·太阳篇》评述曰："太阳病，外证未除而误下之，水气与标阳俱陷心下，则为结胸。标热独陷心下，则为气痞。下后胃虚，客气上逆，则亦为气痞。但与标阳独陷心下之痞，有濡硬之别耳。若外证未除，而数下之，水气合标热同陷，遂至利下不止。寒水之气，结于胃之上口而心下痞硬，仍见发热恶风之外证，仲师特以桂枝人参汤主之。炙草、白术、人参、干姜以温胃而祛寒，桂枝助脾以发汗，而外证及里痞俱解矣。所以后纳桂枝者，以里寒重于外证，恐过煎气薄，失其发汗功用也。所以日夜三服者，则以数下之后，阳气内陷，非一剂所能开泄也。"这里曹颖甫把太阳病误下而致协热下利，心下痞硬，表里不解的桂枝人参汤证病机，归结为水气与标阳聚于心下。

此外，太阳寒水之气的标本变化，也常与其他诸经气化发生关联，造成不同方证的主要病机，举例如下。

《伤寒论·辨太阳病脉证并治下》："太阳与少阳合病，自下利者，与黄芩汤。若呕者，黄芩加半夏生姜汤方主之。"《伤寒发微·太阳篇》评述曰："太阳寒水，合手少阳三焦，下从少阴寒水之脏，输泄入太阳之腑。寒水混合脾脏之湿至中下焦，水道不通而溢入大肠，则为自利，此太阳之病合于手少阳者也。太阳标热，并水气内陷，胃底胆汁而与之相抗，则为呕逆，此太阳之病合于足少阳者也。盖太阳水气，因少阳阳气不足，内陷即入太阴，太阴之湿，受化于少阳，阳气外出，即仍系太阳。按太阳标热与水气同陷心下，则为结胸。标热独陷心下，则为气痞。二证皆不下利者，一因水气为标热所吸，一则阳热独陷，并无水气故也。要惟寒水偏胜，离标阳而下趋，乃有自利之证，此时不疏脾脏之郁而补其虚，则利将不止。不抑在上之标阳，使与里寒相协，必不能载水气而俱升。黄芩汤方治，黄芩苦降以抑标阳，芍药苦泄以疏营郁，甘草、大枣甘平以补脾胃，则中气健运而自利可止。不用四逆、理中以祛寒，不用五苓以利水，此不治利而精于治利者也。寒水不足，胃燥而胆火上逆，是为心下硬。寒水内薄，胃中胆汁不能相容，是为呕。呕者，水气内陷与下利同。脾胃不和亦与下利同。其不同者，特上逆与下泄耳。故仲师特于前方加半夏、生姜，为之平胃而降逆。盖小半夏汤，在《金匮》原为呕逆主方，合黄芩以清胆火，甘草、大枣以和胃，芍药以达郁，而呕将自定。抑仲师之言曰：更纳半夏以去其水。此以去水止呕者也。"下利的病机，一为寒水偏胜，离标阳而下趋；二为在上之标阳，与里寒相协，不能载水气而俱升。因此，治以黄芩汤抑标阳、疏营郁、补脾胃，中气健而利自止。

《伤寒论·辨太阳病脉证并治下》："伤寒，服汤药，下利不止，心下痞硬，服泻心汤已。复以他药下之，利不止。医以理中与之，利益甚。理中者，理中焦，此利在下焦，赤石脂禹余粮汤主之。复利不止者，当利其小便。"《伤寒发微·太阳篇》评述曰："伤寒不解其表，先攻其里，以致太阳水气，与太阴之湿混合，下利不止。下后胃虚，客气上逆，以致心下结痞硬满，此时服甘草泻心汤是也。乃服泻心汤已，痞去而利依然（观下文但言治利，不更言痞，可见其痞已愈）……然竟利益甚者，盖理中作用，在升清而降浊，向以虚气膨胀于胃中，阻其降浊之力，中气得温而升，胃中积垢自当从大肠下泄而无余。若下焦水气，不从肾关而出为溺，以至溢入大肠，则病不在中而在下。中气升，即下无所吸，此其所以利益甚也。大肠为水冲激，至于滑疾而不收，是当以收摄为主。赤石脂禹余粮汤既能泄湿，又复敛肠。若肠中水气无多，利当自愈。其不愈者，必肠中水气甚盛，非用五苓散开其决渎，必不能杀其冲激之力也。"此下利病机在于下焦水气盛，不走小水而流入大肠，以至于大便自利，赤石脂禹余粮汤泄湿气、涩肠泻，甚则以五苓散蒸腾气化。

《伤寒论·辨太阳病脉证并治中》："太阳病，发汗，汗出不解，其人仍发热，心下悸，头眩，身𥆨动，振振欲擗地者，真武汤主之。"《伤寒发微·太阳篇》评述曰："太阳与少阴为表里，太阳为寒水之经，外主皮毛，内统上中二焦（西医谓之淋巴管，为水液所出）。少阴为寒水之脏，膀胱为寒水之腑，属下焦（西医谓之尿管，又名淋巴系统，为水道所自出）。发汗不解，则少阴肾气为浮阳所吸，水气凌心，故心下悸。水在心下，故阳不归根而头眩。身𥆨动，振振欲擗地者，上实下虚，故痿弱不支，谚所谓'头重脚轻'也。此为表汗太过，少阴上逆之证，故非用炮附子一枚，温其肾气，使三焦水液，化蒸气外出皮毛，上及头目，不足以收散亡之阳。非利水之茯苓、白术，不足以遏心下之水。非芍药、生姜，疏营之瘀而发其汗液，不足以杀其水气。此《太阳篇》用真武汤之义也。少阴病情，与此相反，所以同一方治者，详《少阴篇》中。"此处基本病机在于水停心下，故可见心下悸、头眩等，通过使用炮附子一枚，振奋阳气，将多余之水蒸腾外出，至为关键。

2. 以气化释痰湿水气病机

（1）痰湿病机论

痰、湿的形成，大都与人体气化不利造成气血津液失常病机相关。曹颖甫在精研《伤寒论》和《金匮要略》时，多从痰、湿分析，探寻气化失常的病机，阐释辨证施治及方剂用药。此类论述少见于其他同类注本。

第一，热痰为患。如炽热炼液为痰，《伤寒论·辨太阳病脉证并治中》云："伤寒脉浮，医以火迫劫之，亡阳，必惊狂，起卧不安者，桂枝去芍药加蜀漆牡蛎龙骨救逆汤主之。"《伤寒发微·太阳篇》释曰："伤寒脉浮，此本麻黄汤证，医者急于奏功，以其恶寒也，漫令炽炭以熏之，因致汗泄而亡阳。阳浮于上，故神魂飘荡。心气虚则惊，热痰上窜则狂，惊则不宁，狂则不静，故起卧为之不安，方用龙、牡以收散亡之阳。蜀漆（即常山苗，无蜀漆即代以常山）以去上窜之痰，而惊狂乃定。"

又如下之太早，汗未透达于肌表，因合标阳内壅，浸成热痰。《伤寒论·辨太阳病脉证并治下》云："病发于阳，而反下之，热入因作结胸。病发于阴，而反下之，因作痞也。所以成结胸者，以下之太早故也。结胸者，体亦强如柔痉状，下之则和，宜大陷胸丸。"《伤寒发微·太阳篇》释曰："此条'病发于阳''病发于阴'，自当以太阳言之……惟下之太早，汗未透达于肌表，因合标阳内壅，浸成热痰，阻遏肺气。肺气塞于上，则肠胃闭于下，其证略同悬饮之内痛。所以然者，以湿痰胶固于阳位故也。湿痰凝于膈上，燥气留于中脘，故其为病，体强如柔痉……仲师言下之则和，宜大陷胸丸者，葶苈、杏仁、甘遂以去上膈之痰，硝、黄以导中脘之滞。燥气既去，经脉乃伸，其所以用丸不用汤者，此正如油垢黏滞，非一过之水所能荡涤也。"

再如水气与热结而成痰，《伤寒论·辨太阳病脉证并治下》云："伤寒六七日，结胸热实，脉沉而紧，心下痛，按之石硬者，大陷胸汤主之。"《伤寒发微·太阳篇》释曰："伤寒六七日，甫及一候，所谓'伤寒一日，太阳受之'也。本寒郁于上，标热实于下，因病结胸。关上脉沉紧者，寒与热并居于中脘也。中脘气阻，故心以下痛。水气与热结而成痰，故按之石硬。但用硝、芒以去实热，甘遂以下湿痰，而结胸自愈。"

第二，湿痰为患。如标热内陷，胸中水气，蒸为湿痰，《伤寒论·辨太阳病脉证并治下》云："伤寒，胸中有热，胃中有邪气，腹中痛，欲呕吐者，黄连汤主之。"《伤寒发微·太阳篇》释曰："盖胃中原有肝胆余液，以消融水谷。胸中有热，则肺阴失降而化为湿痰，水之上源不清，湿痰入胃，胃中胆汁不受，因病呕逆。可见胸中有热，所以欲呕吐者，胆火之抗拒湿痰为之也。胃中肝液，原以济消谷之用，其气彻上彻下，足以调达其抑塞，是故中有所怫郁。气之由胃上出于口者为嗳，由胃下出大肠为转矢气，中脘之胀懑乃舒，凡此皆肝液之疏达为之。若湿痰阻于上膈，气机乃不能宣达，而反郁于中脘，而下及腹部，可见胃中邪气，为脾阳不振，肝脏抑塞所致。肝乘脾脏之虚，故腹中痛也。黄连汤方治，用黄连以止呕，必用干姜、半夏以涤痰者，呕因于痰也。甘草、人参、大枣以扶脾而缓痛，必用桂枝以达郁者，痛因于郁也。此黄芩汤之大旨也。然则仲师此条，何以不列于太阴、少阳二篇而列入太阳，曰：'此病源出于太阳也。'标热内陷，胸中水气，蒸为湿痰，而肝胆始郁。肝胆与胃同部，余液皆入于胃，故病发于胃，皆不过相因而致病。"

又如中虚湿痰痞隔，《伤寒论·辨太阳病脉证并治下》云："伤寒发汗，若吐、若下解后，心下痞硬，噫气不除者，旋覆代赭汤主之。"《伤寒发微·太阳篇》释曰："此证但见胃气不和，绝无水湿下渗之弊。然则噫气不除，其为湿痰壅阻无疑。方用旋覆、代赭以降逆，半夏、生姜以去痰，人参、甘草、大枣以补虚而和中，则湿痰去而痞自消，中脘和而噫气不作矣。"

再如湿痰与食滞交阻中脘，《伤寒论·辨少阴病脉证并治》云："少阴病，四逆，其人或咳，或悸，或小便不利，或腹中痛，或泄利下重者，四逆散主之。"《伤寒发微·少阴篇》释曰："少阴病手足厥逆，原属水寒血败之证，故有恶寒、蜷卧、腹痛、下利诸兼证。若四逆而不见恶寒、蜷卧、腹痛、下利，其不为水寒血败，要无可疑，故不宜四逆汤之辛温，而宜四逆散之疏泄。所以然者，'阳气不达四肢'同，所以不达于四肢者异也。胃为生血之源，而主四肢。水寒血腐，故血中温度不达于四肢，而手足厥逆。湿痰与食滞交阻中脘，故血中温度不达于四肢，而手足亦见厥逆。但观四逆散方治，惟用甘草则与四逆汤同，余则用枳实以去湿痰宿食之互阻，用柴胡以解外，用芍药以通瘀，但使内无停阻之气，外无不达之血热，而手足自和矣，此四逆散所以为导滞和营之正方也。"

再如太阳水气不能作汗，因成湿痰，《伤寒论·辨厥阴病脉证并治》云："呕而发热者，小柴胡汤主之。"《伤寒发微·厥阴篇》释曰："肝脏阴虚，则胆胃上逆，因有呕而发热之证。盖太阳水气不能作汗，因成湿痰，留积上膈，至少阳胆火郁而不达，则上泛而为呕。寒湿在皮毛之里，正气与之相抗，是生表热。此证必先形寒，或兼头痛。若发有定候，即当为疟，且其脉必弦，为其内有湿痰也。其口必苦，为其胆汁上泛也。小柴胡汤，柴胡以疏表，黄芩以清里，半夏以降逆，人参、炙草、姜、枣以和中，则呕止而热清矣。"

再如人久卧生湿，积湿则生痰，《伤寒论·辨阴阳易差后劳复病脉证并治》云："大病差后，从腰以下有水气者，牡蛎泽泻散主之。"《伤寒发微·阴阳易差后劳复篇》释曰："凡人久卧生湿，积湿则生痰，湿痰凝冱，则水道为之不通，若阴沟日久瘀塞者然……腰以下正为水道宣泄之冲，不当留积水气。自大病久卧，百脉停顿，必有败津留滞其中。水与败津化合，则胶固而成痰浊，并居血络，阻下行之路，水道为之不通，故必用蜀漆、葶苈以泻痰，商陆以通瘀，海藻以破血络之凝结。海藻含有碘质，能清血毒，故疮痈多用之而病根始拔。君牡蛎、泽泻者，欲其降而泄也。用栝楼根者，所以增益水津，欲其顺水而行舟也。"

再如表寒内陷，寒痰凝结，《伤寒论·辨太阳病脉证并治下》云："病如桂枝证，头不痛，项不强，寸脉微浮，胸中痞硬，气上冲咽喉不得息者，此为胸有寒也，当吐之，宜瓜蒂散。"《伤寒发微·太阳篇》释曰："桂枝证，发热，恶风，有汗，但头不痛，项不强，可知非卫强营弱之证，非开泄肌理之汗，所能奏效；惟寸脉微浮，则病气犹属太阳。太阳之表气，内应于肺（肺主皮毛），表寒内陷胸中，则寒痰凝结而为痞硬。痰涎阻遏，阳气欲达，乃冲激于咽喉，喘促不得息。此与小青龙汤证略相似，而未尝咳吐，痰涎有欲出不得之势，故曰：胸中有寒。有寒者，有寒痰也。寒痰阻塞胸膈，非急为之倾吐，则喘息不平。故特用瓜蒂之苦泄以涌其寒痰，香豉以散寒，赤小豆以泄湿，一吐而冲逆止矣。惟亡血家及体虚之人，则为禁例。"

再如大肠风燥，津液受灼，膈上湿痰，《金匮要略·痉湿暍病脉证治第二》云："痉为病，胸满，口噤，卧不着席，脚挛急，必齘齿，可与大承气汤。"《金匮发微·痉湿暍病脉证治第二》释曰："风燥入阳明之腑，津液受灼，上膈乃有湿痰。痰阻胸膈，则胸满。风痰塞会厌，而阳热上灼，牙关之筋燥急，则口噤。背脊经腧干燥，则卧不着席。周身筋脉液干而缩，故脚挛于下，齘齿于上，可与大承气汤，此亦急下存阴之义也。盖必泄其燥热，然后膈上之风痰，得以下行，周身筋脉，亦以不受熏灼而舒矣。"

再如湿胜为痰，《金匮要略·疟病脉证并治第四》云："病疟，结为癥瘕，如其不差，当云何？师曰：此名疟母，急治之。以月一日发，当十五日愈。设不差，当月尽解。宜鳖甲煎丸。"《金匮发微·疟病脉证并治第四》释曰："病疟之由，不外寒热，早用加减小柴胡汤，何至十五日、一月而始愈。况一月不差，结为癥瘕之说，尤不可信，此传写之误也。疟母之成，多在病愈之后，岂有疟未差而成疟母者。此痞或在心下，或在脐下，大小不等，惟鳖甲煎丸至为神妙，或半月而消尽，或匝月而消尽。予向治朱姓板箱学徒及沙姓小孩亲验之。盖此证以寒疟为多，胎疟亦间有之，他疟则否。北人谓疟为脾寒，南人谓无痰不成疟，二者兼有之。脾为统血之脏，脾寒则血寒，脾为湿脏，湿胜则痰多，痰与血并，乃成癥瘕。方中用桃仁、䗪虫、蜣螂、鼠妇之属以破血，葶苈以涤痰，君鳖甲以攻痞，而又参用小柴胡汤以清少阳，干姜、桂枝以温脾，阿胶、芍药以通血，大黄、厚朴以调胃，赤硝、瞿麦以利水而泄湿，疟母乃渐攻而渐消矣。"

再如阳气不宣，水气留膈，凝结为痰，《金匮要略·疟病脉证并治第四》云："疟多寒者，名曰牝疟。蜀漆散主之。"《金匮发微·疟病脉证并治第四》释曰："疟之所以多寒者，皮毛为水气所遏，阳气不得宣也。水气留于上膈，则浸成痰涎，故世俗有'无痰不成疟'之说。蜀漆为常山苗，能去湿痰，故用之以为君。云母石《本经》主治中风寒热，如在舟车，是为止眩晕镇风阳之品。龙骨当为牡蛎之误，《本经》牡蛎主治咳逆，并言治痰如神，水归其宅。可见蜀漆散方治，专为风痰眩晕而设。盖上膈之湿痰去，然后阳气得以外达，益可信无痰不成疟之说，为信而有征矣。"

再如血虚生热，湿痰下注成淋，《金匮要略·妇人妊娠病脉证并治第二十》云："妊娠，小便难，当归贝母苦参丸主之。"《金匮发微·妇人妊娠病脉证治第二十》释曰："小便难而上焦无热，则下焦水道不利，不由浮阳吸引可知。饮食如故，则心下又无水气。尝见妇人淋带多者，湿痰必少，一见湿痰上泛，淋带即少，则此证要由血虚生热，湿痰下注成淋，阻塞水道所致。贝母本去痰之品，亦主淋沥，此即湿痰与淋带随发异名之确证。方用当归贝母苦参丸，当归补血，苦参泄热，此为妊娠大法，而主要则全在贝母一味，为其去淋沥之瘀塞而小便始通也。所以用丸不用汤者，则以湿浊黏滞，非一过之水所能排决也。"

（2）水湿病机论

气停则水停。曹颖甫较为重视人体水液代谢失调在发病中的作用，进而通过调整气化状态，达到化湿行水的效果，解释相关疾病的发病原理。

如论太阳寒水下并太阴而为湿，《伤寒论·辨太阳病脉证并治中》云："伤寒八九日，下之，胸满，烦惊，小便不利，谵语，一身尽重，不可转侧者，柴胡加龙骨牡蛎汤主之。"《伤寒发微·太阳篇》释曰："伤寒八九日，正二候，阳明受之之期，本自可下，惟下之太早，虽不必遽成结胸，而浮阳冲激而上，水湿凝泻而下，势所必至。浮阳上薄于脑，则谵语而烦惊；水湿内困于脾，则胸满而身重，所以小便不利者，下既无气以泄之，上冒之浮阳，又从而吸之也。以太阳寒水下并太阴而为湿也。因有胸满身重小便不利之变，故用柴胡汤以发之。以阳明浮热，上蒙脑气，而为谵语；上犯心脏，而致烦惊，于是用龙、牡、铅丹以镇之。以胃热之由于内实也，更加大黄以利之。此小柴胡汤加龙骨、牡蛎之大旨也。"

又如论水寒则湿凝，《伤寒论·辨少阴病脉证并治》云："少阴病，身体疼，手足寒，骨节痛，脉沉者，附子汤主之。"《伤寒发微·少阴篇》释曰："脾主肌肉及四肢，惟肾主骨。少阴为病，水胜而血寒。血中热度既低，阳气不能外达于肌肉，故身体疼。四肢为诸阳之本，阴寒内据，则中阳不达四肢而手足寒。水寒则湿凝，湿流关节则骨节痛。水寒血凝，里阳不达，故其脉沉。而治法特主附子汤以温里。水得温则卫阳复而渗入骨节之寒湿，足以化气外出而内痛止。血得温则营气达，而肌肉手足之热度高，不复以脉络凝瘀而见逆冷酸疼诸证。所以独不用灸者，为其无太阳之表寒也。"

再如论阴寒内据为湿，《伤寒论·辨少阴病脉证并治》云："少阴病，下利清谷，里寒外热，手足厥逆，脉微欲绝，身反不恶寒，其人面色赤，或腹痛，或干呕，或咽痛，或利止脉不出者，通脉四逆汤主之。"《伤寒发微·少阴篇》释曰："少阴为病，水寒而血败。水渗肠胃，则中脘阳衰，不能消融入胃之饮食，而完谷不化。阴寒内据而虚阳外浮，故里寒而外热。血中热度低弱，温度不达四肢，故四肢厥冷。血为寒水浸灌，不能流通脉道，故脉微欲绝。内真寒而外假热，故身反不恶寒而面色赤。寒湿内陷，故腹痛。水气留于心下，胃中虚寒，故干呕。湿痰阻塞肺管，故咽痛。阴气以下利而日损，故利止而脉不出。通脉四逆汤用甘草、干姜以温中焦，生附子以温下焦。盖水盛血寒，为少阴本病，故以'下利清谷，手足厥逆'为总纲，惟兼见脉微欲绝，乃为通脉四逆汤本证。盖胃为生血之源，胃中寒则脉微，按《太阳篇》脉结代用炙甘草，则本方之甘草，亦当用炙。惟里寒外热，外内不通，因病戴阳，面色乃赤，故加葱以通之。血络因寒而瘀，腹中为痛，故加苦平之芍药以泄之。呕者，为胃中有水气，故加生姜以散之。咽痛为湿痰阻滞，故加有碱性之桔梗以开之。利止脉不出为里阴虚，故加人参以益之。此又通脉四逆汤因证加减之治法也。"

再如论寒水泛滥，并入太阴而成寒湿，《伤寒论·辨少阴病脉证并治》云："少阴病，二三日不已，至四五日，腹痛、小便不利、四肢沉重疼痛、自下利者，此为有水气，其人或咳，或小便利，或下利，或呕者，真武汤主之。"《伤寒发微·少阴篇》释曰："肾脏下接膀胱，原属一身沟渠，而昼夜输泄其小便。然必血分充足，阳热无损，水道乃行。若阴寒在下，沟渠为之不通，譬之冬令池沼，虽不遇坚冰，潦水不降，水道犹为壅塞，故少阴阴寒之证，二三日至四五日，寒水泛滥，并入太阴而成寒湿。腹与四肢为太阴部分，寒湿入腹则腹痛。湿与水不同，水则倾泻，湿则黏滞，小便所以不利也。寒湿停蓄腹部，中阳不达于四肢，故四肢沉重。寒湿凝沍，阻其血络，因而疼痛，故真武汤方用芍药以定痛，茯苓、生姜、术、附以散寒而行水，此固少阴病水气在里之治法也。惟疼痛下'自下利'三字，直可据后文'或下利'三字而断为衍文。'其人或咳'下，为本方加减治法。咳者加五味、姜、辛，所以蠲饮。小便利者去茯苓，不欲其利水太过。下利去芍药加干姜，欲其温脾，不欲其苦泄。呕者去附子加生姜，以水在中脘，不在下焦，故但发中脘之阳，而不欲其温肾。此又少阴病水气外泄之治法也。"

再如论太阳寒水内陷，水湿泛溢，《伤寒论·辨少阴病脉证并治》云："少阴病，吐利，手足不逆冷，反发热者，不死。脉不至者，灸少阴七壮。"《伤寒发微·少阴篇》释曰："太阴、少阴为病，多由太阳寒水内陷。陷于脾，则并胃中宿食下走大肠而为自利，其状如涂泥，证属太阴。陷于肾，则并手少阳三焦而为病。上、中二焦，属淋巴微管。淋巴微管中水液泛溢四出，胃不能受，则上逆而为吐。下焦属淋巴系统，淋巴系统水道横流，不及输泄，则混入大肠为利，其状如河决堤，证属少阴。一则为溏泄，一则为洞泄，此太阴、少阴之辨也。惟人一身之阳热，内藏于血，水受血热蕴蒸，乃化为气、为汗、为津液、为溺、为白细胞。血中热度渐低（不足华氏九十五度），水乃渐寒，寒则泛滥，于是上吐而下利。手足及全身肌肉，皆受气于统血之脾脏，血中热度愈低，则手足俱冷，而一身肌肉俱寒。所以然者，为其一身之水液，——如严冬溪涧生气灭绝也。惟手足不逆冷反热者，为不死之证，虽脉不至，但须灸足少阴太溪穴七壮。太溪在外踝后跟骨上，切姜成片，烧艾绒以灸。艾一团为一壮，使隔绝之里阳，与表阳相接，病必无害。盖火气虽微，使血行脉中，则甚有力，观《太阳篇》微数之脉节，当自悟之。"

再如论中阳之虚，寒水下陷，水气下注，《伤寒论·辨少阴病脉证并治》云："少阴病，始得之，反发热，脉沉者，麻黄附子细辛汤主之。""少阴病，得之二三日，麻黄附子甘草汤微发汗，以二三日无里证，故微发汗也。"《伤寒发微·少阴篇》释曰："此二节为少阴初病，及其未见吐利逆冷诸里证，先行发汗，预防里证之治法……盖太阳伤寒，未经发汗，水气由手少阳三焦，并注寒水之脏，即为少阴始病。水气下注，故其脉沉。少阴始病，太阳标阳不随寒水下陷，故反发热。水壅寒水之脏，输尿管太窄，不能容纳，始溢入回肠而病自利。少阴始病，水气未经泛滥，故不见里证。反发热者，水脏之寒，不与表气相接，故于麻黄附子汤中，用气辛味烈之细辛，温水脏而散其寒，使水气与表热相和而作汗。但无里证者，水气虽陷，与太阳标阳未曾隔绝。寒水之下陷，实由中阳之虚，故于麻黄附子汤也，用炙甘草以益中气，使中气略舒，便当合淋巴微管乳糜，外达皮毛而为汗。"

曹颖甫

临证经验

一、《伤寒论》方证与治验 🕊

（一）辨太阳病脉证并治

桂枝汤证治

【方证】太阳中风，阳浮而阴弱，阳浮者热自发，阴弱者汗自出，啬啬恶寒，淅淅恶风，翕翕发热，鼻鸣干呕者，桂枝汤主之。桂枝汤方：桂枝三两（去皮），芍药三两，甘草二两（炙），生姜三两（切），大枣十二枚（劈）。

【发微】中风发于阳，故卫阳外浮；风著肌理之孙络，闭其外出之路，故营阴内弱。发热、恶风暨恶寒并见者，上文所谓"发热恶寒，发于阳者"是也。风袭肺窍，鼻中有清涕而气不通，故鼻鸣。风洹肌腠，脾阳内停，水湿不能作汗外达，故胃气不和而干呕。桂枝汤方用桂枝以通肌理达四肢，芍药以泄孙络，生姜、甘草、大枣以助脾阳，又恐脾阳之不动也，更饮热粥以助之，而营阴之弱者振矣。营阴弱者振，然后汗液由脾而泄于肌腠者，乃能直出皮毛，与卫气相接，卫始无独强之弊，所谓"阴阳和而自愈"者也。

【方证】太阳病，下之后，其气上冲者，可与桂枝汤。若不上冲者，不得与之。

【发微】太阳之病本无当下之理，一经误下，则变证百出。……惟其虽经误下，而气仍欲出表，不甚则为微喘，桂枝汤加厚朴杏子主之，甚则利不止而脉促，葛根汤主之。要其为气上冲则一也。盖仲师虽言可与桂枝汤，一于本方加厚朴、杏仁，一于本方加麻黄、葛根，固未尝不可随证变通耳。

【方证】太阳病，头痛，发热，汗出，恶风者，桂枝汤主之。

【发微】邪薄于外，正气不得外泄，则上冲于头，故无论伤寒中风，皆有头痛之症。……初病便发热者，为其发于阳也。当皮毛开泄之时，风袭汗孔之虚，内薄肌腠；肌腠为孙络丛集之区，营气居之，营气随受随抗，故一病即见发热。皮毛本开，故汗自出。风从汗孔入犯肌肉，故恶风。所以用桂枝汤者，取其辛甘发散，但令脾阳内动，营气自能作汗，从肌理泄出皮毛，然后肌表通彻，风邪即从汗解矣。

【方证】太阳病，发热汗出者，此为营弱卫强，故使汗出。欲救邪风者，宜桂枝汤。

【发微】邪风，即饮酒当风，汗出当风所受之风邪。邪乘皮毛之开，内袭肌理，肌理闭塞，而孙络中血热与之相抗，因而发热。血热内蒸，皮毛不闭，故汗常出，此即太阳中风之本病。此节所谓"营弱卫强"者，即肌理不开，皮毛独疏之谓。……又按：脾为统血之脏，外主肌肉，肌理为孙络丛集之处，而为里阴从出之道路，故谓之营。……惟其营弱，故里汗闭而不出，惟其卫强，故表汗独泄也。

【方证】病尝自汗出者，此为营气和。营气和者，外不谐。以卫气不共营气和谐故尔。以营行脉中，卫行脉外，复发其汗，营卫和则愈，宜桂枝汤。

病人脏无他病，时发热，自汗出，而不愈者，此卫气不和也。先其时发汗则愈，宜桂枝汤。

【发微】此二节为病后余邪不彻，营气弱，而不能与卫气相接言之。……要惟用辛甘发散之桂枝汤，以助肌理之血热，但令血热与出表之水气同化，则营卫和而病自愈矣。此病后但见自汗，如寒无寒，如热非热，病见于营阴之弱，以阳法救之治也。至如病人脏无他病，时发热，自汗出而不愈者，其病亦由营分之弱。曰"卫气不和"者，为其淋巴管中水液，自行排泄于毛孔之外，而血分热度太低，不能排泄肌腠留恋之湿邪，两者不相和，故营分久郁而时发表热。但用桂枝汤于未发热之时，则血中热度增高，使肌肉中余湿一时蒸化成汗，与在表之水气合并而出，则营气与卫气混合为一，而病自愈矣。

【方证】太阳病，外证未解，脉浮弱者，当以汗解，宜桂枝汤。太阳病，外证未解，不可下也，下之为逆。欲解外者，宜桂枝汤。

太阳病，先发汗不解，而复下之。脉浮者，不愈。浮为在外，而反下之，故令不愈。今脉浮，故知在外，当先解外则愈，宜桂枝汤。

【发微】此二节申言外证未解，虽有阳明证不可下之之例。设伤寒发汗以后，犹见有汗恶风之象，即为外证未解。要其为病在肌腠，即与中风无别。按其脉浮而弱，浮为风邪外薄，弱则血分热度太低，不能抵抗外邪，故亦宜桂枝汤，以助营分之热，但令热度略高，足以蒸化汗液，则余邪悉从汗解而病愈矣。此外，太阳伤寒，始病则在皮毛，既而血热与表寒战胜，热发汗出，便当痓可。其不愈者，则其病已在肌腠，桂枝汤其主方也。但病在肌腠，至于发热汗出，其病已近阳明，间有渴饮汗出而热不解者。设不明其病在肌腠，而以承气下之，则肌腠凝沍之湿邪，既不能随下而尽，而中气一虚，反以牵掣其外出之路，故曰下之为逆。若夫先发汗不解，而见燥渴恶热之阳明证，于是本先汗后下之例，复用承气汤以下之。设外邪已解，直当一下而愈。无如病者尚见浮脉，浮脉在外，故伤寒则见浮紧，中风则见浮缓，所以别于里证也。今病者反见浮脉，故不当一下而愈。所以然者，以其人虽有阳明里证，风邪犹在肌腠，里热反为外邪所吸，虽用硝、黄，不得下行，故曰当先解外则愈。此正表解乃可攻里之旨，非谓必无里证，并非谓不可攻下也。

【方证】伤寒，不大便六七日，头痛有热者，与承气汤。其小便清者，知不在里，仍在表也，当须发汗。若头痛者，必衄。宜桂枝汤。

【发微】伤寒不大便六七曰，已及再经之期，病邪将传阳明。六七日不大便而见头痛发热，则已见阳明之证。……若小便清者，则肠中无热，病邪尚在皮毛，便当用麻黄汤以发皮毛之汗。以病在肺与皮毛，太阳寒水用事，故小便清也。若太阳标热太盛，上冲于脑，则阙上或连太阳穴痛，颅骨之缝，以得热而开，必将血流鼻孔而成衄，故头痛者必衄。所以然者，以腠理不开而郁热上冒也。用桂枝汤以发肌理之汗，则汗一出而衄自止矣。

【方证】伤寒，发汗已解，半日许复烦，脉浮数者，可更发汗，宜桂枝汤。

【发微】伤寒初病为麻黄汤证，发汗已，则其病当愈。乃半日许忽然烦热，此非邪传阳明，正以肌腠余邪，未能尽随汗解，或由毛孔大开，外风袭于肌理故也，故宜桂枝汤以发之。

【方证】阳明病，脉迟，汗出多，微恶寒者，表未解也。可发汗，宜桂枝汤。阳明病，脉浮，无汗而喘者，发汗则愈，宜麻黄汤。

【发微】阳明之病，有自中风传来者，则营气先伤，以其所痹在肌肉，为孙络密布之区故也。中风之证，卫强而营弱，卫强则表汗自出，营弱则里气不达。脉迟者，营气不足之征也。此证肌腠未解，风从汗孔袭肌，必微恶风，可仍从太阳中风例，用桂枝汤发肌理之汗，使之由肌出表，然后营气与卫气相接，一汗而表热解，浮汗止矣。有自伤寒传来者，则卫气先伤，以其所闭在皮毛，为卫阳疏泄汗液之区也。伤寒之证，卫病而营不病。卫病者，汗液不通于外。营不病者，血热抗拒于里。脉浮者，卫气受病之征也。此证皮毛未解，寒邪阻其肺气之呼吸，必无汗而喘，可仍从太阳伤寒例，用麻黄汤发皮毛之汗，使寒邪由肺出表，一汗而表疏喘定矣。

【方证】太阳病，初服桂枝汤，反烦不解者，先刺风池、风府，却与桂枝汤则愈。

【发微】凡风邪之中人，必从脑后及背后输入，乘其虚也。……太阳中风，既服桂枝汤，便当蒸发腠理之血液，泌汁而成汗。然不能直出于表，药力助血热内张，必有反烦不解之见证。所以然者，则以风邪从人之穴，抑塞而不通也。故但需刺二穴以泻之，更服桂枝汤，便当汗出而愈矣。所以然者，则以此二穴最空虚，为营分热力所不达，故初服桂枝汤而无济也。

【治验】

案例1

汤左（二月十八日）：太阳，中风，发热，有汗，恶风，头痛，鼻塞，脉浮而缓，桂枝汤主之。川桂枝（三钱），生白芍（三钱），生甘草（钱半），生姜（三片），红枣（六枚）。

——《经方实验录·上卷》

案例2

余尝于某年夏，治一同乡杨兆彭病。先，其人畏热，启窗而卧，周身热汗淋漓，风来适体，乃即睡去。夜半，觉冷，覆被再睡，其冷不减，反加甚。次日，诊之，病者头有汗，手足心有汗，背汗不多，周身汗亦不多，当予桂枝汤原方：桂枝（三钱），白芍（三钱），甘草（一钱），生姜（三片），大枣（三枚）。

又次日，未请复诊。后以他病来乞治，曰："前次服药后，汗出不少，病遂告瘥。药力何其峻也？"然安知此方乃吾之轻剂乎！

——《经方实验录·上卷》

案例3

我治一湖北人叶君，住霞飞路霞飞坊。大暑之夜，游大世界屋顶花园，披襟当风，兼进冷饮。当时甚为愉快，顷之，觉恶寒，头痛，急急回家，伏枕而睡。适有友人来访，乃强起坐中庭，相与周旋。夜阑客去，背益寒，头痛更甚，自作紫苏生姜服之，得微汗，但不解。次早乞诊，病者被扶至楼下，即急呼闭户，且吐绿色痰浊甚多，盖系冰饮酿成也，两手臂出汗，抚之潮，随疏方，用桂枝（四钱），白芍（三钱），甘草（钱半），生姜（五片），大枣（七枚），浮萍（三钱）。

——《经方实验录·上卷》

案例4

徐柏生，初诊：微觉恶寒，头痛，腰脚酸，左脉甚平，右脉独见浮缓，饮暖水，微有汗，而表热不去，此风邪留于肌腠也。宜桂枝汤加浮萍。川桂枝（三钱），生白芍（三钱），生草（一钱），浮萍（三钱），生姜（三片），枣（七枚）。

二诊：汗出身凉，大便不行，宜麻仁丸。脾约麻仁丸（三钱），芒硝泡汤送下。拙巢注：药后大便行，愈矣。

——《经方实验录·上卷》

案例5

姚左，发热，头痛，有汗，恶风，脉浮缓，名曰中风，桂枝汤加浮萍主之。川桂枝（三钱），生白芍（三钱），生草（钱半），浮萍（三钱），生姜（三片），大枣（三枚）。服药后进热粥一碗，汗出后，诸恙可愈。汗出热不除，服后方，热除不必服。生川军（三钱），枳实（三钱），厚朴（钱半），芒硝（二钱，冲），生甘草（钱半）。

——《经方实验录·上卷》

桂枝加葛根汤证治

【方证】太阳病，项背强几几，反汗出恶风者，桂枝加葛根汤主之。桂枝加葛根汤方：桂枝三两（去皮），芍药三两，甘草二两（炙），生姜三两（切），大枣十二枚，葛根四两。

【发微】邪阻太阳经脉，至于拘紧不解，坐卧行起，无不牵掣，一似寒邪伤于表分，经脉被束而不舒。然果系寒郁于表，即不当见汗出恶风之中风证，今乃反见汗出恶风，则其为桂枝证无疑。但病邪既陷太阳经输，固当加葛根以提而出之，其不用葛根汤者，有汗则皮毛本开，不必再用麻黄也。

桂枝加附子汤证治

【方证】太阳病，发汗，遂漏不止，其人恶风，小便难，四肢微急，难以屈伸者，桂枝加附子汤主之。桂枝加附子汤方：桂枝汤加附子一枚（炮，去皮，破八片）。

【发微】发汗则毛孔大开，皮毛为卫阳所属，卫阳以发汗而虚，毛孔乃欲闭不得，风袭毛孔之虚，因而恶风。……汗不能止，水液能外而不能内，故小便难也。津液从皮毛外泄，则四肢经脉不濡，屈伸为之不利。夫汗出恶风原属桂枝汤本证，惟表阳不固，不得不于本方中加熟附子一枚，以固表阳，但令表阳能复。卫气之属于皮毛者，自能卫外而为固，于是漏汗止，而诸恙自愈矣。

桂枝去芍药汤、桂枝去芍药加附子汤证治

【方证】太阳病，下之后，脉促胸满者，桂枝去芍药汤主之。若微寒者，桂枝去芍药加附子汤主之。

【发微】汗下之后，病情未离肌腠，则仍宜桂枝汤。上节于汗后表阳虚者，则加附子以温之。本节则于下后阴虚及阴阳并虚者，更示人以加减之法也。下后气上冲，则脉促而胸满。气上冲者，阳有余而阴不足，芍药苦泄伤阴，非阴虚者所宜，故去之。……阴虚故去芍药，此与脉促胸满同。阳虚故加熟附子一枚，此与发汗后漏遂不止同。学者于此，可以观其通矣。

桂枝麻黄各半汤证治

【方证】太阳病，得之八九日，如疟状，发热恶寒，热多寒少，其人不呕，清便欲自可，一日二三度发。脉微缓者，为欲愈也。脉微而恶寒者，此阴阳俱虚，不可更发汗、更吐、更下也。面色反有热色者，未欲解也。以其不能得小汗出，身必痒，宜桂枝麻黄各半汤。桂枝麻黄各半汤方：桂枝一两十六铢，芍药、生姜、麻黄（去节、后仿此）、甘草各一两，大枣四枚，杏仁二十四枚（汤浸、去皮尖及两仁者）。

【发微】人一身毛孔，为魄汗从出之路，卫气主之。卫气行水，故称寒水，所以无汗之太阳病，外寒为多。人一身肌腠孙络交互，营气主之。营气行血，易于生热，所以有汗之太阳病，表热为甚。疟病由汗液不彻，留着毛孔之里、肌理之外，发时则先寒后热，固为肌表同病，太阳病如疟状者亦然。得太阳病八九日，已在一候之后，于法当传阳明，乃更发热恶寒，则不传阳明可知。便是热多寒少，其人呕，大便硬，或小便赤痛，尤当为少阳阳明同病。今则其人不呕，则胆胃无上逆之气。清便自可，则肠中及下焦并无燥热之象，且疟之将愈，以发无定候为验。今一日二三度发，则太阳之邪当随汗解，此正在必先振栗却复汗出而愈之例。设脉弦者，可与小柴胡汤；脉不弦而微缓，即可决为将愈，并小柴胡亦可不用。……然同是脉微，要不可执一而论。若脉微而身寒，则又为阴阳俱虚，不可发汗、更吐、更下，仲师虽不出方治，要以四逆、理中为宜。若面有热色，微赤，如郁冒状，则营热欲泄为汗，而皮毛不达也。且营热内张，毛孔外塞，则其身必痒，故宜桂枝麻黄各半汤，以期肌表双解，则一汗而愈矣。

【治验】

顾左，住方斜路，十月二十一：寒热交作，一日十数度发，此非疟疾，乃太阳病，宜桂枝麻黄各半汤。桂枝（三钱），甘草（钱半），杏仁（五钱），麻黄（钱半），白芍（钱半），生姜（二片），大枣（四枚）。

曹颖甫曰：此证甚轻，故轻剂而病易愈，不徒与铢两不合已也。

——《经方实验录·中卷》

桂枝二麻黄一汤证治

【方证】服桂枝汤，大汗出，脉不洪大者，与桂枝汤如前法。若形似疟，日再发者，汗出必解，宜桂枝二麻黄一汤。（此条订正）桂枝二麻黄一汤方：桂枝一两十七铢，芍药一两六铢，麻黄十六铢，生姜一两六铢，杏仁十六枚，甘草一两二铢，大枣五枚。

【发微】服桂枝汤而大汗出，设风邪即从汗解，脉当和缓，为其风邪去而营气和也。设大汗后不见洪大之脉，而病仍不解，则阳明未曾化燥，故宜与桂枝汤如前法，不妨一汗再汗。……若既服桂枝汤，形似热多寒少之疟，日再发而无定候，但令营气与卫气和则一汗可愈。然必用桂枝二麻黄一汤者，则以营分之血热，胜于卫分之水气故也。

【治验】

王右（六月二十二日），寒热往来，一日两度发，仲景所谓宜桂枝二麻黄一汤之证也。前医用小柴胡，原自不谬，但差一间耳！川桂枝（五钱），白芍（四钱），生草（三钱），生麻黄（二钱），光杏仁（五钱），生姜（三片），红枣（五枚）。

——《经方实验录·中卷》

桂枝二越婢一汤证治

【方证】太阳病，发热恶寒，热多寒少，宜桂枝二越婢一汤。脉微弱者，此无阳也，不可发汗。（此条订正）。桂枝二越婢一汤：桂枝、芍药、麻黄、甘草各十八铢，大枣四枚，生姜一两二铢，石膏二十四铢（碎绵裹，后仿此）。

【发微】此节为风寒两感治法。中风之确证在发热，伤寒之确证在恶寒。热多寒少，则风重而寒轻，师于是用桂枝二以解肌，越婢一以解表，便当汗出而愈。设令寒多热少，麻黄重于桂枝，不可言知，越婢之有石膏，又当在禁例矣。……若夫脉微弱而无阳，恶寒甚，则宜干姜附子汤，不甚，亦宜芍药甘草附子汤，此正可以意会者也。

桂枝去桂加茯苓白术汤证治

【方证】服桂枝汤，或下之，仍头项强痛，翕翕发热，无汗，心下满，微痛，小便不利，桂枝去桂加茯苓白术汤主之。小便利，则愈。桂枝去桂加茯苓白术汤方：芍药三两，甘草二两，生姜、白术、茯苓各三两，大枣十二枚。

【发微】服桂枝汤，汗从肌腠外泄，便当尽剂而愈。或服汤已，而汗出不彻，或因表汗未泄，而反下之，则水气当停心下。水郁于中，则阳冒于上，而头项为之强痛。翕翕发热而无汗者，停蓄之水，不能作汗故也。水停心下，则心下满而微痛。水气不行，故小便为之不利。方用芍药、甘草以舒头项之强急，生姜、大枣温中而散寒，白术、茯苓去水而降逆，但使水道下通，则水之停蓄者，得以舒泄，而标阳之郁于头项及表分者散矣。邪不陷于在背之经输，故不用升提之葛根。水在心下而不在下焦，故不用猪苓、泽泻。去桂枝者，则以本病当令水气内消，不欲令阳气外张故也。

甘草干姜汤、芍药甘草汤证治

【方证】伤寒脉浮，自汗出，小便数，心烦，微恶寒，脚挛急，反与桂枝。欲攻其表，此误也。得之便厥，咽中干，烦躁，吐逆者，作甘草干姜汤与之，以复其阳。若厥愈足温者，更作芍药甘草汤与之，其脚即伸。若胃气不和谵语者，少与调胃承气汤。若重发汗，复加烧针者，四逆汤主之。甘草干姜汤方：甘草四两，干姜二两。芍药甘草汤方：芍药、甘草（炙）各四两。

【发微】自汗出、微恶寒为表阳虚。心烦、小便数、脚挛急为里阴虚。盖津液耗损，不能濡养筋脉之证也。表阳本虚，更发汗以亡其阳，故手足冷而厥。里阴本虚，而更以桂枝发汗，伤其上润之液，故咽中干。烦躁吐逆者，乃阳亡于外，中气虚寒之象也，故但需甘草干姜汤温胃以复脾阳，而手足自温。所以不用附子者，以四肢禀气于脾，而不禀气于肾也。其不用龙骨、牡蛎以定烦躁，吴茱萸汤以止吐逆者，为中脘气和，外脱之阳气，自能还入胃中也。此误用桂枝汤后救逆第一方治，而以复中阳为急务者也。至于脚之挛急，则当另治。脾为统血之脏，而主四肢，血中温度，以发汗散亡，不能达于上下，故手足厥。阳气上逆，至于咽干吐逆，则津液不降。血不濡于经脉，故脚挛急。师为作芍药甘草汤，一以达营分，一以和脾阳，使脾阳动而营气通，则血能养筋而脚伸矣。此误用桂枝汤后救逆第二方治，以调达血分为主者也。至于胃气不和，谵语，重发汗、烧针亡阳，则于误发汗，外歧出之证，治法又当别论。夫胃中水谷之液充牣，则润下而入小肠。胃中之液，为发汗所伤，则燥实不行，壅而生热。秽热之气，上冲于脑，则心神为之蒙蔽，而语言狂乱，则稍稍用调胃承气以和之。若以发汗手足冷，烧针以助其阳气，阳气一亡再亡，不独中阳虚，并肾阳亦虚，乃不得不用四逆汤矣。

【**方证**】问曰："证象阳旦，按法治之而增剧，厥逆，咽中干，两经拘急而谵语。师言夜半手足当温，两脚当伸，从如师言，何以知此。"答曰："寸口脉浮而大，浮为风，大为虚，风则生微热，虚则两胫挛。病形象桂枝，因加附子参其间，增桂令汗出，附子温经，亡阳故也。厥逆，咽中干，烦躁，阳明内结，谵语烦乱，更饮甘草干姜汤。夜半阳气还，两足当热，胫尚微拘急，重与芍药甘草汤，尔乃胫伸。以承气汤微溏，则止其谵语，故知病可愈。"

【**发微**】此节申明上节之义，示人治病之法，当辨缓急也。太阳中风，发热汗出恶风，为桂枝汤证，惟脚挛急不类。按寒湿在下，则足胫酸疼，当用附子以温肾，却不知此证之自汗出为表阳虚，心烦、脚挛急为里阴虚，更用桂枝发汗，则表阳更虚，而手足冷。汗出则里阴更虚，由是津液不足而咽干，血不养筋而拘急，胃中燥而谵语，但救逆当先其所急。手足厥冷，为胃中阳气亡于发汗，不能达于四肢，故先用干姜甘草汤以复中阳，而手足乃温。胫拘急为血随阳郁，不能下濡筋脉，故用疏营分瘀滞之芍药，合甘缓之甘草，使血得下行而濡筋脉，而两脚乃伸。至如胃中燥热而发谵语，则为秽浊上蒙于脑，一下而谵语即止，故治法最后。

【**治验**】

案例1

芍药甘草汤，并肠痈之右足不伸者用之亦效。甲戌六月，于陆家根验之。

——《伤寒发微·太阳篇》

案例2

四嫂（十一月十三日），足遇多行走时则肿痛而色紫，始则右足，继乃痛及左足。天寒不可向火，见火则痛剧。故虽甚恶寒，必得耐冷。然天气过冷，则又痛。眠睡至凌晨而肿痛止，至夜则痛如故。按历节病足亦肿，但肿常不退，今有时退者，非历节也。惟痛甚时筋挛，先用芍药甘草汤以舒筋。赤白芍（各一两），生甘草（八钱）。

拙巢注：二剂愈。

——《经方实验录·中卷》

葛根汤、葛根加半夏汤证治

【方证】太阳病，项背强几几，无汗，恶风，葛根汤主之。葛根汤方：葛根四两，麻黄三两，芍药二两，生姜二两，甘草二两，大枣十二枚，桂枝二两。太阳与阳明合病者，必自下利，葛根汤主之。太阳与阳明合病，不下利，但呕者，葛根加半夏汤主之。葛根汤加半夏半升（洗）。

【发微】太阳之气，卫外之阳气也，合营、卫二气以为用者也。气之化为水者，汗也，故称太阳寒水。寒水者，里气为表寒所化，与病邪俱去之大转机也。设寒水不能外泄为汗，郁于经输之内，为强为痛。陷于足阳明胃，下泄而为利，上泛而为呕。故必用升提之品，将内陷之邪提出，然后太阳寒水，乃能从肌腠皮毛外泄而为汗，此葛根汤之作用也。……太阳阳明合病，非太阳表证未罢，即见潮热、渴饮、不大便、谵语之谓，以太阳汗液不能畅行于表，反入于里，与太阴之湿并居，水气甚，则由胃入肠而成下利之证。水气不甚，则渗入中脘，胃不能受而成不下利而呕逆之证。不曰太阳与太阴合病，而曰与阳明合病者，一因下利由胃入肠，一因水气入胃，胃不能受而病呕逆。病机皆假道阳明，故谓与阳明合病也。

【验案】

案例1

师曰：封姓缝匠，病恶寒，遍身无汗，循背脊之筋骨疼痛不能转侧，脉浮紧。余诊之曰：此外邪袭于皮毛，故恶寒无汗，况脉浮紧，证属麻黄，而项背强痛，因邪气已侵及背输经络，比之麻黄证更进一层，宜治以葛根汤。葛根（五钱），麻黄（三钱），桂枝（二钱），白芍（三钱），甘草（二钱），生姜（四片），红枣（四枚）。方意系借葛根之升提，达水液至皮肤，更佐麻黄之力，推运至毛孔之外。两解肌表，虽与桂枝二麻黄一汤同意，而用却不同。服后顷刻，觉背内微热，再服，背汗遂出，次及周身，安睡一宵，病遂告差。

——《经方实验录·上卷》

案例 2

予近日在陕州治夏姓一妇见之。其证太阳穴剧痛，微恶寒，脉浮紧，口燥，予用：葛根（六钱），麻黄（二钱），桂枝（三钱），白芍（三钱），生草（一钱），天花粉（四钱），枣（七枚）。

曹颖甫曰：葛根汤方治取效之速，与麻黄汤略同。且此证兼有渴饮者。

——《经方实验录·上卷》

案例 3

光华眼镜公司有袁姓少年，其岁八月，卧病四五日，昏不知人。其兄欲送之归，延予诊视以决之。余往诊，日将暮。病者卧榻在楼上，悄无声息。余就病榻询之，形无寒热，项背痛，不能自转侧。诊其脉，右三部弦紧而浮，左三部不见浮象，按之则紧，心虽知为太阳伤寒，而左脉不类。时其兄赴楼下取火，少顷至。予曰：乃弟沉溺于酒色者乎？其兄曰：否，惟春间在汕头一月，闻颇荒唐，宿某妓家，挥金且甚巨。予曰：此其是矣。今按其左脉不浮，是阴分不足，不能外应太阳也。然其舌苔必抽心，视之，果然。予用：葛根（二钱），桂枝（一钱），麻黄（八分），白芍（二钱），炙草（一钱），红枣（五枚），生姜（三片）。

予微语其兄曰：服后，微汗出，则愈。若不汗，则非予所敢知也。临行，予又恐其阴液不足，不能达汗于表，令其药中加粳米一酒杯，遂返寓。明早，其兄来，求复诊。予往应之，六脉俱和。询之，病者曰：五日不曾熟睡，昨服药得微汗，不觉睡去。比醒时，体甚舒展，亦不知病于何时去也。随请开调理方。予曰：不须也，静养二三日足矣。闻其人七日后，即往汉口经商云。

——《经方实验录·上卷》

案例4

师曰：南阳桥有屠宰公司伙友三人，一日同病，求余往诊。诊余视既毕，心甚奇之，盖三人均头痛，身恶寒，项背强痛，脉浮数，二人无汗，一人有汗。余仍从其证情，无汗者同与葛根汤，有汗者去麻黄，即桂枝汤加葛根。服后皆愈。后询三人何以同病，盖三人夜半同起宰猪，深宵受寒所致也。

——《经方实验录·上卷》

葛根黄芩黄连汤证治

【方证】太阳病，桂枝证，医反下之，利遂不止。脉促者，表未解也。喘而汗出者，葛根黄芩黄连汤主之。葛根黄芩黄连汤方：葛根半斤，甘草二两，黄芩三两，黄连三两。

【发微】太阳魄汗未尽，误下者利不止，此与内陷之自利，略无差别……惟喘而汗出，则阳热内盛，里阴外泄，乃为葛根芩连汤证。其作用正在清热而升陷。

【治验】

徐左（美亚十厂，六月十二日），小便已，阴疼。此本大肠燥气熏灼膀胱，《伤寒论》所谓宜大承气汤之证也。而治之不当，服某种丸药，以致大便日滞，小便转数，阴疼如故，足腿酸，上及背脊俱酸。而胃纳不减者，阳明燥气用事也。阙上略痛，阳明余热为病也。右脉滑大，仍宜大承气汤。惟虚者不可重虚，姑宜葛根芩连汤加绿豆，以清下陷之热，而兼消丸药之毒。葛根（一两五钱），淡芩（三钱），川连（一钱），绿豆（一两），生草（一钱）。

——《经方实验录·上卷》

麻黄汤证治

【**方证**】太阳病，头痛发热，身疼腰痛，骨节疼痛，恶风，无汗而喘者，麻黄汤主之。麻黄汤方：麻黄二两，桂枝二两，甘草一两，杏仁七十枚。

【**发微**】寒从表郁，则里热无所发泄，迫而上冲于脑，即为头痛。……血热与外寒抗拒，故发热。表寒甚，则周身血液与水气皆凝，故身疼。腰痛者，太阳寒水不得通于下焦也。一身骨节疼痛者，水气不能外散，流入关节也。表寒故恶风，皮毛与肺气俱闭，故无汗而喘。但病象虽多，要以开泄毛孔，使魄汗外达，为不二法门。但令肺气外通，则诸恙不治自愈，此麻黄汤所以为伤寒之圣药也。

【**方证**】太阳与阳明合病，喘而胸满者，不可下，宜麻黄汤。

【**发微**】太阳与阳明合病，有寒水陷肠胃而下利者，有水气积于心下，胃不能受，而呕逆者。……惟太阳之表寒未彻，阳热内郁，肺气不宣，则上冲而喘。太阳水气积于心下，胃不能受，则病胸满。此证表寒为甚，不可妄下，下之必成结胸。但令毛孔开泄，胸膈间水气，悉化为汗，而泄于皮外，则水气尽而胸满除，肺气开而喘自定矣。此其所以宜麻黄汤也。

【**方证**】太阳病，脉浮紧，无汗，发热，身疼痛，八九日不解，表证仍在，此当发其汗，麻黄汤主之。服药已，微除，其人发烦，目瞑，剧者必衄，衄乃解。所以然者，阳气重故也。（此条订正）

【**发微**】太阳病而脉见浮紧，为伤寒本脉。无汗身疼痛，无论发热与否，俱为伤寒本病。虽过经一二日，虽发热而脉证未变，其为麻黄汤证，确然无可疑者。惟太阳伤寒，始病则起于皮毛，卫阳为表寒所困，水气不能外达，因而无汗。肌肉中血热与之相抗，血热战胜，因而发热，但血分之热度高低不等。设令血中热度，仅足与表寒相抵，则服麻黄汤后，热当随汗而解。……虽服麻黄汤后，表证略轻，然以阳热太甚之人，骤得麻黄升发之力，郁热必上冲于心而发烦，上冲于脑而目为之瞑；甚为颅骨为开，血从骨缝中溢出，从阙上下走鼻孔，是为衄，衄后其病方解。所以然者，血热太胜，不能悉从皮毛散故也。

【方证】脉浮者，病在表，可发汗，宜麻黄汤。脉浮而数者，可发汗，宜麻黄汤。

【发微】此节为里气不虚者言之，故一见"无汗，身疼痛"之证，无论脉浮及脉浮数者，皆可用麻黄汤以发之。

【方证】伤寒，脉浮紧，不发汗，因致衄者，麻黄汤主之。

【发微】伤寒为病，脉浮紧，无汗，为一定不易之病理。麻黄汤一方，亦为一定不易之治法。但阳气太重之人，有服麻黄汤后以衄解者，亦有不待服麻黄汤而以衄解者。似不发汗而致衄，病当从衄解矣。乃自衄之后，脉之紧如故，发热恶寒无汗亦如故，此麻黄汤证不为衄解而仍宜麻黄汤者。

【验案】

案例1

范左，伤寒，六七日，形寒发热，无汗而喘，头项腰脊强痛，两脉浮紧，为不传也，麻黄汤主之。麻黄（一钱），桂枝（一钱），炙草（八分），杏仁（三钱）。

——《经方实验录·上卷》

案例2

黄汉栋，夜行风雪中，冒寒，因而恶寒，时欲呕，脉浮紧，宜麻黄汤。生麻黄（三钱），川桂枝（三钱），光杏仁（三钱），生甘草（钱半）。

拙巢注：汉栋服后，汗出，继以桔梗五钱，生草三钱，泡汤饮之，愈。

——《经方实验录·上卷》

案例3

予友沈镜芙之房客某君，十二月起，即患伤寒。因贫无力延医，延至一月之久。沈先生伤其遇，乃代延余义务诊治。察其脉，浮紧，头痛，恶寒，发热不甚，据云初得病时即如是。因予：麻黄（二钱），桂枝（二钱），杏仁（三钱），甘草（一钱）。又因其病久胃气弱也，嘱自加生姜三片，红枣两枚，急煎热服，盖被而卧。果一刻后，其疾若失。按每年冬季气候严寒之日，患伤寒者特多，我率以麻黄汤一剂愈之，谁说江南无正伤寒哉？

——《经方实验录·上卷》

案例4

俞右，住高昌庙维德里一号，伤寒，头项强痛，恶寒，时欲呕，脉紧，宜麻黄汤。麻黄（五钱），桂枝（五钱），杏仁（三钱），生草（三钱）。

——《经方实验录·上卷》

案例5

发热恶寒无汗，而两脉浮紧者，投以麻黄汤，无不应手奏效。辛未六月，有乡人子因事居舍弟裔伯家，卒然觏病，发热恶寒，拥被而卧，寒战不已。长女昭华为疏麻黄汤。服后，汗出神昏，裔伯大恐。不逾时，沉沉睡去，日暮始醒，病若失。大约天时炎热，药剂太重，以致神昏，非有他也。

——《经方实验录·上卷》

案例6

今年阴历十一月初一日，予在陕西渭南县，交通银行行长曹某之弟志松病，发热无汗脉浮紧，予用麻黄三钱，桂枝四钱，生草三钱，杏仁五钱。服后，微汗出，脉微，嗜卧，热退，身凉，不待再诊，病已愈矣。

又记昔在丁甘仁先生家，课其孙济华昆季，门人裴德炎因病求诊于济万，方治为荆防等味，四日，病无增减，亦不出汗。乃招予往诊，予仅用麻黄二钱，桂枝一钱半，杏仁三钱，生草一钱。明日，德炎不至，亦不求再诊，予甚疑之。越日，德炎欣然而来，曰：愈矣。予按伤寒始病脉之所以浮紧者，以邪正交争于皮毛肌腠间，相持而不下也。一汗之后，则皮毛肌腠已开，而邪正之交争者解矣。世人相传麻黄多用亡阳，而悬为厉禁，然则病太阳伤寒者，将何自而愈乎？

——《经方实验录·上卷》

案例 7

俞哲生，初诊：微觉恶寒，头痛，发热，脉浮小紧，宜麻黄汤。净麻黄（三钱），桂枝（三钱），生草（一钱），光杏仁（三钱）。

二诊：汗出，热除，头痛恶寒止，惟大便三日不行，胸闷恶热，脉浮大，宜承气汤，所谓先解其表后攻其里也。生川军（三钱，后入），枳实（四钱），川朴（二钱），芒硝（二钱，冲）。

拙巢注：服药后，下四次，病全愈。

——《经方实验录·上卷》

案例 8

王左，初诊（二十四年三月五日）：起病于浴后当风，恶寒而咳，一身尽痛，当背尤甚，脉弦，法当先解其表。得汗后，再行攻里。大便七日不行，从缓治。生麻黄（三钱），川桂枝（三钱），光杏仁（三钱），北细辛（二钱），干姜（三钱），五味子（二钱），生甘草（一钱），制半夏（三钱），白前（四钱）。

二诊（三月六日）：发汗已，而大便未行，食入口甜，咽肿脘胀，右脉滑大，下之可愈。生川军（三钱），枳实（四钱），厚朴（一钱），芒硝（三钱，冲）。

——《经方实验录·上卷》

案例9

予忆得丁甘仁先生逝世之一年，若华之母于六月二十三日亲至小西门观看房屋，迨回家，已入暮。曰：今夜我不能亲视举炊，急欲睡矣，遂盖被卧，恶寒甚，覆以重衾，亦不温。口角生疮，面目红，又似热证。腹中和，脉息浮紧有力。温覆已久，汗仍不出，身仍无热。当以天时炎暑，但予：麻黄二钱，桂枝二钱，杏仁三钱，甘草一钱。服后，温覆一时，不动声色。再作一剂，麻、桂均改为三钱，仍不效。更予一剂，如是续作续投，计天明至中午，连进四剂，了无影响。计无所出，乃请章生次公来商。次公按脉察证曰："先生胆量何其小也？"曰："如之何？"曰："当予麻桂各五钱，甘杏如前。"服后，果不满半小时，热作。汗大出，臭气及于屋外，二房东来视，掩鼻而立。人立房外内望，见病者被上腾出热气。于是太阳病罢，遂转属阳明，口干渴，脉洪大而烦躁。乃以调胃承气汤下之。嗣后，病证反复，调理月余方愈。

——《经方实验录·上卷》

案例10

予常治四明邹炳生右手足不用，与无锡华宗海合治之，诊其脉，微而数，微为血虚。其人向患咯血便血，营分之虚，要无可疑。日常由外滩报关行，夜半回福田庵路寓所，风邪乘虚，因而致病。以伤寒之例求之，则脉浮为风。以杂病之例求之，则数亦为风。疟病之弦数为风发，可为明证。予因用麻黄汤外加防风、潞参、当归、川芎、熟地等味，宗海针手足三里、风池、委中、肩井、合谷、环跳、跗阳、丰隆、蠡沟等穴而灸之。三日即能步行。独不见侯氏黑散有人参、芎、归以补虚，风引汤重用龙骨、牡蛎以镇风阳之犯脑耶！又不见防己地黄汤之重用地黄汁耶。

——《金匮发微·中风历节病脉并治第五》

大青龙汤证治

【方证】太阳中风，脉浮紧，发热恶寒，身疼痛，不汗出而烦躁者，大青龙汤主之。若脉微弱，汗出恶风者，不可服，服之则厥逆，筋惕肉瞤。此为逆也。大青龙汤方：麻黄六两，桂枝二两，甘草二两，杏仁四十枚，大枣九枚，生姜三两，石膏如鸡子大。

伤寒，脉浮缓，身不疼，但重，乍有轻时，无少阴证者，大青龙汤发之。

【发微】此二节表明大青龙汤证治，而并申言其禁忌也。盖此方与桂枝二越婢一汤同意，但以杏仁易芍药耳。……惟其里热为表寒所压，欲泄不得，因而烦躁不安，故加鸡子大之石膏一枚。如是则汗液外泄，里热乘机逬出，乃不复内郁而生烦躁矣。盖表证为"发热，恶寒，身疼痛"，里证为"烦躁"，皆以不汗出为主要。……今以风寒遏皮毛与肺，以致表里俱病，故汗一出而发热、恶寒、疼痛、烦躁悉愈。……此首节用大青龙汤之义也。此外，若夫脉浮缓，则其病在肌而不在表。气疏故身不疼。寒湿沍于肌理，不能作汗外泄，故身重。乍有轻时者，此非外寒渐减，实为里热之将盛。肌理为营血所居，与统血之脾相应，人之一身，惟血最热，肌理不开，里热易炽，故亦宜大青龙汤发之。脾脏之伏寒积湿，悉化为汗，从皮毛外出，而里热自清。盖即本论所谓"脉浮而缓，手足自温，系在太阴"之证，病机系在太阴，而发于太阳之肌腠，故治法仍以太阳为标准。此次节用大青龙汤之义也。至如脉微弱，则里阴虚，汗出恶风，则表阳又虚，更以发汗重伤其表阳，则为厥逆。里阴虚者，水液本不足供发汗之用，而更用大青龙汤责汗于血，则血不足以养筋濡分肉，则里阴重伤，必且筋惕而肉瞤。盖脉微弱与脉微细者相近，汗出恶风，与恶风蜷卧者亦相近，此正为太阴将传少阴之候。合观无少阴证者，大青龙汤发之，可以知所宜忌矣。黄坤载补真武汤为救逆方治，确有见地。

小青龙汤证治

【方证】伤寒表不解，心下有水气，干呕，发热而咳，或渴，或利，或噎，或小便不利，少腹满，或喘者，小青龙汤主之。小青龙汤方：麻黄、桂枝、芍药、细辛、干姜、甘草各三两，半夏半斤（洗），五味子半斤。伤寒，心下有水气，咳而微喘，发热不渴，小青龙汤主之。服汤已，渴者，此寒去欲解也。

【发微】痰饮之源，始于水气；水气之病，则起于伤寒。使寒冱皮毛，早服麻黄汤，一汗之后，表气当从汗孔散出。惟其失时不治，寒水凝冱不出，因与脾脏之湿，合并而成饮。水气在胃之上口，胃不能受，则为干呕、为咳、为喘。水气下陷于十二指肠，则为利、为少腹满。水气阻隔，液不上承，则为渴。水合痰涎阻于上膈，则食入而噎。水和痰涎下走输尿管中，黏滞而不得畅行，故小便不利。间或水气上行，冲激肺脏而为微喘与咳，或营气为水邪所郁而生表热。水气上承喉舌，因而不渴。失时不治，即为痰饮，故小青龙汤为《痰饮篇》咳逆倚息之主方。但令太阳水气得温药之助，作汗从毛孔外泄，则心下水邪既尽，津液不能独存，故服汤已而渴者为欲解，但此条为不渴者言之耳。若阳气为水邪隔塞，不得上至咽喉而渴，得小青龙汤温化，必反不渴。以水气作汗外泄，胃中津液，以无所阻隔而上承也。

桂枝加厚朴杏仁汤证治

【方证】太阳病，下之微喘者，表未解故也，桂枝加厚朴杏仁汤主之。喘家，作桂枝汤加厚朴杏子佳。桂枝加厚朴杏仁汤方：桂枝三两，甘草二两，生姜三两，芍药三两，大枣十二枚，杏仁五十枚，厚朴二两（炙，去皮，后仿此）。

【发微】本节太阳病下之微喘，此方乃为正治。……若下后不见坏病，而但见微喘，则病气犹在肺与皮毛。盖伤寒表不解，原有水停心下而喘，宜小青龙汤者。但微喘而不兼咳，心下水气甚微，可决为非小青龙证，此正与下后气上冲可与桂枝汤同例。究其所以喘者，则以心下微有水气，肺气不宣之故，故于桂枝汤方中，加厚朴、杏仁以蠲微饮，而宣肺郁，则汗一出而微喘定矣。此桂枝加厚朴杏子，所以为下后微喘之主方也。

干姜附子汤证治

【方证】下之后，复发汗，昼日烦躁不得眠，夜而安静，不呕不渴，无表证，脉沉微，身无大热者，干姜附子汤主之。干姜附子汤方：干姜一两，附子一枚（生用，去皮破八片，后仿此）。

【发微】此节为汗下后虚阳外越之证。……阴血实则其病在营，营气夜行于阳，故"昼日明了，夜则谵语，如见鬼状"。阳气虚，则其病在卫，卫气昼行于阳，虚阳随之俱出，故"昼日烦躁不得眠，夜而安静"。阴实者泄其热，阳虚者温其寒，但按其证情，不呕不渴，则内无实热可知。身无大热，其为虚热又可知。脉沉而微，则少阴虚寒，孤阳不归其根也。故宜干姜附子汤，以温寒水之脏，但令蒸气渐复，虚阳得所依附，乃不至荡而无归，而烦躁自愈矣。

桂枝加芍药生姜人参新加汤证治

【方证】发汗后，身疼痛，脉沉迟者，桂枝加芍药生姜人参新加汤主之。桂枝加芍药生姜人参新加汤方：桂枝三两，芍药四两，甘草二两，人参三两，大枣十二枚，生姜四两。

【发微】伤寒身疼痛，以寒邪由表及肌，伤其孙络，血络不通之故，故但须麻黄汤发汗，肌表通彻而疼痛自止。至如发汗后之疼痛，则其病专属肌腠，汗液发泄，血液加少，分肉中孙络乃凝滞而不通，所谓"不通则痛"也。……今乃脉见沉迟，其为汗后营气不足及血少，确为信而有征。……未发汗时，禁其发汗，惧伤阴也。既发汗而疼痛，又不可不稍发汗以和之，为业经伤阴而救正也。……新加汤方，惟桂枝、甘草、大枣，剂量同桂枝汤，盖桂枝汤原方本为宣发脾阳而设，今加人参以增胃液，胃主肌肉，脾亦主肌肉，但使胃液内生，脾阳外散，更倍通瘀之芍药，散寒之生姜，引在内之津液，贯输孙络而略无阻碍，则肌肉之疼痛可愈矣。

麻黄杏仁甘草石膏汤证治

【**方证**】发汗后，不可更行桂枝汤，汗出而喘，无大热者，可与麻黄杏仁甘草石膏汤主之。麻黄杏仁甘草石膏汤方：麻黄四两，杏仁五十枚，甘草二两，石膏半斤。下后不可更行桂枝汤。若汗出而喘，无大热者，可与麻黄杏子甘草石膏汤。

【**发微**】发汗后，半日许复烦，脉浮数者，可更与桂枝汤以发汗，此为皮毛开而肌理闭塞者言之也。……使汗出而喘，壮热不解，则为胃热上冲肺部而喘，病邪已属阳明，直可决为白虎汤证，惟其身无大热而喘，仍为肺气不宣，故宜麻杏石甘汤。麻黄汤去桂枝以疏达肺气，加石膏以清里热，则表里和而喘定矣。伤寒未经下后，则脾实而胃濡，既下则脾虚而胃燥。……表气不因下后而陷，故汗出而喘。下后胃家不实，故无大热。麻黄杏子甘草石膏汤用麻黄、杏仁开肺而通皮毛，石膏、甘草助脾而泄肌理，则表寒里热并散，喘定而热解矣。

【**验案**】

案例1

钟右，住圣母院路，初诊（十一月初三日）：伤寒七日，发热无汗，微恶寒，一身尽疼，咯痰不畅，肺气闭塞使然也。痰色黄，中已化热，宜麻黄杏仁甘草石膏汤加浮萍。净麻黄（三钱），光杏仁（五钱），生石膏（四钱），青黛（四分同打），生草（三钱），浮萍（三钱）。

——《经方实验录·上卷》

案例2

冯衡荪（嵩山路萼庐账房，十月二十九日），始而恶寒，发热，无汗，一身尽痛。发热必在暮夜，其病属营，而恶寒发热无汗，则其病属卫，加以咳而咽痛，当由肺热为表寒所束，正以开表为宜。净麻黄（三钱），光杏仁（四钱），生石膏（五钱），青黛（四分，同打），生甘草（二钱），浮萍（三钱）。

——《经方实验录·上卷》

桂枝甘草汤、茯苓桂枝甘草大枣汤证治

【方证】发汗过多，其人叉手自冒心，心下悸，欲得按者，桂枝甘草汤主之。桂枝甘草汤方：桂枝四两，甘草二两。

发汗后，其人脐下悸者，欲作奔豚，茯苓桂枝甘草大枣汤主之。茯苓桂枝甘草大枣汤方：茯苓半斤，桂枝四两，大枣十五枚，甘草四两。

【发微】发汗过多，虚其心阳，水气乘虚上僭，则心下悸欲得按。若于发汗之后，虚阳上吸，牵引水邪上僭，脐下悸，欲作奔豚，病虽不同，其为水邪上僭则一，故心下悸，欲得按，则用桂枝甘草汤。脐下悸，欲作奔豚，则用茯苓桂枝甘草大枣汤。皆所以培养脾胃而厚其堤防，使水气不得上窜，但此二方，皆为汗后正虚救逆之法，而非正治。……直折其水气而使之下行，病根已拔，更无须甘温补中，此虚实之辨也（心动悸，则用炙甘草汤。此证心下悸，甘草亦当炙）。

厚朴生姜甘草半夏人参汤证治

【方证】发汗后，腹胀满者，厚朴生姜甘草半夏人参汤主之。厚朴生姜甘草半夏人参汤方：厚朴（炙）半斤，生姜半斤，半夏半斤，甘草二两，人参一两。

【发微】发汗之伤血、伤津液，前文屡言之矣，但伤血、伤津液，其病在标，标病而本不病，故仲师不出方治，而俟其自愈。至于发汗后腹胀满，伤及统血之脾脏，其病在本，此即俗所谓"脾虚气胀"也。脾虚则生湿，故用厚朴、生姜、半夏以去湿。脾虚则气不和，故用甘草以和中。脾

虚则津液不濡，故用人参以滋液。……则水湿下去，中气和而血液生，汗后之腹胀自愈矣。

茯苓桂枝白术甘草汤、真武汤证治

【**方证**】伤寒，若吐，若下后，心下逆满，气上冲胸，起则头眩，茯苓桂枝白术甘草汤主之。脉沉紧，发汗则动经，身为振振摇者，真武汤主之。（此条订正）茯苓桂枝白术甘草汤方：茯苓四两，桂枝三两，白术、甘草各二两。

【**发微**】苓桂术甘为痰饮主方，心下逆满，气上冲胸，起则头眩，为水气凌心。……盖发汗阳气外泄，水气乘虚而上，则为头眩。阳气散亡，气血两虚，故气微力弱，不能自持，而振振动摇，若欲倾仆者然。然则本条"茯苓桂枝白术甘草汤主之"，当在"头眩"之下，"发汗动经，身为振振摇者"下，当是脱去"真武汤主之"五字，盖汗出阳亡，正须附子以收之也。况脉之沉紧，正为肾气虚寒乎。

芍药甘草附子汤证治

【**方证**】发汗，病不解，反恶寒者，虚故也，芍药甘草附子汤主之。芍药甘草附子汤方：芍药、甘草各三两，附子一枚（炮）。

【**发微**】发汗病不解，未可定为何证也。"汗大出，恶热"，则为白虎汤证。外证不解，汗出恶风，则仍宜发汗，为桂枝汤证。若反恶寒者，则为营气不足，血分中热度太低，不能温分肉而濡皮毛，故反恶寒。芍药甘草汤，在误服阳旦汤条下，原为血不养筋，两脚挛急，疏导营血下行之方治。今微丝血管中血热不充，至于不能抵御外寒，故用芍药、甘草以疏达营血，使得充满于微丝血管中，更加熟附子一枚以助之，使血分中热度增高，而恶寒之证自愈。

茯苓四逆汤证治

【**方证**】发汗，若下之，病仍不解，烦躁者，茯苓四逆汤主之。茯苓四逆汤方：茯苓四两，人参一两，附子一枚（生），甘草二两，干姜两半。

【发微】发汗，若下后，病仍不解，津液之不足，要为理所必至。使津液不足而胃中燥热，是必渴欲饮冷而为白虎汤证。惟胃液燥于中，水气寒于下，绝无蒸气以相济，则胃中燥气，上薄心脏，而厌闻人声，畏见生客，时怒小儿啼哭，或忽喜观览书籍，不数行，辄弃去。是之谓阳气在上，下焦水液不能与之相接，谓之火水未济。水不得阳热蒸化则不温，不温则阳热独亢于上，此时欲卧不得，欲坐不得，欲行不得，反复颠倒，顷刻间屡迁其所，而手足不得暂停，是之谓燥。此时用茯苓、人参增胃液以濡上燥，合四逆汤以温下寒，而发其蒸气，使蒸气与胃液相接，则水火既济而烦躁愈矣。

五苓散、茯苓甘草汤证治

【方证】太阳病，发汗后，大汗出，胃中干，烦躁不得眠，欲得饮水者，少少与饮之。令胃气和则愈。若脉浮，小便不利，微热，消渴者，五苓散主之。五苓散方：猪苓十八铢，泽泻一两六铢，白术十八铢，茯苓十八铢，桂枝半两。

【发微】发汗后，大汗出，则胃中津液必少，故有胃实恶热而宜调胃承气汤者。若但见烦躁不得眠，欲得饮水，则仅为胃中干燥，而非胃中之实，故但须稍稍饮之以水，而胃中自和，烦躁自愈。若"脉浮，小便不利，微热，消渴"，则为大汗之后，浮阳张发于外，输尿管中水气被吸，不得下行，如是则宜五苓散以利小便，但使水道下通，而阳气得以还入胃中，和其入胃之水饮，而消渴自愈。此正与痰饮心下有水气而渴，服干姜、细辛而反不消渴者同例。

【方证】发汗已，脉浮数，烦渴者，五苓散主之。伤寒，汗出而渴者，五苓散主之。不渴者，茯苓甘草汤主之。茯苓甘草汤方：茯苓二两，桂枝二两，甘草一两，生姜三两。

【发微】发汗，汗出，淋巴管中水液随阳气尽发于外，故有脉浮数而烦渴者，亦有不待发汗，汗出而渴者。自非引水下行，则在表之水液，必不能还入胃中，故皆宜五苓散。若汗出而不渴，则胸中阳气，尚不为水邪所遏，而津液犹能还入胃中，故但用茯苓甘草汤，使肌理中营气与皮毛之卫气相接，而其汗自止。盖此证汗出，亦由营弱卫强，与病常自汗出用桂枝汤略同，故处方亦略同桂枝汤也。

【方证】中风发热，六七日不解而烦，有表里证。渴欲饮水，水入则吐者，名曰水逆，五苓散主之。

【发微】中风证发于阳，血分热度本高，故未有不发热者。……"不解而烦，有表里证"，则已由太阳而传阳明，故有渴欲饮水之证。然"水入则吐"，则水气内阻，津液不生，非由胃中燥热所致，故名水逆。水逆者，下流壅塞也，故必利其水，然后阳气始得外散，不复如从前郁热之不解矣。

栀子豉汤、栀子甘草豉汤、栀子生姜豉汤证治

【方证】发汗吐下后，虚烦不得眠，若剧者，必反复颠倒，心中懊侬，栀子豉汤主之。若少气者，栀子甘草豉汤主之。若呕者，栀子生姜豉汤主之。栀子豉汤方：栀子十四枚，香豉四合（绵裹，余仿此）。栀子甘草豉汤方：栀子十四枚，甘草二两，香豉四合。栀子生姜豉汤方：栀子十四枚，生姜五两，香豉四合。

【发微】发汗吐下后，津液消耗，在表之浮阳不收，在里之余热不去，则郁结而生虚烦，甚则眠不得安，心中懊侬，不能自言其所苦。然究为病后余邪，故开表发汗，不待麻黄、桂枝，但用香豉已足。清里不待葛根、芩、连，但用栀子已足，则表里余邪并去而虚烦愈矣。若夫无气则加甘草，呕则加生姜。……四肢肌肉俱禀气于胃，胃中少气，则四肢为之无力，一

身肌肉为之重滞，所谓无气以动也。其病皆由汗吐下后，胃气空虚，故于解表清里外，佐以补中之甘草。胃中胆汁上逆则呕，湿邪入胃，胃不能受，则亦呕。此证之呕，要以汗吐下后，胃中虚寒，故于解表清里外，加生姜以散其微寒，而其呕亦止矣。

【方证】发汗，若下之而烦热，胸中窒者，栀子豉汤主之。伤寒五六日，大下之后，身热不去，心中结痛者，未欲解也，栀子豉汤主之。

【发微】吐下后而烦热，与大下后身热不去同，皆因液虚之后，津液不能外出皮毛，标热留而不去也。盖在外之标阳，以汗液和之则散，然液亏之人，又不能用发散峻剂，故但用香豉而已足。津液内亡，是生里热，于是气壅上膈，则胸中窒，甚则心中热。但病后余热，与实热不同，故但用生栀子十四枚而已足。在表者散而去之，在高者引而下之，而病后之余邪自解矣。

栀子厚朴汤证治

【方证】伤寒下后，心烦，腹满，卧起不安者，栀子厚朴汤主之。栀子厚朴汤方：栀子十四枚，厚朴四两，枳实四枚（炒，水浸去瓤，后仿此）。

【发微】伤寒下后，心烦，腹满，卧起不安，则为湿热余邪留于肠胃，郁热上薄心脏，则心烦。湿与热壅阻于腹部，欲下行而不得，故卧起不安。方用栀子以降之，厚朴以燥之，枳实以通之，则大便通而上烦下满除。

栀子干姜汤证治

【方证】伤寒，医以丸药大下之，身热不去，微烦者，栀子干姜汤主之。栀子干姜汤方：栀子十四枚，干姜二两。

【发微】以丸药大下后，身热不去而微烦，则未下之先，原有表热，表热不为下后而减，加之以心烦，一似实热在里，当用凉解者（如白虎汤、葛根芩连汤、竹叶石膏汤之类皆是）。不知下为大下，脾阳必以下陷而虚寒，浮热之在表者，既不得脾津以相接，而为之和洽，故用干姜。盖所以温脾而生津，若蒸气四出者然，使得和表也。虚阳张于上，而心为之烦，故用生栀子以降之，盖所以定心气而抑虚烦也。此又肠胃无湿热之治法也。

小柴胡汤证治

【方证】伤寒五六日，中风，往来寒热，胸胁苦满，默默不欲饮食，心烦，喜呕，或胸中烦而不呕，或渴，或腹中痛，或胁下痞硬，或心下悸，小便不利，或不渴，身有微热，或咳者，小柴胡汤主之。小柴胡汤方：柴胡半斤，黄芩、人参、甘草（炙）、生姜各三两，半夏半升，大枣十二枚。……若胸中烦而不呕者，去半夏、人参，加栝楼实一枚。若渴者，去半夏加人参，合前成四两半，加栝楼根四两。若腹中痛者，去黄芩加芍药三两。若胁下痞硬，去大枣加牡蛎四两。若心下悸，小便不利者，去黄芩加茯苓四两。若不渴，外有微热者，去人参加桂枝三两，温覆取微汗愈。若咳者，去人参、大枣、生姜，加五味子半升，干姜二两。

【发微】从来治伤寒者，凡见小柴胡证，莫不以"少阳"二字了之。……吾谓此当属手少阳三焦。……盖太阳之脉，夹脊抵腰中，而三焦直为太阳寒水之径隧，如渎之下焦，即从腰中下泄太阳之腑。此可见太阳之病关于少阳者，三焦为之主也。本节所列证象，全系夹湿。太阳汗液，不能透发，留着皮里膜外，湿甚则生表寒，血热内亢是生表热，故其病为往来寒热。"胸胁苦满，默默不欲饮食，心烦喜呕"者，气为湿阻。柴胡以散表寒，黄芩以清里热，湿甚生痰则胸胁满，故用生姜、生半夏以除之。中气虚则不欲饮食，故用人参、炙甘草、大枣以和之，此小柴胡汤之大旨也。"胸中烦而不呕"，是湿已化热，故去半夏、人参，加栝楼实以消胃中宿食，而湿热清矣。若渴者，津液少也，故去半夏加人参、栝楼根以润之。腹中痛则寒湿流入太阴而营分郁，故去苦寒之黄芩，加疏达血分之芍药以和之。胁下痞硬，下焦不通而水逆行也，故去滋腻之大枣，用牡蛎以降之。心下悸，小便不利，是为水气凌心，故去黄芩，加茯苓以泄之。"不渴，外有微热"者，内有湿而表阳不达也，故去人参，加桂枝以汗之。咳者，湿胜将成留饮也，故去人参、大枣之培补，加五味、干姜以蠲饮。

【方证】血弱气尽，腠理开，邪气因入，与正气相搏，结于胁下，正邪分争，往来寒热，休作有时，默默不欲饮食，脏腑相连，其痛必下，邪高痛下，故使呕也。小柴胡汤主之。服柴胡汤已，渴者，属阳明也，以法治之。

【发微】太阳部分，为肌表两层，表气统于手太阴肺，卫气所从出也。肌腠统于足太阴脾，营气所从出也。营卫两伤，不独表气不固，肌理亦不密，病邪直薄太阳陷于胁下。胁下者，寒水之脏所居也。正气从里出表，与外邪相抗，邪气胜，则生表寒，正气胜，则生表热。休作有时之由，古未有能言其意者。盖病虽起于营卫两虚，惟两虚之中，必有一胜。设卫气差胜，则卫气出与邪争而作于昼，以卫气昼行于阳也。设营气差胜，而卫阳虚，则营气出与邪争而作于夜，以营气夜行于阳也。正气历若干时而胜，即历若干时而休，此休作有时之确证也。……至于"脏腑相连"数语，尤为解人难索，吾直以为脏即肾脏，寒水之脏也。腑即膀胱，寒水之腑也。脏腑相连，为下焦决渎之道路。……适当太阳寒水脏腑相连之处。下焦决渎，阻而不行，于是胁下之痛，下连少腹。太阳标阳吸于上，下焦水道阻于下，遂至倒行逆施而成呕。且痛之为义，本为邪正相持，水壅肾与膀胱，而痛连一脏一腑，究其实则为下焦不通。……至若方之所以用柴胡者，柴胡发表寒也，黄芩清上热也。此为寒热往来设也。人参所以滋肺阴，以其主气也。大枣、甘草所以助脾阳，以其统血也，此为血弱气尽设也。生姜以安胃，则不呕。生半夏以去水，则一脏一腑之痛消，而以外无余事矣。惟服小柴胡汤而渴，则证属阳明白虎、承气，随证酌用可也。

【方证】妇人中风，七八日，经水适断者，续得寒热，发作有时，此为热入血室，其血必结，故使如疟状。发作有时，小柴胡汤主之。

【发微】中风之热无问昏旦，此独休作有时，可见经水适断之即为病因矣。经水既来，即血室空虚，太阳余热，乘虚而入，阻其下行之路，以致血结胞中。但寒热发作之时……吾以为当在暮夜。营气夜行于阳，热之郁伏血室者，乃随之而俱发。此证得自经后，血虽结而不实，究以气分为多，故但需小柴胡汤以解外，寒热去而血结自解。设或不解，然后再用抵当汤攻之，热邪之内陷者去，瘀血无所吸引，则固易为力也。

【方证】得病六七日，脉迟浮弱，恶风寒，手足温，医二三下之，不能食而胁下满痛，小柴胡汤主之。面目及身黄，颈项强，小便难者，与柴胡汤后必下重。本渴，饮水而呕者，柴胡汤不中与也。食谷者，哕。（此条订正）

【发微】得病六七日，当是论列小柴胡汤证，兼及不宜小柴胡汤证。……恶风寒，手足温，此证属肌理凝闭，与中风同。本书所谓"伤寒脉浮而缓，手足自温者，系在太阴"，正以足太阴脾主一身肌肉故也。此本桂枝二麻黄一汤证，医家不知病在太阳，而反二三下之，以致中气虚而不能食。太阳寒水，陷于胁下而成满痛。……吾直谓"满痛"下遗脱"小柴胡汤主之"六字。"面目及身黄"以下乃为忌柴胡证，夫面目及身黄，即《阳明篇》身目俱黄，寒湿在里不解之证。轻则宜麻黄加术，重则桂枝附子、白术附子二汤可知也。颈项强，小便难，此太阳经输未解而里阴先竭，上文所谓亡津液之证，阴阳和必自愈者也。若寒湿在里之证，更投黄芩以撤热，则腹痛下利，可以立见。津液亡而更以柴胡劫其表汗，则虚阳吸于外，肠胃涸于内，必至欲大便而不得。……此所谓"与柴胡汤，后必下重"者也。若夫本渴，饮水而呕，是名水逆，为五苓散证，或中有留饮故也。

于此而不以五苓散利其小便，导上逆之冲气，使之下行，反与小柴胡汤迫其战汗，致令阳气外浮，胃中虚冷，而食入呃逆矣，故曰："食谷者哕也。"无如庸工密传衣钵，动以柴胡汤为和解之剂，而不知为发汗之剂，何怪液虚者重虚之，卒令津枯胃败，致人于死而不自知也。

【方证】伤寒四五日，身热恶风，颈项强，胁下满，手足温而渴者，小柴胡汤主之。

【发微】上节言太阳病之误下伤津液者，不可用柴胡汤。此节言津液未经耗损者，仍宜柴胡汤以解外也。……此证身热恶风，颈项强，皆外未解之明验。胁下满，手足温，则为柴胡汤之证。……此证服柴胡汤后，必背毛洒淅，头摇小便出，胁下之水气既去，然后阳气无所阻遏，乃能出肌腠皮毛而为汗，而表里之证悉除矣。惟方中柴胡为主药，分两不可过轻，半夏亦但宜生用，制则不能去水，但洗去其泥可也。（腰以上肿，当发汗；腰以下肿，当利小便。其理正在于此）

【方证】凡柴胡汤病证而下之，若柴胡证不罢者，复与小柴胡汤，必蒸蒸而振，却复发热，汗出而解。

【发微】凡柴胡汤病证，不惟以"口苦、咽干、目眩"言之也。少阳无正病，故方治绝少，所谓柴胡汤证，皆以太阳病邪内陷言之，是无论太阳伤寒由水分内陷者，当从汗解，即太阳中风从血分内陷者，亦当从汗解。柴胡出土者为柴，在土中如蒜状为胡，其性升发，能引内陷之邪而出表，故柴胡证虽经误下，而本证不罢者，复与小柴胡汤，必先寒后热，汗出而解。所以然者，太阳之气，营卫俱弱，不能作汗，必藉柴胡升发之力，然后得从外解。

【方证】伤寒中风，有柴胡证，但见一证便是，不必悉具。

【发微】伤寒为病，由表寒不能作汗，水气流入手少阳三焦，而其病为胁下满痛。中风为病，由肌理凝闭不能作汗，脾湿并胆汁为陷而为腹中急痛，此其大较也。伤寒、中风之柴胡证，病状各有不同，师是以有但见一证即是之训。

小建中汤证治

【方证】伤寒二三日，心中悸而烦者，小建中汤主之。

【发微】伤寒二三日，为二三候之期限。过七日则当传阳明，过十四日则当传少阳。此时脾阳不振，血分中热度渐低，太阳水气与标热并陷中脘，水气在心下则悸。水气微，故颠不眩。热在心下则烦。热不甚，故不见燥渴。此证但用桂枝汤不能发肌理之汗，必加饴糖以补脾脏之虚，然后太阳标本内陷者，乃能从肌理外达而为汗，此用小建中汤之旨也。

【方证】伤寒，阳脉涩，阴脉弦，法当腹中急痛，先与小建中汤。不差者，与小柴胡汤。小建中汤方：芍药六两，桂枝三两，甘草二两，生姜三两，胶饴一升，大枣十二枚。

【发微】阳脉涩，为气不足；阴脉弦，为水有余。气不足而水有余，则气与血俱衰弱。……阳微而气郁腹中，所以急痛也。桂枝汤本辛甘发散，助脾阳而泄肌理之汗，加饴糖以补中气之虚，但令脾阳内动，而气之郁结于足太阴部分者，得以稍缓，所谓"急则治标"也。此先予小建中汤之义也。小柴胡汤方，"腹中痛者，去黄芩加芍药三两"。腹中急痛服小建中汤不差，则此证不惟扶脾阳而建中，抑当疏营瘀而解外。脾本统血之脏，而外主肌肉……阳气外痹，则营血内阻。小柴胡方用柴胡以资汗液之外泄，用芍药以通血分之瘀塞，使血络无所阻碍，汗乃得畅行无阻，寒湿之内沍者解矣。……此不差与小柴胡汤之义也。

【验案】

案例 1

王右，腹痛，喜按，痛时自觉有寒气自上下迫，脉虚弦，微恶寒，此为肝乘脾，小建中汤主之。川桂枝（三钱），大白芍（六钱），生草（二钱），生姜（五片），大枣（十二枚），饴糖（一两）。

——《经方实验录·中卷》

案例 2

顾右（十月二十六日），产后，月事每四十日一行，饭后则心下胀痛，日来行经，腹及少腹俱痛，痛必大下，下后忽然中止，或至明日午后再痛，痛则经水又来，又中止，至明日却又来又去，两脉俱弦，此为肝胆乘脾脏之虚，宜小建中加柴、芩。桂枝（三钱），生白芍（五钱），炙草（二钱），软柴胡（三钱），酒芩（一钱），台乌药（钱半），生姜（五片），红枣（十二枚），饴糖（三两）。

拙巢注：一剂痛止，经停，病家因连服二剂，全愈。

——《经方实验录·中卷》

大柴胡汤证治

【方证】太阳病，过经十余日，反二三下之。后四五日，柴胡证仍在者，先与小柴胡汤。呕不止，心下急，郁郁微烦者，为未解也。与大柴胡汤下之则愈。大柴胡汤方：柴胡、半夏各半斤，黄芩、芍药各三两，生姜五两，枳实四两（炙），大枣十二枚，大黄二两。

【发微】太阳病，过经十余日而不解，此证仍宜汗解可知也。反二三下之，水气当内陷手少阳三焦，而病胁下满痛，或上燥而口苦咽干，此即为柴胡证。后四五日，柴胡证仍在，虽大便不行，仍当先与小柴胡汤以解外。若胃底胆汁上逆而呕，小半夏汤所不能止，于是胃中燥气迫于心下，而心下急，郁郁微烦，则宜于小柴胡汤中加枳实、大黄以和其里，里和而表气自解矣。

【方证】伤寒发热，汗出不解，心中痞硬，呕吐而下利者，大柴胡汤主之。

【发微】伤寒发热，汗出不解者，病机已属阳明。……所谓心中痞者，特虚气为胃中实热所迫，阻遏于心之部位而不能散，故转似心中痞硬，实即后文胸中痞耳。胃中胆火上僭，故呕吐。胃中胆汁善泄，不能容留水液，故下利，此证不去阳明之燥，则痞必不除。于柴胡汤解外降逆药中，加攻下之枳实、大黄（一本无大黄），使热从下泄，即气从上解，而痞已无形消灭矣。……柴胡发太阳郁陷之气而使之外出，是为君。黄芩苦降，以清内热之上潜，芍药苦泄，以疏心营之瘀结，是为臣；生半夏、生姜，以去水而涤痰，大枣和中而补虚，是为佐。枳实、大黄排胃中浊热而泄之，在上之郁结自开，是为使。此则用大柴胡汤之义也。

柴胡加芒硝汤证治

【方证】伤寒十三日不解，胸胁满而呕，日晡所发潮热，已而微利。此本柴胡证，下之而不得利，今反利者，知医以丸药下之，非其治也。潮热者，实也。先宜小柴胡汤以解外，后以柴胡加芒硝汤主之。柴胡加芒硝汤方：柴胡二两，黄芩、甘草、人参、生姜各一两，半夏二十铢，大枣四枚，芒硝二两。

伤寒，十三日不解，过经谵语者，以有热也，当以汤下之。若小便利者，大便当硬，而反下利，脉调和者，知医以丸药下之，非其治也。若自下利者，脉当微厥，今反和者，此为内实也，调胃承气汤主之。

【发微】此二节盖为传阳明、少阳言之。……少阳、阳明之传，上湿而下燥，上湿则胸胁满而呕，下燥则里热夹湿上熏，而日晡所发潮热。此本大柴胡汤证，见证治证，原不当更见微利。所以致此者，俗工以大柴胡为猛峻，巧借轻可去实之名，下以丸药。既不能决荡下燥，又不能肃清上湿，卒至初服不应，渐积而成微利。究之潮热为阳明实证，法当排决，徒以上湿未去，先宜小柴胡解其外，而以柴胡加芒硝终之。此邪传少阳、阳明治法，宜于先表后里者也。正阳、阳明之传，湿去而燥独留，燥热在肠胃，上熏于脑，则神昏而谵语。小便利者，大便必结，而证情反见下利。自下利者，脉必微细，手必见厥，而反见脉调畅、手足温和者，此非自利，亦俗工畏承气猛峻，以丸药下之之失，为其内实未除也。内实必待调胃承气而始尽，益可信轻可去实之谬矣。此邪传正阳、阳明治法，急当攻里者也。

桃核承气汤证治

【方证】太阳病不解，热结膀胱，其人如狂，血自结，下之愈。其外不解者，尚未可攻，当先解外，外解已，但少腹急结者，乃可攻之。宜桃核承气汤。（订正此条）桃核承气汤方：桃核五十个（取仁），大黄四两，甘草二两，桂枝二两，芒硝二两。

【发微】太阳病不解，标热陷手少阳三焦，经少阴寒水之脏，下结太阳寒水之腑，直逼胞中血海，而血为之凝，非下其血，其病不愈。……盖热郁在阴者，气发于阳。尝见狐惑阴蚀之人，头必剧痛，为毒热之上冲于脑也。热结膀胱之人，虽不若是之甚，而蒸气上蒙于脑，即神志不清，此即如狂所由来。热伤血分，则同气之肝脏，失其柔和之性，而转为刚暴，于是有善怒伤人之事。……血之结否不可见，而特以如狂为之候，如狂之愈期何所定，而以医者用下瘀方治为之候……而解外方治，仲师未有明言。惟此证由手少阳三焦水道下注太阳之腑，则解外方治，其为小柴胡汤，万无可疑。惟少腹急结无他证者，乃可用桃核承气汤以攻其瘀，此亦先表后里之义也。

【治验】

案例1

罗夫人（七月二十三日），腹满胀，转矢气则稍平，夜不安寐，大便行，则血随之而下。以证状论，有似脾虚不能统血。然大便硬，则绝非脾脏之虚，以脾虚者便必溏也。脉弦，宜桃仁承气汤。桃仁泥（三钱），生川军（二钱，后下），川桂枝（三钱），生草（一钱），芒硝（钱半，冲）。

曹颖甫曰：胞中蓄血部位，即在膀胱两角。昔年在红十字会，有男子少腹胀痛，用桃核承气下后，虽未彻底，而少腹渐软。然瘀血则由大便出，将毋服此汤后，胞中瘀血亦能被吸上行，使从大便出耶？太阳病三字，原不可泥，在《太阳篇》中，要不过辨其为蓄水否耳，此其所以当从小便有无为辨也。

——《经方实验录·中卷》

案例 2

住毛家弄鸿兴里门人沈石顽之妹，年未二十，体颇羸弱。一日出外市物，骤受惊吓，归即发狂，逢人乱殴，力大无穷。石顽亦被击伤腰部，因不能起。数日后，乃邀余诊。病已七八日矣，狂仍如故。石顽扶伤出见。问之，方知病者经事二月未行。遂乘睡入室诊察，脉沉紧，少腹似胀。因出谓石顽曰：此蓄血证也，下之可愈。遂疏桃核承气汤与之。桃仁（一两），生军（五钱），芒硝（二钱），炙甘草（二钱），桂枝（二钱），枳实（三钱）。翌日问之，知服后下黑血甚多，狂止，体亦不疲，且能啜粥，见人羞避不出。乃书一善后之方与之，不复再诊。

——《经方实验录·中卷》

柴胡加龙骨牡蛎汤证治

【方证】伤寒八九日，下之，胸满，烦惊，小便不利，谵语，一身尽重，不可转侧者，柴胡加龙骨牡蛎汤主之。柴胡加龙骨牡蛎汤方：柴胡四两，龙骨、黄芩、生姜、人参、茯苓、铅丹、牡蛎、桂枝各两半，半夏二合，大枣六枚，大黄二两。

【发微】伤寒八九日，正二候，阳明受之之期，本自可下，惟下之太早，虽不必遽成结胸，而浮阳冲激而上，水湿凝沍而下，势所必至。浮阳上薄于脑，则谵语而烦惊，水湿内困于脾，则胸满而身重。所以小便不利者，下既无气以泄之，上冒之浮阳，又从而吸之也。以太阳寒水下并太阴而为湿也。因有胸满身重、小便不利之变，故用柴胡汤以发之。以阳明浮热，上蒙脑气，而为谵语，上犯心脏，而致烦惊，于是用龙、牡、铅丹以镇之。以胃热之由于内实也，更加大黄以利之。此小柴胡汤加龙骨、牡蛎之大旨也。

桂枝去芍药加蜀漆牡蛎龙骨救逆汤证治

【方证】伤寒脉浮，医以火迫劫之，亡阳，必惊狂，起卧不安者，桂枝去芍药加蜀漆牡蛎龙骨救逆汤主之。桂枝去芍药加蜀漆牡蛎龙骨救逆汤方：桂枝三两，甘草二两，大枣十二枚，生姜三两，牡蛎五两（熬），龙骨四两，蜀漆三两（洗去腥）。

【发微】伤寒脉浮，此本麻黄汤证，医者急于奏功，以其恶寒也，漫令炽炭以熏之，因致汗泄而亡阳。阳浮于上，故神魂飘荡。心气虚则惊，热痰上窜则狂，惊则不宁，狂则不静，故起卧为之不安，方用龙、牡以收散亡之阳。蜀漆（即常山苗，无蜀漆即代以常山）以去上窜之痰，而惊狂乃定。于桂枝汤原方去芍药者，方欲收之，不欲其泄之也。又按：亡阳有二，汗出阳虚者，宜附子以收之，汗出阳浮者，宜龙骨、牡蛎以收之，病情不同，故治亦因之而异也。

桂枝加桂汤证治

【方证】烧针令其汗，针处被寒，核起而赤者，必发奔豚。气从少腹上冲心者，灸其核上各一壮，与桂枝加桂汤，更加桂二两。桂枝加桂汤方：桂枝三两，芍药三两，生姜三两，甘草二两，大枣十二枚，牡桂二两（合桂枝共五两）。……（本云桂枝汤，今加桂满五两。所以加桂者，以能泄奔豚气也）

【发微】烧针令发汗，此本桂枝汤证，先服桂枝汤不解，针风池、风府，却与桂枝汤即愈之证也。……乃治法不密，未能发肌腠之阳热，合卫气而固表，艾火既熄，寒气乘虚闭其针孔。夫风池本少阳之穴，风池为寒邪遏抑，则少阳之气不受，热势必抗而上行。风府本督脉之穴，属肾之奇经，风府被寒邪闭，吸则少阴之气不平，亦且郁而欲动。以少阳之升发，挟少阴之冲气，此所以一见针处核起而赤，即气从少腹上冲，欲作奔豚也。……今少阳之火，挟肾气上僭，与天时阳热吸水气上行，适相等也。迅雷疾风息乎雨，奔豚之为病息乎汗，又相类也。故仲师治法，先灸核上各一壮，与桂枝加桂汤，是即"先刺风池、风府，却与桂枝汤"之成例。盖必疏泄高表之气，然后可以一汗奏功。加牡桂者，所以复肾脏之元阳，倘亦引火归原之义乎？

桂枝甘草龙骨牡蛎汤证治

【方证】火逆下之。因烧针烦躁者，桂枝甘草龙骨牡蛎汤主之。桂枝甘草龙骨牡蛎汤方：桂枝一两，甘草二两，龙骨二两，牡蛎二两（熬）。

【发微】火逆为阳盛劫阴，阴液本亏而又下之，则重伤其阴矣，乃不清其阳热，益之以烧针，于是太阳阳热，郁而加炽，是生烦躁。仲师用桂枝汤中之桂枝、甘草，以疏太阳之郁，因营虚而去苦泄之芍药，以阳盛而去辛甘之姜、枣，加龙骨、牡蛎以镇浮阳，而烦躁息矣。此本节用桂甘龙牡之义也。

抵当汤证治

【方证】太阳病，六七日，表证仍在，脉微而沉，反不结胸。其人发狂者，以热在下焦，少腹当硬满，小便自利者，下血乃愈。所以然者，以太阳随经瘀热在里故也，抵当汤主之。抵当汤方：水蛭（熬）、虻虫（去翅足、熬）各三十个，大黄三两（酒洗），桃仁三十个。

【发微】今见沉微之脉，反不结胸，其人发狂者，因太阳阳热陷于下焦，致少腹硬满。夫下焦者，决渎之官，上出于肾，下属膀胱。……以少阴为寒水之脏者，未尝不以此也。血海附丽于膀胱，太阳阳热，随经而结于腑，伤及胞中血海，因病蓄血，然必验其小便之利，乃可定为血证。抵当汤一下，而即愈矣。

【方证】太阳病，身黄，脉沉结，少腹硬，小便不利者，为无血也。小便自利，其人如狂者，血证谛也，抵当汤主之。

【发微】太阳病身黄，血液之色外见，已可定为血证。加以脉沉结，少腹硬，则太阳标热，已由寒水之脏，循下焦而入寒水之腑。然小便不利者，尚恐其为水结，抵当汤不中与也。要惟小便利而其人如狂者，乃可断为胞中血结，然后下以抵当汤，方为万全无弊。盖小便通则少腹不当硬，今少腹硬，故知其为热瘀血海也。

【治验】

案例1

余尝诊一周姓少女，住小南门，年约十八九，经事三月未行，面色萎黄，少腹微胀，证似干血劳初起。因嘱其吞服大黄䗪虫丸，每服三钱，日三次，尽月可愈。自是之后，遂不复来，意其差矣。越三月，忽一中年妇人扶一女子来请医。顾视此女，面颊以下几瘦不成人，背驼腹胀，两手自按，呻吟不绝。余怪而问之，病已至此，何不早治？妇泣而告曰：此吾女也。三月之前，曾就诊于先生，先生令服丸药，今腹胀加，四肢日削，背骨突出，经仍不行，故再求诊！余闻而骇然，深悔前药之误。然病已奄奄，尤不能不一尽心力。第察其情状，皮骨仅存，少腹胀硬，重按痛益甚。此瘀积内结，不攻其瘀，病焉能除？又虑其元气已伤，恐不胜攻，思先补之。然补能恋邪，尤为不可。于是决以抵当汤予之。虻虫（一钱），水蛭（一钱），大黄（五钱），桃仁（五十粒）。明日母女复偕来，知女下黑瘀甚多，胀减痛平。惟脉虚甚，不宜再下，乃以生地、黄芪、当归、潞党、川芎、白芍、陈皮、茺蔚子活血行气，导其瘀积。一剂之后，遂不复来。后六年，值于途，已生子，年四五岁矣。

——《经方实验录·中卷》

案例2

蓄血一证，见于女子者多矣，男子患者甚鲜。某年，余诊一红十字会某姓男子，少腹胀痛，小便清长，且目不识物。论证确为蓄血，而心窃疑之。乃姑投以桃核承气汤，服后片时，即下黑粪，而病证如故。再投二剂，加重其量，病又依然，心更惊奇。因思此证若非蓄血，服下药三剂，亦宜变成坏病。若果属是证，何以不见少差，此必药轻病重之故也。时门人章次公在侧，曰：与抵当丸何如？余曰：考其证，非轻剂可瘳，乃决以抵当汤下之。服后，黑粪挟宿血齐下。更进一剂，病者即能伏榻静卧，腹胀平，痛亦安。知药已中病，仍以前方减轻其量，计虻虫二钱，水蛭钱半，桃仁五钱，川军五钱。后复减至虻虫、水蛭各四分，桃仁、川军各钱半。由章次公调理而愈。后更询诸病者，盖尝因劳力负重，致血凝而结成蓄血证也。

——《经方实验录·中卷》

案例3

丁卯新秋，无锡华宗海之母经停十月，腹不甚大而胀。始由丁医用疏气行血药，即不觉胀满，饮食如常人。经西医考验，则谓腹中有胎，为腐败之物压住，不得长大，欲攻而去之，势必伤胎。宗海邀余赴锡诊之，脉涩不滑，不类妊娠。当晚与丁医商进桃核承气汤，晨起下白物如胶痰。更进抵当汤，下白物更多。胀满悉除，而腹忽大。月余，生一女，母子俱安。孙子云：置之死地而后生，亶其然乎。

曹颖甫曰：《金匮要略·妊娠篇》宿有癥病，当下其癥，桂枝茯苓丸主之。方中丹皮、桃仁、芍药极破血攻瘀之能事。丹皮、桃仁为大黄牡丹汤治肠痈之峻药，芍药为痈毒通络之必要，今人之治外证用京赤芍，其明验也。桂枝合芍药能扶统血之脾阳，而疏其瘀结，观太阳病用桂、芍解肌，非以脾主肌肉乎？用茯苓者，要不过去湿和脾耳。然方治平近，远不如桃核承气、抵当丸之有力。然当时非经西医之考验，及丁医用破血药之有效，亦断然不敢用此。而竟以此奏效，其亦有故无殒，亦无殒也之义乎？

——《经方实验录·中卷》

案例4

予昔在同仁辅元堂治周姓十七岁少女，时经停五月矣。以善堂忌用猛药，每日令服大黄䗪虫丸，不应，送诊期后。病者至江阴街寓所求诊，月事不行，已抵七月。予用虻虫、水蛭各一钱，大黄五钱，桃仁五十粒，下之，下后四物加参、芪善后，凡二剂。十年来，于江阴街遇之，始知其嫁于小西门朱姓，已生有二子矣。

——《金匮发微·妇人杂病脉证治第二十二》

抵当丸证治

【方证】伤寒有热，少腹满，应小便不利，今反利者，为有血也，当下之，不可余药，宜抵当丸。抵当丸方：虻虫（去翅足）、水蛭（熬）各二十个，桃仁二十五个，大黄三两。

【发微】伤寒不从外解，太阳标热循三焦水道，贯肾脏而下膀胱，因有蓄水之证，而少腹满。但蓄水者，小便必不利，五苓散主之，猪苓汤亦主之。今小便反利，证情实为蓄血。蓄血者，于法当下，为其热结膀胱，延及胞中血海。……丸之力缓，故晬时方下血，亦以其无发狂、如狂之恶候，故改汤为丸耳。

【治验】

常熟鹿苑钱钦伯之妻，经停九月，腹中有块攻痛，自知非孕。医予三棱、莪术多剂，未应。当延陈葆厚先生诊。先生曰：三棱、莪术仅能治血结之初起者，及其已结，则力不胜矣。吾有药能治之。顾药有反响，受者幸勿骂我也。主人诺。当予抵当丸三钱，开水送下。入夜，病者在床上反复爬行，腹痛不堪，果大骂医者不已。天将旦，随大便，下污物甚多。其色黄白红夹杂不一，痛乃大除。次日复诊，陈先生诘曰：昨夜骂我否？主人不能隐，具以情告。乃予加味四物汤，调理而瘥。

曹颖甫曰：痰饮证之有十枣汤，蓄血证之有抵当汤丸，皆能斩关夺隘，起死回生。近时岐黄家往往畏其猛峻，而不敢用，即偶有用之者，亦必力为阻止，不知其是何居心也。

——《经方实验录·中卷》

大陷胸丸证治

【方证】病发于阳，而反下之，热入因作结胸。病发于阴，而反下之，因作痞也。所以成结胸者，以下之太早故也。结胸者，体亦强如柔痉状，下之则和，宜大陷胸丸。（此条订正）大陷胸丸方：大黄半斤，葶苈子半升（熬），芒硝半升，杏仁半升（去皮尖，熬黑）。

【发微】此条病发于阳，病发于阴，自当以太阳言之。……风为阳邪，则病发于阳，为中风，当以桂枝汤发腠理之汗。而反下之，热入因作结胸。曰热入者，因中风有热故也。寒为阴邪，则病发于阴，为伤寒，当以麻黄汤发皮毛之汗。……惟下之太早，汗未透达于肌表，因合标阳内壅，浸成热痰，阻遏肺气。肺气塞于上，则肠胃闭于下，其证略同悬饮之内痛。所以然者，以湿痰胶固于阳位故也。湿痰凝于膈上，燥气留于中脘，故其为病，体强如柔痉。……仲师言下之则和，宜大陷胸丸者，葶苈、杏仁、甘遂以去上膈之痰，硝、黄以导中脘之滞。燥气既去，经脉乃伸，其所以用丸不用汤者，此正如油垢黏滞，非一过之水所能荡涤也。

大陷胸汤证治

【方证】太阳病，脉浮而动数，浮则为风，数则为热，动则为痛，数则为虚。头痛发热，微盗汗出，而反恶寒者，表未解也。医反下之，动数变迟，膈内拒痛，胃中空虚，客气动膈，短气躁烦，心中懊侬，阳气内陷，心中因硬，则为结胸，大陷胸汤主之。若不结胸，但头汗出，余处无汗，剂颈而还，小便不利，身必发黄也。大陷胸汤方：大黄六两，芒硝一升，甘遂一钱匕。

【发微】太阳病，无问伤寒中风，其脉必浮。……医反下之，则表阳随之下陷而营气益虚。动数之脉，因变为迟，此证太阳魄汗未经外泄，则以误下而成上湿。太阳阳热不从汗解，则以误下而成下燥。上湿不尽，则痰涎凝结而膈内拒痛，下后胃中空虚，中无所阻，下陷之阳热上冲，客气动膈，而又上阻于痰湿，则短气而躁烦，于是心中懊侬。懊侬者，湿盛阳郁而气机不利也。阳气迫于下，湿邪停于上，壅阻膈下，心下因硬，此为结胸所由成。内陷之阳气，欲出而不得，故躁烦可以不死，非似孤阳外浮、阴寒内阻之烦躁，为阴阳离决而必死也。是故大陷胸汤用大黄、芒硝，以除内陷之阳热，用甘遂以祛膈下之浊痰，而结胸自愈矣。设因误下之后，不病结胸，则寒湿内陷，而上无津液，证情与火劫发汗但头汗出、剂颈而还相似。惟火劫发汗者，津液已涸，故阴虚不能作汗，此证为阴液内陷，故亦见但头汗出、剂颈而还之证。阴液与湿热并居，故小便不利而身发黄，但令小便一利，则身黄自退。太阳腑气通，阴液得随阳上升，而汗液自畅，此又为五苓散证，而无取大陷汤者也（不由误下之结胸，予屡见之）。

【方证】伤寒六七日，结胸热实，脉沉而紧，心下痛，按之石硬者，大陷胸汤主之。

【发微】伤寒六七日，甫及一候，所谓"伤寒一日，太阳受之"也。本寒郁于上，标热实于下，因病结胸。关上脉沉紧者，寒与热并居于中脘也。中脘气阻，故心以下痛。水气与热结而成痰，故按之石硬。但用硝、芒以去实热，甘遂以下湿痰，而结胸自愈。此证不由误下而成，治法与之相等，学者于此，可以悟参变矣。

【**方证**】伤寒十余日，热结在里，复往来寒热者，与大柴胡汤。但结胸，无大热者，此为水结在胸胁也，但头微汗出者，大陷胸汤主之。

【**发微**】伤寒十余日，当两候之期，设传阳明，必发潮热，乃热结于肠胃，而又往来寒热，则阳明之证垂成，太阳之邪未解，如是即当与大柴胡汤，使之表里双解。但胸中痛而表无大热，则阳明之火不实，而太阳之水内壅，上积于胸下及两胁三焦，水道不能下达膀胱。大黄、芒硝皆在禁例，但须与悬饮内痛同治，投之以十枣汤，而胸胁之水邪已破。要惟头有微汗出者，阳气既不能外泄而成汗，寒水又不能化溺而下行，不得已而用大陷胸汤。此亦从头上之微汗，察其中有阳热，格于中脘痰湿而攻之。设头上并无微汗，则仍为十枣汤证，不当更用大陷胸汤矣。

【**方证**】太阳病，重发汗而复下之。不大便五六日，舌上燥而渴，日晡所小有潮热，从心下至小腹硬满而痛不可近者，大陷胸汤主之。

【**发微**】太阳之病，重发汗而复下之。津液屡伤，则阳明之腑气将燥，故不大便五六日。舌上燥而渴，日晡所有潮热，此皆大承气汤证。惟心下至少腹硬满而痛，手不可触者，可决为水气痰涎凝冱不解，而非承气汤所能奏效。特于大黄、芒硝外，加甘遂以攻之。如是则不特去阳明之燥，并水气痰涎一时劃削，此亦双解之法也。

【**治验**】

案例1

沈家湾陈姓孩年十四，独生子也。其母爱逾掌珠，一日忽得病，邀余出诊。脉洪大，大热，口干，自汗，右足不得伸屈。病属阳明，然口虽渴，终日不欲饮水，胸部如塞，按之似痛，不胀不硬，又类悬饮内痛，大便五日未通，上湿下燥，于此可见。且太阳之湿内入胸膈，与阳明内热同病。不攻其湿痰，燥热焉除？于是遂书大陷胸汤与之。制甘遂（一钱五分），大黄（三钱），芒硝（二钱）。

返寓后，心殊不安。盖以孩提娇嫩之躯，而予猛烈锐利之剂。倘体不胜任，则咎将谁归？且《伤寒论》中之大陷胸汤证，必心下痞硬，而自痛，其甚者或有从心下至少腹硬满，而痛不可近为定例。今此证并未见痞硬，不过闷极而塞，况又似小儿积滞之证，并非太阳早下失治所致。事后追思，深悔孟浪。至翌日黎明，即亲往询问。据其母曰，服后大便畅通，燥屎与痰涎先后俱下，今已安适矣。其余诸恙，均各霍然。乃复书一清热之方以肃余邪。嗣后余屡用此方治胸膈有湿痰，肠胃有热结之证，上下双解，辄收奇效。语云，胆欲大而心欲小，于是益信古人之不予欺也！

曹颖甫曰：药不由于亲试，纵凭思索理解，必有一间未达之处。予昔服生附子，一身麻痹，至于洞泄秽浊之水，不能自禁，久乃沉沉睡去，比觉，而二十余日之泄泻竟尔霍然。若夫大陷胸汤，予但知令上膈湿痰，并中下燥矢俱去耳，且甚不解下后之更用硝、黄。今观王君自记，始知硝、黄与甘遂同煎，硝、黄之性即与甘遂化合，而为攻治上膈湿痰之用，固不当失之毫厘也！……太阳之传阳明也，上湿而下燥。燥热上熏，上膈津液悉化黏痰。承气汤能除下燥，不能去上膈之痰，故有按之不硬之结胸，惟大陷胸汤为能彻上下而除之。原不定为误下后救逆之方治也。治病者亦观其通焉可耳。

——《经方实验录·中卷》

案例2

袁茂荣（六月十九日），病延一月，不饥不食，小便多而黄，大便阙，但转矢气，脉形似和，脏无他病，下之当愈，上膈有湿痰，宜大陷胸汤。生川军（五钱，后入），制甘遂（二钱，先煎），元明粉（三钱，冲）。

曹颖甫曰：世人读仲景书，但知太阳误下成结胸，乃有大陷胸汤证，而不知未经误下，实亦有结胸一证，而宜大陷胸汤者。夫伤寒六七日，热实，脉沉紧，心下痛，按之石硬，及伤寒十余日，热结在里，无大热，此为水结在胸胁，二条皆示人以未经误下之结胸，读者自不察耳。予谓太阳传阳明之候，上湿而下燥，苟肠中燥火太重，上膈津液化为黏痰，结胸之病根已具，原不待按之石硬，然后定为结胸证。即水结在胸胁，胸中但见痞闷，而不觉痛者，何尝非结胸证也？此方予十年来验案甚多，一时不能追忆，暇时当检出之，以供快览。

——《经方实验录·中卷》

小陷胸汤证治

【方证】小结胸病，正在心下，按之则痛，脉浮滑者，小陷胸汤主之。小陷胸汤方：黄连一两，半夏半斤，栝楼实大者一枚。

【发微】病在心下，故称结胸。小结胸与大结胸同，此部位之不可改易者也。但按之痛，则与不按亦痛之大结胸异。脉浮滑，则与大结胸之沉紧异。所结不实，故无沉紧之脉，必待按之而始痛。太阳标热并于上，故脉浮。水气湿热结于心下，故脉滑。小陷胸汤，黄连苦降，以抑在上之标热，半夏生用，以泄水而涤痰，栝楼实以泄中脘之浊。按：此即泻心汤之变方。后文半夏泻心汤、生姜泻心汤、甘草泻心汤皆黄连、半夏同用，是其明证也。意此证里实不如大结胸，而略同虚气之结而成痞。方中用黄连以降上冒之热邪，用栝楼实以通胃中之积垢，与后文治痞之大黄黄连泻心汤相类。但此证为标热陷于心下，吸引痰涎水气而腑滞稍轻，故以黄连、半夏为主，而以栝楼实易大黄。后文所列之痞证，关上脉浮者，腑滞较甚，而又为标热吸引，故以大黄为主，而黄连副之，不更纳去水之半夏也。

文蛤散、白散证治

【方证】病在阳，应以汗解之，反以冷水噀之。若灌之，其热被劫，不得去，弥更益烦，肉上粟起，意欲饮水，反不渴者，服文蛤散。若不差者，与五苓散。寒实结胸，无热证者，与三物小陷胸汤。白散亦可服。文蛤散方：文蛤五两。……白散方：桔梗、贝母各三分，巴豆一分（去皮心，熬黑，研如脂）。

【发微】太阳标热，其气外张，发于皮毛者无汗，发于肌腠者多汗。设用麻黄汤以解表，桂枝以解肌，皆当一汗而愈。要之太阳标热，异于阳明实热者，不无凭证。浮热外张，其口必燥，故意欲饮水。胃中无热，故不渴。太阳本气，不从汗解，反因凄沧之水，逼而入里。心下有水气，故津不上承，而欲饮水。文蛤当是蛤壳，性味咸寒而泄水，但令水气下泄，则津液得以上承而口不燥矣。服文蛤散而不差，或以文蛤泄水力薄之故，改用五苓以利小便，则水气尽而津液得以上行矣。此冷水迫太阳水气入里，脾精为水气阻隔，不达舌本，真寒假渴之方治也。若太阳本寒之气，以冷水外迫，内据心下，而成寒实之结胸，则当用黄连以降逆，生半夏以泄水，栝楼实以通腑滞，非以其有宿食也。不如是，不能导水下行也。至如白散则尤为猛峻，桔梗、贝母以开肺，巴豆能破阴寒水结，导之从大肠而出。夏令多饮寒水，心下及少腹痛，诸药不效者，皆能胜之。此冷水迫阴寒入里，浸成水结之方治也。

柴胡桂枝汤证治

【方证】伤寒六七日，发热，微恶寒，支节烦疼，微呕，心下支结，外证未去者，柴胡桂枝汤主之。柴胡桂枝汤方：柴胡二两，黄芩、人参各一两半，半夏二合半，甘草一两，桂枝、芍药、生姜各一两半，大枣六枚。

【发微】伤寒六七日，已尽一候之期。太阳本病为发热恶寒，为骨节疼痛。今发热、微恶寒、肢节烦疼，特标热较甚耳，太阳外证，固未去也。微呕而心下支结者，胃中湿热闭阻，太阳阳热欲达不得之状，此即太阳病机系在太阴之证，发在里之湿邪，作在表之汗液，柴胡桂枝汤其主方也。

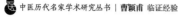
然则病本伤寒，何不用麻黄而用桂枝。曰："伤寒化热，则病阻于肌，故伤寒亦用桂枝。"本书伤寒五六日，发汗复下之变证，用柴胡桂枝干姜汤，其明证也。

柴胡桂枝干姜汤证治

【方证】伤寒五六日，已发汗而复下之，胸胁满，微结，小便不利，渴而不呕，但头汗出，往来寒热，心烦者，此为未解也，柴胡桂枝干姜汤主之。柴胡桂枝干姜汤方：柴胡半斤，桂枝三两，干姜二两，黄芩三两，牡蛎二两，甘草二两，栝楼根四两。

【发微】伤寒五六日，未及作再经之期，汗之可也……惟其当可汗之期，早用芒硝、大黄，以牵掣其外出之路；于是未尽之汗液，留于胸胁，而胸胁为满，并见蕴结不宣之象。标热吸于上，故小便不利。先经发汗，胃中留湿较轻，故渴而不呕。标热吸于外，本寒滞于里，表里不融，故往来寒热。阳浮于上，内陷之阴气不从，故但头汗出。阳上越，故心烦……方用柴胡、桂枝、干姜，温中达表，以除微结之邪；用黄芩、生草、栝楼、牡蛎，清热解渴降逆，以收外浮之阳，于是表里通彻，汗出而愈矣。

【方证】伤寒五六日，头汗出，微恶寒，手足冷，心下满，口不欲食，大便硬，脉细者，此为阳微结，必有表复有里也。脉沉亦在里也。汗出为阳微。假令纯阴结，不得复有外证，悉入在里，此为半在里半在外也。脉虽沉紧，不得为少阴病。所以然者，阴不得有汗，今头汗出，故知非少阴也，可与小柴胡汤。设不了了者，得屎而解。

【发微】太阳标阳盛，则表证多汗而传阳明；本寒胜，则水结心下，由三焦连属胁下而病延少阴之脏。……今但见为心下满，而复有头汗，故知其非少阴证，可用小柴胡汤达心下水气，还出太阳而为汗，而病自愈矣。若不了了，则下燥未化也，故曰：得屎而解。……此证紧要，只在去心下之满，原不急乎消大便之硬。上湿既散，津液自当下行，不待硝、黄攻下，自能得屎而解也。

半夏泻心汤证治

【方证】伤寒五六日，呕而发热者，柴胡汤证具，而以他药下之。柴胡证仍在者，复与柴胡汤，此虽已下之不为逆，必蒸蒸而振，却发热汗出而解。若心下满而硬痛者，此为结胸也，大陷胸汤主之。但满而不痛者，此为痞，柴胡不中与之，宜半夏泻心汤。半夏泻心汤方：半夏半斤，黄芩、干姜、甘草、人参各二两，黄连一两，大枣十二枚。

【发微】此承上凡柴胡汤病证节引起误下成结胸，误下成痞之变证。……若下后变证，见心下满而硬痛，则痰涎停蓄中脘，为宿食阻格而不下，故用甘遂、硝、黄以通之。设病满而不痛，不因误下而始见，则胸胁苦满及头汗出而心下满，何尝非小柴胡证。今出于误下之后，是当与结胸同例，而为水气之成痞，故宜以半夏泻心汤，生半夏以去水，黄芩以清肺，黄连以降逆，干姜以温胃，甘草、人参、大枣以和中气。脾阳一振，心下之痞自消矣。以其有里无表，故曰柴胡不中与之。

十枣汤证治

【方证】太阳中风，下利呕逆，表解者，乃可攻之。其人漐漐汗出，发作有时，头痛，心下痞硬满，引胁下痛，干呕，短气，汗出不恶寒者，此表解里未和也，十枣汤主之。十枣汤方：芫花（熬）、甘遂、大戟等分。

【发微】发热，恶风，有汗，脉浮缓者，为中风。寒水陷于大肠，则湿渗阳明而病下利。寒水陷于胃，则少阳胆汁从胃中抗拒而为呕。虽病情兼见少阳，似在禁下之例，而部分已属阳明。阳明标热本燥，而中气则为湿，阳明不从标本而从中气，则证属湿痰。痰湿系于阳明，例得攻下。然惟发热恶风之证罢，乃可攻之。故其人汗出如潮热状，阳气上盛，故头痛。此头痛与不大便五六日之头痛同在巅上。之数者，皆可决为太阳合阳明为病。心下气阻，按之硬满，引胁下而痛，皆可决为太阳水气合三焦水道为病，而攻下必以汗出不恶寒为验。……太阳之邪，出于寒水；水气积，则吸入之气无所容，而气为之短。太阳之标为热，水气得热，蒸久成痰，欲呕而不能倾吐，则为干呕。汗出不恶寒，则外自皮毛，内达肌理，绝无外邪留恋，即此可定为表解。可见心下痞，按之硬满，痛引胁下，直里未和耳。然后用十枣汤以下其水，此亦先解其表，后攻其里之通例也。

大黄黄连泻心汤证治

【**方证**】心下痞，按之濡，其脉关上浮者，大黄黄连泻心汤主之。大黄黄连泻心汤方：大黄二两，黄连一两。

【**发微**】太阳标热，误下内陷，因成气痞。气与水合，则按之硬痛；有气无水，则按之而濡；但为气痞，故关上脉浮而不见弦紧。标热陷，则与阳明燥气相合，而大便不行，故宜大黄黄连泻心汤以泄之。

【**方证**】伤寒大下后，复发汗，心下痞，恶寒者，表未解也。不可攻痞，当先解表。表解乃可攻痞，解表宜麻黄汤，攻痞宜大黄黄连泻心汤。（此条订正）

【**发微**】伤寒大下后，标阳郁陷心下，已足成痞。复发汗以伤胃液，则胃液虚而客气益逆，标阳客气并居心下，因而成痞。虚气成痞则按之濡，加以客气上逆则按之硬。若表证已解，更不虞水气之内陷，要不妨直行攻痞。惟病者恶寒，则卫气束于表寒，其脉必见浮紧，正需麻黄汤以解皮毛，俾水气悉从汗解，然后可徐图攻痞，此亦先解其表后攻其里之例也。然则本条言解表宜桂枝汤者，直传写之误也。至于痞成于大下之后，表寒不与标阳俱陷，原属大黄黄连泻心汤证，加以发汗，胃中津液益涸，而大便不行，胃中燥气上逆，则肺与心并受灼烁，故用黄芩、黄连以清心肺，大黄以除胃实，痞乃随胃实而俱消矣。

附子泻心汤证治

【**方证**】心下痞，而复恶寒，汗出者，附子泻心汤主之。附子泻心汤方：大黄二两，黄连、黄芩各一两，附子一枚（炮，去皮，破开，煮取汁）。

【**发微**】俾阳明之火下降，而心气不足者自纾。若夫标热炽于里而上见心气之抑塞，表阳复虚于外而见恶寒汗出，是又当于芩、连、大黄引火下泄外，加炮附子一枚，以收外亡之阳，则一经微利，结热消而亡阳收矣。此仲师示人以随证用药之法。

生姜泻心汤证治

【**方证**】伤寒汗出，解之后，胃中不和，心下痞硬，干噫食臭，胁下有水气，腹中雷鸣，下利者，生姜泻心汤主之。生姜泻心汤方：生姜四两，甘草、人参各三两，干姜一两，黄芩三两，半夏半斤，大枣十二枚，黄连一两。

【**发微**】伤寒一证，恶寒无汗者，自以汗出表解为向愈之期。但汗发太过，胃中津液耗损，亦时见调胃承气之证。胃中不和，心下痞硬，干噫食臭，皆似之。但令发汗透畅，太阳水气悉由皮毛外泄，则必无未尽之水液，从三焦水道流注胁下而为胀满。亦必不至水气混杂太阴寒湿，致腹中雷鸣而下利。夫胃中胆汁生燥，故不和。胆胃上逆，则干噫食臭。太阳标热合水气结于胃之上口，故心中痞硬。水气吸于标阳，乃不能由肾下出膀胱，以致凝结于胁下。胁下固肾脏所居，输尿之关键也。水道不通，则溢入大肠，雷鸣而下利。痰饮之水流胁下，及水走肠间，沥沥有声，其证情正相类也。……阳热吸于上则水气必难下达，不去其上热，则水道不行，故用生姜泻心汤。生姜、半夏以泄上源之水，黄芩、黄连以清上焦之热，炙草、人参、干姜、大枣，以扶脾而温中，则上热去，下寒消，而水道自通矣。按：黄连汤方治，即为生姜泻心汤之变方，但以桂枝易生姜、黄芩耳。究其所以不同者，则以非芩、连并用，以肃降心肺两脏之热，而痞将

不去也。（附子泻心汤、生姜泻心汤、大黄泻心汤、甘草泻心汤并同，可见立方本旨矣）

甘草泻心汤证治

【方证】伤寒中风，医反下之，其人下利，日数十行，谷不化，腹中雷鸣，心下痞硬而满，干呕，心烦不得安。医见心下痞，谓病不尽，复下之，其痞益甚，此非结热，但以胃中虚，客气上逆，故使硬也。甘草泻心汤主之。甘草泻心汤方：甘草四两，黄芩、干姜各三两，半夏半升，黄连一两，大枣十二枚。

【发微】伤寒无表汗，则汗之以麻黄；中风表汗泄而肌理无汗，则汗之以桂枝，此仲师定法，不可变易者也。……此时下利日数十行，甚至完谷不化，腹中雷鸣，可知太阳标热，已随寒水下陷。……乃医者误以为标热内结之气痞，误用大黄泻心汤，遂致其痞益甚。……干呕者，胃中胆汁因下后生燥，无所依据而上逆也。心烦不得安者，胆火由胃底冲迫胸膈，而坐立不安也，非太阳标热，故谓之客气。仲师主以甘草泻心汤者，重用生甘草以清胃中之虚热，大枣十二枚以补胃虚，干姜、半夏以涤痰而泄水，芩、连以抑心肺两脏之热，使上热下行，水与痰俱去，则痞消于上而干呕心烦已，湿泄于下而利亦止矣。……盖肺为水之上源，肺脏热则水之上源不清，上源不清，则下游之水气不泄。此其所以芩、连并用也。

赤石脂禹余粮汤证治

【方证】伤寒，服汤药，下利不止，心下痞硬，服泻心汤已。复以他药下之，利不止。医以理中与之，利益甚。理中者，理中焦，此利在下焦，赤石脂禹余粮汤主之。复利不止者，当利其小便。赤石脂禹余粮汤方：赤石脂、太乙禹余粮各一斤。

【发微】伤寒不解其表，先攻其里，以致太阳水气，与太阴之湿混合，下利不止。下后胃虚，客气上逆，以致心下结痞硬满，此时服甘草泻心汤是也。乃服泻心汤已，痞去而利依然。医以为协热利也，复以他药下之，利仍不止。医又以为太阴寒湿也，而以理中与之，果其证属寒湿，不难得温便愈。然竟利益甚者，盖理中作用，在升清而降浊，向以虚气膨胀于胃中，阻其降浊之力，中气得温而升，胃中积垢自当从大肠下泄而无余。若下焦水气，不从肾关而出为溺，以至溢入大肠，则病不在中而在下。中气升，即下无所吸，此其所以利益甚也。大肠为水冲激，至于滑疾而不收，是当以收摄为主。赤石脂禹余粮汤既能泄湿，又复敛肠。若肠中水气无多，利当自愈。其不愈者，必肠中水气甚盛，非用五苓散开其决渎，必不能杀其冲激之力也。

旋覆代赭石汤证治

【方证】伤寒发汗，若吐、若下解后，心下痞硬，噫气不除者，旋覆代赭石汤主之。旋覆代赭石汤方：旋覆花三两，代赭石一两，人参二两，甘草三两，生半夏半升，生姜五两，大枣十二枚。

【发微】此证但见胃气不和，绝无水湿下渗之弊。然则噫气不除，其为湿痰壅阻无疑。方用旋覆、代赭以降逆，半夏、生姜以去痰，人参、甘草、大枣以补虚而和中，则湿痰去而痞自消，中脘和而噫气不作矣。惟其证情相似，故方治略同，有虚气而无实热，故但用旋覆、代赭以降逆，无须泄热之芩、连也。

桂枝人参汤证治

【方证】太阳病，外证未除而数下之，遂协热而利，利下不止，心下痞硬，表里不解者，桂枝人参汤主之。桂枝人参汤方：桂枝四两，甘草四两（炙），白术三两，人参三两，干姜三两。

【发微】太阳病，外证未除而误下之，水气与标阳俱陷心下，则为结胸。标热独陷心下，则为气痞。下后胃虚，客气上逆，则亦为气痞。但与标阳独陷心下之痞，有濡硬之别耳。若外证未除，而数下之，水气合标热同陷，遂至利下不止。寒水之气，结于胃之上口而心下痞硬，仍见发热恶风之外证，仲师特以桂枝人参汤主之。炙草、白术、人参、干姜以温胃而祛寒，桂枝助脾以发汗，而外证及里痞俱解矣。所以后纳桂枝者，以里寒重于外证，恐过煎气薄，失其发汗功用也。所以日夜三服者，则以数下之后，阳气内陷，非一剂所能开泄也。

瓜蒂散证治

【方证】病如桂枝证，头不痛，项不强，寸脉微浮，胸中痞硬，气上冲咽喉不得息者，此为胸有寒也，当吐之，宜瓜蒂散。瓜蒂散方：瓜蒂一分（熬黄），赤小豆一分。

【发微】桂枝证，发热，恶风，有汗，但头不痛，项不强，可知非卫强营弱之证，非开泄肌理之汗，所能奏效。惟寸脉微浮，则病气犹属太阳。太阳之表气，内应于肺，表寒内陷胸中，则寒痰凝结而为痞硬。痰涎阻遏，阳气欲达，乃冲激于咽喉，喘促不得息。此与小青龙汤证略相似，而未尝咳吐，痰涎有欲出不得之势，故曰：胸中有寒。有寒者，有寒痰也。寒痰阻塞胸膈，非急为之倾吐，则喘息不平，故特用瓜蒂之苦泄以涌其寒痰，香豉以散寒，赤小豆以泄湿，一吐而冲逆止矣。惟亡血家及体虚之人，则为禁例……须知吐法在《伤寒论》中，惟此一条。仲师不得已而用之，故方治后又垂戒如此。

黄芩汤、黄芩加半夏生姜汤证治

【方证】太阳与少阳合病，自下利者，与黄芩汤。若呕者，黄芩加半夏生姜汤主之。黄芩汤方：黄芩三两，甘草、芍药各二两，大枣十二枚。……黄芩加半夏生姜汤方：于前方加半夏半升，生姜三两。

【发微】太阳寒水，合手少阳三焦，下从少阴寒水之脏，输泄入太阳之腑。寒水混合脾脏之湿至中下焦，水道不通而溢入大肠，则为自利。此太阳之病合于手少阳者也。太阳标热，并水气内陷，胃底胆汁而与之相抗，则为呕逆。此太阳之病合于足少阳者也。……要惟寒水偏胜，离标阳而下趋，乃有自利之证，此时不疏脾脏之郁而补其虚，则利将不止。不抑在上之标阳，使与里寒相协，必不能载水气而俱升。黄芩汤方治，黄芩苦降以抑标阳，芍药苦泄以疏营郁，甘草、大枣甘平以补脾胃，则中气健运而自利可止。不用四逆、理中以祛寒，不用五苓以利水，此不治利而精于治利者也。寒水不足，胃燥而胆火上逆，是为心下硬。寒水内薄，胃中胆汁不能相容，是为呕。呕者，水气内陷与下利同。脾胃不和亦与下利同。其不同者，特上逆与下泄耳。故仲师特于前方加半夏、生姜，为之平胃而降逆。盖小半夏汤，在《金匮》原为呕逆主方，合黄芩以清胆火，甘草、大枣以和胃，芍药以达郁，而呕将自定。抑仲师之言曰：更纳半夏以去其水。此以去水止呕者也。

黄连汤证治

【方证】伤寒，胸中有热，胃中有邪气，腹中痛，欲呕吐者，黄连汤主之。黄连汤方：黄连、甘草、干姜、桂枝各三两，人参三两，半夏半升，大枣十二枚。

【发微】胃中原有肝胆余液，以消融水谷。胸中有热，则肺阴失降而化为湿痰。水之上源不清，湿痰入胃，胃中胆汁不受，因病呕逆。可见胸中有热，所以欲呕吐者，胆火之抗拒湿痰为之也。……若湿痰阻于上膈，气机乃不能宣达，而反郁于中脘，而下及腹部，可见胃中邪气，为脾阳不振，肝脏抑塞所致。肝乘脾脏之虚，故腹中痛也。黄连汤方治，用黄连以止呕，必用干姜、半夏以涤痰者，呕因于痰也。甘草、人参、大枣以扶脾而缓痛，必用桂枝以达郁者，痛因于郁也。此黄芩汤之大旨也。……此病源出于太阳也，标热内陷，胸中水气，蒸为湿痰，而肝胆始郁。肝胆与胃同部，余液皆入于胃，故病发于胃，皆不过相因而致病。

桂枝附子汤、桂枝附子加白术汤证治

【**方证**】伤寒八九日，风湿相搏，身体疼烦，不能自转侧，不呕，脉浮虚而涩者，桂枝附子汤主之。若其人大便硬，小便自利者，去桂枝加白术汤主之。桂枝附子汤方：桂枝四两，附子三枚（炮），大枣十二枚，生姜三两，甘草二两。……桂枝附子加白术汤方：白术四两，甘草二两，附子三枚（炮），生姜三两，大枣十二枚。……初服其人身如痹，半日许，复服之，三服尽。其人如冒状，勿怪，此以附子、术并走皮肉，逐水气未得除，故使之尔。法当加桂四两，此本方二法也。（一法去桂加术，一法加术更加桂四两）

【**发微**】表汗不彻，水气留着肌肉而为湿。风乘皮毛之虚，入犯肌肉而凝闭其腠理，则有风湿相抟之变。寒湿伤其肌肉而腠理不通，故身疼。风湿困于外，血热抗于内，故身烦。凡人以阳气通彻为生机，阴寒凝冱为死兆。无病之人身轻者，为其近阳也。垂死之人身重者，为其无阳也。风湿相抟，至于不能自转侧，身之无阳而重可知矣。是故不呕不渴，外既不达少阳之阳枢，内更不得阳明之燥化。其证为独阴无阳，脉必浮虚而涩，不惟不见邪正交争之浮紧，并不见邪正并居之浮缓，为其正气衰也。病情至此，非重用透发肌理之桂枝，不足以疏外风，非重用善走之附子，不足以行里湿。外加生姜、甘草、大枣以扶脾而畅中，使之由里达表，而风湿解矣。……白术附子汤用白术四两，取其化燥以祛肌表之湿，用附子三枚，取其善走以收逐湿之功，仍用甘草、生姜、大枣以助脾阳，使得从皮中而运行于肌表。一服觉身痹者，附子使人麻也。半日许再服者，惧正气之不支也。三服后其人如冒状者，阳气欲达而不得也。故必于加术外更加桂四两，然后阳气进肌表而出，寒湿得从汗解，表阳既通，脾气自畅，新谷既入，陈气自除，大便之坚，正不需治耳。

甘草附子汤证治

【方证】风湿相抟，骨节疼烦掣痛，不得屈伸，近之则痛剧，汗出短气，小便不利，恶风不欲去衣，或身微肿者，甘草附子汤主之。甘草附子汤方：甘草、白术各二两，桂枝四两，附子二枚（炮）。

【发微】风湿一证，起于皮毛，失治则入肌理。肌理失治，则流关节。关节失治，则久成历节。故风湿之始病，起于中风。故第一方治，即用中风之桂枝汤去芍药而加附子。所以加附子者，以其善走，停蓄不流之湿，得附子阳热之气，将挟之而俱动也。过此则由肌肉湿痹，脾胃之外主肌肉者，亦以阳气不通，日见停顿，脾不升清，胃不降浊，以致大便日坚。故第二方用中风之桂枝汤，于原方去芍药外，去桂枝加附子、白术，以补中而逐水，使中气得温而运行，则大便之坚者易去，湿之渍于肌理者，亦得从汗外解。其有不得汗而见郁冒者，则以营气太弱，不能与卫气并达皮毛之故，于是更加桂以济之。失此不治，乃由肌肉流入关节，于是有骨节疼烦掣痛，不得屈伸，近之则痛剧之证。风中于表，故汗出。湿阻于里，故短气。水湿不入肠胃，则肠胃涸而小便自利。水湿混入肠胃，则肠胃滋而小便不利。不利者，湿邪壅成垢腻，若秽浊之水，积于汗下者，然有停蓄而无旁流也。恶风不欲去衣者，风胜于表也。或身微肿者，湿胜则肿也。故风湿第三方，用中风之桂枝汤，去芍药、姜、枣而加术、附，使在里之湿，悉从腠理外泄，而病已解矣。……要知湿为独阴无阳之类，凝涩而不动……非重用善走之附子，必不能挟其所必不动者动之。失此不治，则浸成历节矣。

炙甘草汤证治

【方证】伤寒，脉结代，心动悸，炙甘草汤主之。炙甘草汤方：甘草四两，桂枝、生姜各三两，人参、阿胶各二两，大枣三十枚，麻仁、麦冬各半斤，生地黄一斤。……又名复脉汤。

【发微】此久病血虚者，心阳不振之病也。夫血统于脾，而出于胃中之水谷。胃虚则无以济生血之源，生血之源不继，则营气不足。脉见结代者，心阳不振，而脉中之血黏滞不得畅行也。故炙甘草汤，用炙草、生姜、人参、大枣和胃以助生血之源，麦冬润肺以溉心脏之燥，阿胶、生地黄以补血，桂枝以达心阳，麻仁润大肠，引中脘燥气下行，不复熏灼心脏，与麦冬为一表一里，和胃养血，则脉之结代舒。润肺与大肠，而心之动悸安。更加桂枝以扶心阳，而脉之失调者顺矣。此证或缘于久病，或得之病后，往往不能起坐，坐则头汗出，或三至一代，或五六至一代，大便累日不行。

【治验】

案例1

予于己巳四月二十一日，治古拔路叶氏女孩亲见之。盖阴伤于内，阳气外浮，阳气浮而阴液不与俱升，故脉见结代。心动悸者，心营虚而上不受肺阴之溉，下更受肠燥之逼，以致此也。三月中，章次公亦遇此证，惟大便溏泄为特异，用原方去麻仁，一剂后病良已。但当其定方之时，乡人某见而笑之，以为古方必不可治今病。夫古人治伤寒杂证之方，不可以治今日之广疮、麻风、中蛊，是已，以为不可治今日之伤寒杂证，有是理乎？敬告同人，幸弗与乡愚一辙，同类而共笑也（结代之脉，向者于姚建律师见之，用本方三五剂而结脉除，又于引线弄陆勋伯见之，陆方下利甚剧，乃用本方合附子理中大剂，五日而结脉止，利亦寻愈）。

——《伤寒发微·太阳篇》

案例2

律师姚建，现住小西门外大兴街，尝来请诊，眠食无恙，按其脉结代，约十余至一停，或二三十至一停不等，又以事繁，心常跳跃不宁，此仲师所谓"心动悸，脉结代，炙甘草汤主之"之证是也，因书经方与之，服十余剂而瘥。炙甘草（四钱），生姜（三钱），桂枝（三钱），潞党参（二钱），生地（一两），真阿胶（二钱，烊冲），麦冬（四钱），麻仁（四钱），大枣（四枚）。

——《经方实验录·中卷》

案例 3

唐（左），初诊（十月二十日）：脉结代，心动悸，炙甘草汤主之，此仲景先师之法，不可更变者也。炙甘草（四钱），川桂枝（三钱），潞党参（三钱），阿胶珠（二钱），大麻仁（一两），大麦冬（八钱），大生地（一两），生姜（五片），红枣（十枚）。

二诊（十月二十三日）：二进炙甘草汤，胃纳较增，惟口中燥而气短，左脉结代渐减，右脉尚未尽和，仍宜前法加减。加制军者，因大便少也。炙甘草（五钱），川桂枝（四钱），潞党参（五钱），阿胶珠（二钱），大熟地（一两），大麻仁（一两），麦冬（四钱），紫苏叶（五钱），天花粉（一两），生姜（三片），红枣（七枚），制军（三钱）。

——《经方实验录·中卷》

案例 4

师曰：昔与章次公诊广益医院庖丁某，病下利，脉结代，次公疏炙甘草汤去麻仁方与之。当时郑璞容会计之戚陈某适在旁，见曰：此古方也，安能疗今病？次公愆与之争。仅服一剂，即利止脉和。盖病起已四十余日，庸工延误，遂至于此。此次设无次公之明眼，则病者所受苦痛，不知伊于胡底也。

——《经方实验录·中卷》

案例 5

玉器公司陆某，寓城隍庙引线弄，年逾六秩，患下利不止，日二三十行，脉来至止无定数。玉器店王友竹介余往诊。余曰：高年结脉，病已殆矣。因参仲圣之意，用附子理中合炙甘草汤去麻仁，书方与之。凡五剂，脉和利止，行动如常。

——《经方实验录·中卷》

（二）辨阳明病脉证并治

调胃承气汤证治

【方证】阳明病，不吐不下，心烦者，可与调胃承气汤。调胃承气汤方：芒硝半斤，甘草二两（炙），大黄四两（去皮，清酒洗）。

【发微】不吐不下，似胃气尚和。然不吐不下，而见"不恶寒，反恶热，濈然汗出"之阳明病，则胃中已燥。胃系上通于心，胃中燥热，故心烦。恶人多言，不耐久视书籍，不欲见生客，似愠非愠，似怒非怒，烦出于心而所以致烦者，则本于胃中燥热。故见此证者，譬犹釜中沸水，釜底之薪不去，则沸必不停。此其所以宜调胃承气汤也。独怪近人遇此证，动称邪犯心包，犀角、羚角、至宝丹等，任意杂投，卒至胃中燥热，日甚一日，以至枯槁而死，可哀也已。

【方证】太阳病二日，发汗不解，蒸蒸发热者，属胃也。调胃承气汤主之。（此条订正）

【发微】太阳病三日，当为二日，谓七日以后也。发汗不解，却复蒸蒸发热，则病不在表而在里，胃中热而蒸逼于外也。故但需调胃承气已足消融其里热，不似有燥屎者，必需攻坚之枳实也。

【方证】伤寒吐后，腹胀满者，与调胃承气汤。

【发微】太阳将传阳明，必上湿而下燥，中气不通，上焦水液蒸化而成痰涎，胃底胆汁不能相容，乃上逆而为吐。吐后腹胀满者，湿去而燥实未减也，故亦宜调胃承气以下之。设肠胃初无宿垢，则上膈阳气既通，中气自能下达，不当见胀满之证矣。

【方证】发汗后，恶寒者，虚故也。不恶寒，但热者，实也。当和胃气，与调胃承气汤。

【发微】汗后恶寒为虚，恶热为实；虚寒者当温，实热者当泻。

【方证】太阳病未解，脉阴阳俱微，必先振栗，汗出乃解。但阳脉微者，先汗出而解。但阴脉微者，下之而解。若欲下之，宜调胃承气汤。（此条订正）

【发微】"脉阴阳俱微"者，气血俱微，即脉法所谓本虚也。至如"但阳脉微者"，阴液充足，易于蒸化成汗，故先汗出而解。"但阴脉微者"，津液不足，中脘易于化燥，故下之而解也。

【方证】太阳病，过经十余日，心下温温欲吐，而胸中痛，大便反溏，腹微满，郁郁微烦，先其时自极吐下者，与调胃承气汤，若不尔者，不可与。但欲吐，胸中痛，微溏者，此非柴胡证。以吐，故知极吐下也。（此条订正）

【发微】太阳病过经十余日，已在三候之期，病机当传阳明。心下温温欲吐者，温温如水将沸，水中时有一沤，续续上泛，喻不急也。胸为阳位，胸中阳气不宣，故胸痛。但上闭者下必不达，而大便反溏，腹微满而见溏，正系在太阴腐秽当去之象。郁郁微烦者，此即"太阳病，若吐、若下、若发汗，微烦，与小承气汤和之"之例也。然必审其先时自极吐下伤其津液者，乃可与调胃承气汤，若未经吐下，即不可与。所以然者，虑其湿热太甚，下之利遂不止也。……惟既极吐下，胃津告竭，不无燥矢，故可与调胃承气汤。

【治验】

案例 1

沈宝宝（上巳日），病延四十余日，大便不通，口燥渴，此即阳明主中土，无所复传之明证。前日经用泻叶下后，大便先硬后溏，稍稍安睡，此即病之转机。下后，腹中尚痛，余滞未清，脉仍滑数，宜调胃承气汤小和之。生川军（二钱后入），生甘草（三钱），芒硝（一钱，冲）。

——《经方实验录·上卷》

案例 2

陈右，住九亩地，年二十九岁，初诊四月十七日：十八日不大便，腹胀痛，脉洪大，右足屈而不伸，壮热，证属阳明，予调胃承气汤。生川军（三钱），生甘草（钱半），芒硝（二钱）。

二诊（四月十八日）：昨进调胃承气汤，下经四次，阳明之热上冲脑部，遂出鼻衄，渴饮，脉仍洪数，法当清热。鲜芦根（一两），天花粉（一两），地骨皮（三钱），鲜生地（六钱），生石膏（五钱），肥知母（三钱），玉竹（三钱），生草（二钱），元参（三钱）。

拙巢注：此证卒以不起，大约以下后脉大，阳气外张。与前所治之甘姓相似，盖阴从下竭，阳从上脱，未有不死者也。

——《经方实验录·下卷》

案例 3

朱右，住小北门福佑路，十月九日。自坠胎后，即病寒热往来，日夜无度发。此本麻黄桂枝各半汤证，可以一汗而愈。乃经西医用止汗截疟病之针，寒热之交作遂止，变为但热不寒。西医因验其血，谓无疟虫。病本非疟，安得有疟虫乎？自此之后，一身尽痛。经王仲奇先生通络疏风之剂，身痛愈其大半。而大便痞塞不通，今晨已发痉厥，证甚危笃，脉实大有力，加以日夜渴饮，阳明燥热显然。治宜调胃承气汤，佐以凉血通络，或可侥幸于万一。生川军（一钱），枳实（三钱），芒硝（二钱），生草（二钱），丹皮（五钱），大小蓟（各三钱），丝瓜络（一条，剪，先煎，去渣，入前药）。

——《经方实验录·中卷》

案例4

江阴街烟纸店主严姓男子，每年七月上旬，大便闭而腹痛，予每用调胃承气汤，无不应手奏效。殆亦血热太高，暑汗经其排泄，胃中易于化燥，可见此证不忌冷饮，则湿流太阴部分而兼下利，不敢饮冷，则但病大实满痛，要之为承气汤证。若仲师所云："下利已瘥，至其年月日复发为病不尽。"世岂有病根不拔，能安然眠食，待来岁今日而复发者乎？故知"病不尽"为仲师失辞，不可为训。

——《金匮发微·呕吐哕下利病脉证治第十七》

大承气汤证治

【方证】阳明病，脉迟，虽汗出不恶寒者，其身必重，短气，腹满而喘。有潮热者，此外欲解，可攻里也。手足濈然汗出者，此大便已硬也，大承气汤主之。若汗多微发热恶寒者，外未解也。其热不潮，未可与承气汤。若腹大满不通者，可与小承气汤微和胃气，勿令大泄下。大承气汤方：芒硝半斤，大黄四两（酒洗），枳实五枚（炙），厚朴半斤（炙，去皮）。

小承气汤方：大黄四两，厚朴二两，枳实三枚。

【发微】盖胃中谷气，实为生血之源。胃所以能消谷者，胆汁实为主要。胆火随卫气而动，卫气昼行于阳，自下而上，由三焦还入于胃，则能食。由心而入脑，则思虑强。夜则行于阴，自脑渐降，则思虑少。由胃而下入于肾，故不饥不渴。由肾而入膀胱，故小便多。黎明则达于宗筋，故宗筋张。浃晨而起，小便一泄其热，乃又随卫阳而上出。……脉中营气视血为强弱，胆火盛而纳谷多，富其生血之源，故脉数。胆火虚而纳谷少，生血之源不足，故脉迟。人之一身，血为最热，血分充，故里温迫水气外泄而其体轻。血液虚，故里温不胜水气，水气留着肌理而其体重。故病者因胆汁不能消谷，损其生血之源，于是因血虚而脉迟。虽汗出不恶寒，病机渐入阳明，而汗出不彻，其身必重。……惟外已解者，乃可攻里，但令手足濈然汗出，则胃液悉化为汗，不复下行滋溉。肠中大便已燥，乃可以大承气汤攻之。若汗多而微见发热恶寒，其外未解，犹为麻杏石甘汤证，承气汤不中与也。若腹大满不通，不得已而用下法，亦不过用小承气汤而止。

【方证】伤寒，若吐若下后，不解，不大便五六日，上至十余日，日晡所发潮热，不恶寒，独语如见鬼状。若剧者，发则不识人，循衣摸床，惕而不安，微喘，直视。脉弦者生，涩者死，微者但发热。谵语者，大承气汤主之。若一服利，止后服。

【发微】发端但言伤寒，以太阳病恶寒无汗言之也。伤寒将传阳明，则上湿而下燥，是故寒湿壅成痰涎，胸中痞硬，气冲咽喉而不得息，则有瓜蒂赤小豆散以吐之。内实者，调胃承气汤以下之。而太阳病依然不解，不大便五六日，上至十余日，则业经二候。日晡所发潮热，不恶寒，病状已转阳明。加以独语如见鬼状，其为谵语无疑，俗所称热病似祟也。但病有微甚，轻则谵语，剧则发狂，即不见狂，而热邪暴张，充塞脑部，蒙蔽清窍，一发即不识人。心气恍惚，则循衣摸床，惕而不安。阳热上逼于肺，则为微喘，上逼于脑则为直视。……阳气暴菀于上，脉中血液随阳而上菀，则内脏阴液尚存。一经去其胃实，便当引阳气下行，血之菀于上者，亦且随之而降，故脉弦者生。润泽为滑，枯燥为涩，涩为里虚……内脏阴液已竭，则暴出之热邪，循阳络上迫于脑者，为厥阳独行，而目系之不转为槁燥……故脉涩者死。设不大便十余日，但见潮热谵语，而无不识人、循衣摸床诸危证，则内实显然，阴液无损，直可决为大承气汤一下即愈之证。

【方证】阳明病，太阳证罢，但发潮热，手足漐漐汗出，大便难而谵语者，下之则愈，宜大承气汤。（此条订正）

【发微】此节全系正阳阳明内实之证，发端言二阳并病，此必非仲师原文，浅人因三阳合病而妄加之也。……要惟大承气汤以下之，一泄肠胃之燥热，而诸恙可愈。然则此证为正阳阳明，而非二阳并病，较然无可疑者。

【方证】阳明病，下之，心中懊𢙁而烦，胃中有燥屎者，可攻。腹微满，初头硬，后必溏，不可攻之。若有燥屎者，宜大承气汤。

【发微】下后心中懊𢙁而烦，果属虚烦，直栀子豉汤证耳。设胃中燥屎未尽，其脉必实，且日久必发谵语，此当仍用大承气汤以攻之。但腹见微满，虽大便不行，不过燥屎结于直肠之内，以上仍属溏薄，要不过脾约麻仁丸证。若辨证不精，正恐一下之后，溏泄不已，浸成寒湿之变，故仲师于下后再下，必详加审辨。

【方证】大下后，六七日不大便，烦不解，腹满痛者，此有燥屎也。所以然者，本有宿食故也，宜大承气汤。

【发微】大下后六七日不大便，设中无所苦，但得小便减少，即大便当下。惟烦热不解，腹满痛者，乃可决为阳明燥实之证。盖以本有宿食，下后未尽，与阳明燥气并居，郁久而复炽故也。此惟大承气汤，足以彻其余邪而不嫌猛峻。设畏承气猛峻，而漫用焦谷麦芽、炒莱菔子、焦六曲及栝楼、麻仁等味，则阳明伏热既不能除，肠中燥屎又不能尽，有精气日渐消耗而至死者，为可恨也。

【方证】病人小便不利，大便乍难乍易，时有微热，喘冒，不能卧者，有燥屎，宜大承气汤。

【发微】津液经硝、黄攻下，水液从大便而出，故小便不利。津液既涸……故大便乍难，小溲不利。上焦津液，当还入胃中，下溉大小肠，故大便有时而乍易。设有时微热，而不见喘冒不能卧诸证，则下后虚烦，心中懊侬者，不过栀子豉汤证，肠中绝无燥屎。惟中脘停滞，吸入之气必促，空气与里热相薄，则病喘冒。……阳热郁于中脘而气冲于脑部，故目张而不得眠……此正不待腹中满痛，已可决为当下之证，故亦宜大承气汤。

【方证】病人烦热，汗出则解。又如疟状，日晡所发热者，属阳明也。脉实者宜下之，脉虚浮者宜发汗。下之与大承气汤，发汗宜桂枝汤。

【发微】病人烦热，汗出即解，如疟状者，太阳、阳明并有之。……若日晡所发热，则属阳明。阳明之病，日晡所发热有二因：一由阳衰阴盛，地中水蒸气上出之时，病气与之反抗。一由日暮之时，草木发出炭气，病气与之化合，惟与水蒸气反抗者，不必见谵语，与草木炭气化合者，必有谵语，为其昏气重也。故同一日晡所潮热，而有胃中燥实与不燥实之别，见证同而治法不同，皆当决之于脉。脉滑大而坚实，则为大承气证，若脉但缓而不实，则为桂枝汤证。仲师言浮虚者，不过对上"脉实"言之，非虚弱之虚也。

【方证】阳明病，谵语，有潮热，反不能食者，胃中必有燥屎五六枚也，宜大承气汤。若能食者，但硬耳。（此条订正）

【发微】阳明病而见谵语潮热，其大便必硬，断未有腑气不通而能食之理。……原其意旨，不过谓潮热之时，胃中宿食，或乘未经燥实而下行，则肠胃虚，当不至恶闻食臭。今反见食而饱满，或稍稍纳谷而胀痛，则胃中宿食，必因津液外泄，化为臭秽坚实之燥屎，欲下入小肠而不得，自非用大承气汤以攻之，病必不除。若稍稍进糜粥，亦无所苦。此即谓之能食。虽潮热谵语，不过肠中便硬，胃气固无损也。此盖为小承气汤的证，故予谓"宜大承气汤"五字，当在"五六枚也"下，今在"但硬耳"下，实为传写之误。

【方证】得病二三日，脉弱，无太阳柴胡证。烦躁，心下硬，至四五日，虽能食，以小承气汤少少与，微和之，令小安。至六日，与承气汤一升。若不大便，六七日，小便数少者，虽不能食，但初头硬，后必溏，未定成硬，攻之必溏，须小便利，屎定硬，乃可攻。宜大承气汤。

【发微】此节补《太阳篇》"血弱气尽"节未备之义，特于《阳明篇》发之也。……此所谓太阳柴胡证也。夫营卫两虚之证，水气盛，则以不得标阳之化而结于胁下。水气不盛，则以胃热内炽而病烦躁。得病二三日，未过七日之期限，又未经汗吐下，必不致阴液大伤。此证初传阳明，犹当为中气用事。此时胃热上蒸，脾湿乘之，湿热交阻，气机痞塞，故心下硬满。……正恐下后阴液既亏，上膈之湿热，留积胸中而不去。故必至迟四五日，俟中脘湿邪，渐及化燥。然后，得用小承气汤以微和胃气而止其烦躁。六日复与小承气以行其大便，设大便不行，湿邪犹未化也。盖湿之郁于肠胃，若胶痰然，黏腻阻滞，冲激不去，必俟其与燥屎连结成片，乃能一攻而尽。……病至六七日，太阳之期已满，而阳明当燥，然小便既少，犹恐湿邪渗入大肠，虽久不大便，胀满而不能食，直肠虽燥，回肠中宿垢，犹不免与湿邪并居。设经误下，则湿邪终不了了，故待小便既利，然后可用大承气以攻之，则湿经化燥，乃不至下后更有余弊。

【方证】伤寒六七日，目中不了了，睛不和，无表里证，大便难，身微热者，此为实也。急下之，宜大承气汤。

【发微】目中不了了者，乃悍热之气，循眼系而上走空窍。睛不和者，脑为精髓之海，而髓之精为瞳子，悍热之气，循眼系而入脑，故睛不和。大便难而无燥屎，身微热而非壮热，故曰：无表里证。实热在里，而悍气独行于上，故谓之实。设下之不早，有脑膜爆裂而死者，故当急下。

【方证】阳明病，发热，汗多者，急下之，宜大承气汤。

【发微】阳明为病，法当多汗发热，故有发热而渴欲饮水者，有汗出多而渴者，胃中之燥不言可知。盖发热为营血热炽，汗多为卫气外张。此证阴虚阳亢，营血热甚则脾精槁，卫阳张甚则肺液枯。须知此发热汗出，为肠胃燥热蒸逼所致。譬之釜底燃薪，则釜中之水郁热沸腾，而蒸气四出，熄其薪火则沸止，而气定矣。此则急下之义也。

【方证】发汗不解，腹满痛者，急下之，宜大承气汤。

【发微】发汗不解，腹满痛，为太阳急传阳明之证。……若发汗不解，而骤见腹满痛之证，则太阳表病未去，阳明燥实已成。腹满痛，为大小肠俱隔塞不通。若不急下，燥气将由大肠蒸逼小肠，有攻之而不能动者。

【方证】腹满不减，减不足言，当下之，宜大承气汤。

【发微】腹满一证，寒与宿食之辨耳。腹满不关宿食，则按之不痛，证属虚寒，且寒甚则满，得温必减。故腹满时减者，当与温药，四逆汤其主方也。惟腹满不减则为实，按之必剧痛，即或大小溲时通，有时略减，特减亦甚微，不足言减。宿食之停贮大小肠者，则固依然不去，故宜大承气以下之，而病根始拔。

【方证】阳明少阳合病，必下利，其脉不负者，为顺也。负者，失也。

互相克贼，名曰负也。脉滑而数者，有宿食也，当下之。宜大承气汤。

【发微】阳明少阳合病，必自下利者，胃底胆汁合胃中宿垢而下陷也。《少阴篇》"少阴病，自利清水色纯青"者即此证。色纯青为胆汁，胆主疏泄，故必自利。其脉不负者为顺，盖惟见弦急滑数而不见少阴微细之脉，犹为少阳阳明正脉。夫少阴负跌阳为顺，即跌阳负少阴为逆，为其水寒而中阳败也。且少阳负跌阳为顺，即跌阳负少阳为逆，为其中气不和而胆火上逆也。惟脉滑而数，乃为阳明正脉，而不见少阳之弦急，并不见少阴之微细，乃为有宿食之脉。《金匮》云：下利脉滑者，当有所去，大承气汤主之。此即其脉不负之说也。

【方证】汗出谵语者，以有燥粪在胃中，此为风也。须下之，下之则愈，宜大承气汤。过经乃可下之，下之若早，语言必乱，以表虚里实故也。（此条订正）

【发微】盖此为太阳中风传入阳明之证，中风本发热有汗，其表自疏，汗液外泄，不待一候之期，胃中即能化燥。过经为太阳证罢，不恶风之谓也。……汗出原属表虚，胃燥本为里实，若谓表虚里实为不当早下，岂一候已过，而作再经，即不为表虚里实乎！……盖仲师所谓表虚，特以太阳风邪未解言之。风主疏泄，故汗常出而表之为虚。若风邪外解，即表汗当止，但存里实，肌腠之间即不为风邪留恋，乃不至随下后虚气上攻，神经卒然瞀乱。故前此之谵语，出于胃中燥热。后此语言之乱，由于风邪未解，并下后燥气而上攻。……此即表解乃可攻里之义也。

【方证】汗家重发汗，必恍惚心乱，小便已，阴疼，宜大承气汤。（此条订正）

【发微】汗家，非中风有汗之证。中风之证，当云风家。汗家云者，以阳明多汗言之也。阳明有余之证，复发汗以劫胃中之液，则胃中燥气上薄于脑，而心神为之不宁。……若胃中燥热上薄，则心神所寄欲静而不得，于是恍惚心乱，遂发谵语，则论中"恍惚心乱"四字，直以谵语当之。所谓胃中水竭，必发谵语也。……盖汗后，重发汗必大肠燥实，燥气熏灼于前阴，故小便短赤而阴疼。此为大承气的证，予亲验者屡矣。

【验案】

案例1

方左，病延二候，阙上痛，渴饮，大便八日不行，脉实，虽今见心痛彻背，要以大承气汤主治。生川军（四钱，后入），小枳实（四钱），中川朴（一钱），芒硝（二钱，后入），全栝楼（五钱）。

拙巢注：下后胸膈顿宽，惟余邪未尽，头尚晕，乃去硝、黄，再剂投之，即愈。

——《经方实验录·上卷》

案例2

若华忽病头痛，干呕，服吴茱萸汤，痛益甚，眠则稍轻，坐则满头剧痛，咳嗽引腹中痛，按之，则益不可忍，身无热，脉微弱，但恶见火光，口中燥，不类阳明腑实证状。盖病不专系肠中，而所重在脑，此张志聪所谓阳明悍热之气上循入脑之证也。按即西医所谓脑膜炎之类。及其身无热，脉微弱之时，而急下之，所谓釜底抽薪也。若身有大热，脉大而实，然后论治，晚矣。生川军（三钱），芒硝（三钱），枳实（四钱），厚朴（一钱）。

曹颖甫曰：阳明证之头痛，其始则在阙上，甚则满头皆痛，不独承气汤证有之，即白虎汤证亦有之。且阳明腑实证燥气上冲，多致脑中神经错乱，而见谵语头痛。或反在大便之后，无根之热毒上冒，如大便已、头卓然而痛，可证也。惟肠中有湿热蕴蒸，其气易于犯脑，为水气易于流动，正如汤沸于下，蒸气已腾于上，不似燥矢之凝结必待下后而气乃上冲也。此证但下浊水，即可证明湿热之蕴蒸阳明。不然，目中不了了，无表里证，大便难，身微热者，何以法当急下乎？

——《经方实验录·上卷》

案例3

予尝诊江阴街肉庄吴姓妇人，病起已六七日，壮热，头汗出，脉大，便闭，七日未行，身不发黄，胸不结，腹不胀满，惟满头剧痛，不言语，眼张，瞳神不能瞬，人过其前，亦不能辨，证颇危重。余曰：目中不了了，睛不和，燥热上冲，此《阳明篇》三急下证之第一证也。不速治，病不可为矣。于是遂书大承气汤方与之。大黄（四钱），枳实（三钱），川朴（一钱），芒硝（三钱），并嘱其家人速煎服之，竟一剂而愈。

盖阳明燥气上冲颠顶，故头汗出，满头剧痛，神识不清，目不辨人，其势危在顷刻。今一剂而下，亦如釜底抽薪，泄去胃热，胃热一平，则上冲燥气因下无所继，随之俱下，故头目清明，病遂霍然。非若有宿食积滞，腹胀而痛，壮热谵语，必经数剂方能奏效，此缓急之所由分。是故无形之气与有形之积，宜加辨别，方不至临诊茫然也。

——《经方实验录·上卷》

案例4

陈姓少年住无锡路矮屋，年十六，幼龄丧父，惟母是依，终岁勤劳，尚难一饱。适值新年，贩卖花爆，冀博微利。饮食失时，饥餐冷饭，更受风寒，遂病腹痛拒按，时时下利，色纯黑，身不热，脉滑大而口渴。家清寒，无力延医。经十余日，始来求诊。察其证状，知为积滞下利，遂疏大承气汤方，怜其贫也，并去厚朴。计大黄四钱，枳实四钱，芒硝三钱。书竟，谓其母曰：倘服后暴下更甚于前，厥疾可瘳。其母异曰：不止其利，反速其利，何也？余曰：服后自知。果一剂后，大下三次，均黑粪，干湿相杂,利止而愈。此《金匮》所谓"宿食下利,当有所去,下之乃愈,宜大承气汤"之例也。

——《经方实验录·上卷》

案例 5

此证余向在四明医院亲见之。其始病,余未之见,及余往诊,已满口烂赤。检其前方,则为最轻分量之桂枝汤,案中则言恶寒。夫病在太阳而用桂枝,虽不能定其确当与否,然犹相去不远。既而病转阳明,连服白虎汤五剂,前医以为不治。老友周肖彭嘱余同诊。问其状,昼则明了,暮则壮热,彻夜不得眠。夫营气夜行于阳,日暮发热属血分,昼明夜昏与妇人热入血室同。热入血室用桃核承气,则此证实以厥阴而兼阳明燥化。病者言经西医用泻盐下大便一次,则中夜略能安睡。诊其脉,沉滑有力。余因用大承气汤,日一剂,五日而热退。肖彭以酸枣仁汤善其后,七日而瘥。

曹颖甫曰:口伤烂赤,胃热也;大便燥结,肠热也。手足阳明俱热,不急泻之,病何能去?……《伤寒论》曰:"厥应下之,而反发汗者,必口伤烂赤。"按:寒郁于外,热伏于里,则其证当俟阳热渐回而下之,俾热邪从下部宣泄,而病愈矣。若发其汗,则胃中液涸,胆火生燥,乃一转为阳明热证,为口伤烂赤所由来。此正与反汗出,而咽痛、喉痹者同例。由其发之太过,而阳气上盛也。

——《经方实验录·上卷》

案例 6

予子湘人辛未六月,在红十字会治一山东人,亲见之。一剂后不再来诊,盖已瘥矣。壬申六月,复见此人来诊。诊其脉,洪大而滑疾,已疏大承气汤方治矣。其人曰:去岁之病,承先生用大黄而愈。湘人告以亦用大黄,其人欣然持方去,不复来,盖又瘥矣。

血热壮盛之人,遇天时酷蒸,往往以多汗而胃中化燥,始则大便不行,继则口燥饮冷。夏令伏阴之体，饮冷太暴，或且转为下利。究之利者自利，胃中燥实依然不去，故仍宜用大承气汤以下之。

——《经方实验录·下卷》

案例7

同乡姻亲高长顺之女嫁王鹿萍长子，住西门路，产后六七日，体健能食，无病，忽觉胃纳反佳，食肉甚多。数日后，日晡所，觉身热烦躁，中夜略瘥，次日又如是。延恽医诊，断为阴亏阳越。投药五六剂，不效。改请同乡朱医，谓此乃桂枝汤证，如何可用养阴药？即予轻剂桂枝汤，内有桂枝五分，白芍一钱。二十日许，病益剧。长顺之弟长利与余善，乃延余诊。知其产后恶露不多，腹胀，予桃核承气汤，次日稍愈。但仍发热，脉大，乃疑《金匮》有产后大承气汤条，得毋指此证乎？即予之，方用：生大黄（五钱），枳实（三钱），芒硝（三钱），厚朴（二钱）。方成，病家不敢服，请示于恽医。恽曰：不可服。病家迟疑，取决于长顺。长顺主与服，并愿负责。服后，当夜不下，次早，方下一次，干燥而黑。午时又来请诊，谓热已退，但觉腹中胀，脉仍洪大，嘱仍服原方。实则依余意，当加重大黄，以病家胆小，姑从轻。次日，大下五六次，得溏薄之黑粪，粪后得水，能起坐，调理而愈。独怪近世医家遇虚羸之体，虽大实之证，不敢竟用攻剂。不知胃实不去，热势日增，及其危笃而始议攻下，惜其见机不早耳！

曹颖甫曰：产后宜温之说，举世相传，牢不可破。而生化汤一方，几视为金科玉律，何怪遇大实大热之证，而束手无策也。大凡治一病，必有一病之主药，要当随时酌定，不可有先入之见。甚有同一病证，而壮实虚羸之体不当同治者，此尤不可不慎也。

——《经方实验录·下卷》

案例8

陈左，住马浪路，十四岁，初诊（八月十七日）：发热有汗，阙上痛，右髀牵掣，膝外廉痛，时欲呕，大便不行，渴饮，舌苔黄燥，腹满，脉滑，阳明证备，于法当下，宜大承气汤加黄连。生锦纹军（四钱，后入），枳实（四钱），中朴（钱半），芒硝（三钱，冲服），淡吴萸（五分），细川连（二分）。

二诊（八月二十日拟方）：下后，但见燥矢，阙上仍痛，时欲吐，痰多，是阳明燥气未尽，上膈津液化为痰涎也，宜小半夏加硝黄。制半夏（四钱），生川军（三钱，后入），芒硝（钱半，冲），生姜（五片）。

三诊（八月二十二日）：进小半夏合承气，下后，热除，痛止，知饥。经食煮红枣八枚，顿觉烦闷，夜中谵语不休，甚至昏晕。此特下后肠中燥热上熏脑部，而又发于下后，要为无根毒热，不足为患。夜不能寐，当用酸枣仁汤加减。酸枣仁（五钱），辰砂（五分），潞党参（三钱），知母（三钱），天花粉（一两），生姜（三片），红枣（三枚）。

四诊（八月二十三日拟方）：阳明之热未清，故尚多谵语，阙上痛，渴饮，宜白虎汤加味。生石膏（八钱），知母（四钱），生甘草（二钱），天花粉（一两），洋参片（五钱），滑石（六钱），粳米（一撮），牡蛎（二两，生，打，先煎）

五诊（八月二十四日）：服人参白虎汤加味，渴饮，阙上痛定，夜无谵语，今尚微渴，饮粥汤便止，仍宜前法。生石膏（一两），知母（三钱），生草（三钱），天花粉（一两），北沙参（八钱），潞党参（五钱），块滑石（一两），左牡蛎（二两，先煎）。

拙巢注：此证不大便二十余日，始来就诊，两次攻下，燥热依然未尽。予所治阳明证未有若此之重者，自十七日至今，前后凡八日，方凡五易，始得出险。此与三角街吴姓妇相似，盖郁热多日，胃中津液久已告竭也。

曹颖甫曰：此证下后，湿痰未去。二诊悬拟方，因病家来告贫苦，减去厚朴，以致湿热留于上膈。三诊，但治不寐，未尝顾及阳明实证。下后胃热未除，以致病根不拔，诚如佐景所言。盖胃不和，固寐不安也。附志于后，以志吾过，而警将来。曾记八年以前，同乡周巨臣绍介一汪姓病人，初诊用生大黄四钱，厚朴二钱，枳实四钱，芒硝三钱，其人病喘不得眠，壮热多汗，脉大而滑，下后稍稍安眠，而时吐黄浊之痰，予用承气汤去大黄，加皂荚末一钱，二剂而愈，与此证相似，并附存之。

——《经方实验录·下卷》

案例9

陆左，初诊（三月二十二日）：阳明病，十日不大便，恶气冲脑，则阙上痛，脑气昏，则夜中谵语，阳明燥气熏灼，则右髀牵掣，膝屈而不伸，右手亦拘挛，夜不安寐，当急下之，宜大承气汤。生川军（四钱，后入），枳实（三钱），中朴（一钱），芒硝（三钱，冲服）。

拙巢注：此证服药后，夜中大下二次，稍稍安睡。二诊、三诊用白虎汤为主，以其右手足不伸，而加芍药，以其渴饮，而加天花粉。三诊后，闻延张衡山两次，又以无效中止。三十日后，闻其恶热甚，家人饮以雪水，颇安适，此即"病人欲饮水者，少少与之，即愈"之证也。予为之拟方用生石膏二两，知母五钱，生甘草三钱，西洋参一钱，和米一撮，煎汤。服后，病者甚觉清醒。四月一日服二煎，至午后，病者忽然寒战，闭目若死，既而壮热汗出，此当在《伤寒论》战而汗出之例，非恶候也。

续诊（四月六日拟方）：此证自三月二十二日用大承气汤下后，两服凉营清胃之剂，不效。其家即延张衡山二次，不效中止。后于三十日闻其恶热渴饮，用白虎加人参汤，至一日战而汗出，意其愈矣。至四日，病家谓其右手足不伸而酸痛，为之拟方用芍药甘草汤加味（赤、白芍各一两，炙甘草五钱，炙乳、没各三钱，丝瓜络三钱），手足乃伸。今日病家来，云能食，但欲大便不得，小便赤，更为之拟方……生川军（一钱五分），芒硝（一钱，冲），生甘草（二钱）。

拙巢注：下后诸恙悉愈，胃纳大畅。

——《经方实验录·下卷》

案例10

陆左，八月二十九日，住大兴街。伤寒八九日，哕而腹满，渴饮，小便多，不恶寒，脉急数，此即仲师所谓知其何部不利，利之而愈之证也。生锦纹军（三钱，后入），生甘草（二钱），枳实（二钱），芒硝（二钱，冲服）。

拙巢注：此证下后，呃不止，二日死。

——《经方实验录·下卷》

案例11

于昔治肉庄范阿良妇十五日不大便，终日呕吐，渴而饮水，吐尤甚。予诊其脉洪大而实，用大承气汤，生军三钱，枳实三钱，川朴二钱，芒硝三钱。以其不能进药也，先用吴萸三钱，令其煎好先服，一剂愈。

——《经方实验录·下卷》

案例12

治菜市街福兴祥衣庄男子，大热，脉实，大便七日不行，亦以其茶水入口即吐也，先用姜汁半夏三钱，吴萸一钱，川连三分，令其先行煎服，然后用大黄三钱，枳实四钱，厚朴一钱，芒硝三钱，亦以一剂愈。盖见呕吐者易治，见哕逆者难治，世有能治此者，吾当北面事之。

——《经方实验录·下卷》

案例13

甘右，初诊（四月八日）：阳明病，十四日不大便，阙上痛，谵语，手足潶然汗出，脉滑大，宜大承气汤。生川军（五钱，后入），枳实（四钱），川朴（钱半），芒硝（三钱，冲服）。

二诊（四月九日）：下经三次，黑而燥，谵语如故，脉大汗出，前方加石膏知母：石膏（一两），知母（五钱），加入前方中。

三诊（四月十日）：两次大下，热势渐平，惟下后津液大伤，应用白虎加人参汤，无如病家贫苦，姑从生津着意。生石膏（五钱），知母（三钱），生草（二钱），天花粉（一两），北沙参（一两），元参（三钱），粳米（一撮，先煎）。

拙巢注：此证当两次下后，脉仍洪大，舌干不润，竟以津液枯竭而死，可悲也。

——《经方实验录·下卷》

案例14

友人施君，崇明人也，服务上海电报局。甲戌孟秋某晚，匆匆邀诊乃弟病。入其室，见病者仰卧榻上。叩其所苦，绝不应。余心异之。私谓施君曰：乃弟病久耳聋，无所闻乎？抑舌謇不能言乎？则皆曰：否。余益惊异。按其脉，一手洪大，一手沉细，孰左孰右，今已莫能记忆。因询家人以致病之由。曰：渠前任某军电职，因事受惊，遂觉神志恍惚。每客来，恒默然相对，客去，则歌唱无序。饮食二便悉如常人，惟食时阙上时有热气蒸腾，轻则如出岫朝云，甚则如窑中烟，状颇怪特。前曾将渠送往本市某著名医院诊治，经二十余日，医者终不识其为何病，既无术以疗，故于昨日迁出，请先生一断。余细按其腹，绝不胀满，更不拒按。沉思良久，竟莫洞其症结。于是遂谢不敏，赧然告辞。越日，施君告余曰：舍弟之病，昨已延曹颖甫先生诊治。服药后，大泄，阙上热气减。余闻而愕然，遂急访之，并视所服方。忆其案尾略曰：此张仲景所谓阳明病也，宜下之，主以大承气汤。方为生大黄（三钱），枳实（三钱），芒硝（三钱，冲），厚朴（一钱）。又越数日，余再晤施君，悉其弟服药后，已能起床，且不歌唱。惟两肋胀痛，经曹师诊治，顷又愈矣。审其方，乃小柴胡汤也。柴胡（三钱），黄芩（三钱），党参（三钱），半夏（三钱），生姜（三片），大枣

（十二枚），甘草（二钱）。嗣是施君之弟似可告无恙矣，顾尚苦自汗，精神不振。

又经曹师投以桂枝加龙牡汤，一剂而愈。川桂枝（三钱），大白芍（三钱），生草（二钱），生姜（三片），大枣（十二枚），花龙骨（五钱），煅牡蛎（五钱，以上二味先煎）。

自此以后，健康逾常人。一日与兄俱出，值余于途，各微笑颔首以过。翌日遇施君，问其弟昨日途间作何语。施曰：无他。固诘之，乃笑曰：彼说吾兄脉理欠精耳。余不禁重为赧然。于是深服吾师医术之神，遂执贽而列门墙焉。

——《经方实验录·下卷》

小承气汤证治

【方证】阳明病，潮热，大便微硬者，可与大承气汤。不硬者，不可与之。若不大便六七日，恐有燥屎，欲知之法，少与小承气汤，汤入腹中，转矢气者，此有燥屎也，乃可攻之。若不转矢气者，此但初头硬，后必溏，不可攻之。攻之，必胀满不能食也。欲饮水者，饮水则哕。其后发热者，必大便复硬而少也，以小承气汤和之。不转矢气者，慎不可攻也。

【发微】近代医家，每有试药之法，审断不确，先用轻剂以尝之，辨证既精，然后改用重剂。虽未免徘徊观望，然亦慎重生命之道也，此节实即试药之法。盖阳明为病，惟热发而汗泄者，方可与论大便燥实与否，而后攻之以大承气。若但有潮热而大便不坚，未足言攻下也。不大便六七日，似可以攻下矣，然肠中燥实与否，尚未可定，而必先用小承气以尝之。服药后，肠中苟已燥结，大便当下不下，而但转矢气，则燥实显然，然后用大承气汤，可以一下而愈。若不转矢气，而大便初硬后溏，虽外见阳明之燥，中实含太阴之湿，以里湿之证，又经妄下，甚之以虚寒，则湿之所聚，腹必胀满。胃气虚寒，食入则吐，下湿上燥，渴欲饮冷，入咽即病哕逆，后文所谓：胃中虚冷不能食者，饮水则哕，即此证也。

【方证】阳明病，其人多汗，以津液外出，胃中燥，大便必硬，硬则谵语，小承气汤主之。若一服谵语止者，更莫复服。

【发微】阳明为病，法当多汗，为其热盛也。水气外泄，则胃液内燥，不能由小肠渗入大肠，而大便因硬。燥气上蒸，则脑中清窍蒙翳，发为谵语。此证不因吐而起，内脏精气未伤，故攻下较易，更不需大承气汤，即改用小承气。一服而谵语止，即不妨弃其余药，盖以视前证为尤轻故也。

【方证】太阳病，若吐，若下，若发汗后，微烦，小便数，大便因硬者，与小承气汤和之，则愈。

【发微】此太阳之病可吐下发汗而解也。惟吐下与汗，皆伤阴液，心营不足，或不免于内烦，使小便不数，虽至懊侬，栀豉汤足以解之。惟小便数而大便因硬，积久将成内实，但因小便数而大便难者，究与阳明壮热而致小便数者有别，故但用小承气汤和之即愈，不待芒硝之咸寒也。

【方证】阳明病，谵语，发潮热，脉滑而疾者，小承气汤主之。因与承气汤一升，腹中转矢气者，更服一升。若不转矢气，勿更与之。明日不大便，脉反微涩者，里虚也，为难治，不可更与承气汤。

【发微】内脏有所停蓄，则其脉滑。是故上膈有湿痰者滑，妇人妊娠者滑，肠胃宿食不去者滑。《金匮·宿食篇》云：下利，脉滑者，当有所去，大承气汤主之。即此例以推之，则脉滑之可攻，决然无可疑者。……盖谵语为大便心硬之证，大便之硬为小承气汤之证，然犹必稍稍予之，以验转矢气与否。若转矢气续进一升，大便即当自下。若不转矢气而脉反微涩，则肠内津液本虚，此即上"脉涩则死"之证，虽欲攻之而不为动也。愚按：

大便欲行，则脉当跳动，上出鱼际，断无大便欲行而脉反见涩之理。脉反微涩者，肠内绝无余润，燥矢结如羊矢马粪者，一如顽石之不转。曰不可更与承气汤者，言无济也。治之者用皂矾半斤，开水泡，倾入净桶，乘热坐于其上，其气由肛门熏入，肠内燥矢，必化水而下。尝见乡人忌临家肥田之粪，投皂矾于粪池，一夕悉化为水。苟能依法用之，或能于不治之证，救活一二，盖亦莫大功德也。

【治验】

史左，阙上痛，胃中气机不顺，前医投平胃散不应，当必有停滞之宿食，纳谷日减，殆以此也，拟小承气汤以和之。生川军（三钱，后入），中川朴（二钱），枳实（四钱）。

拙巢注：服此应手。

　　　　　　　　　　　　　　　　　　　——《经方实验录·上卷》

白虎汤证治

【方证】阳明病，腹满，身重难以转侧，口不仁，面垢，遗尿，发汗则谵语，下之则额头上生汗，手足厥冷，若自汗出者，白虎汤主之。（此条订正）白虎汤方：知母六两，石膏一斤，甘草二两，粳米六合。

【发微】夫脉浮紧属太阳，咽燥口苦属少阳，不恶寒反恶热属阳明。此三者，皆三阳篇提纲，固当为三阳合病。……夫阳明之中气为太阴，太阳将传阳明，必上湿而下燥，故有脉迟、汗出、不恶寒者，亦必有身重、短气、腹满而喘诸证。为其太阳表汗未尽，内并太阴之湿而未易化燥也。湿热内蕴，上冒咽喉而出，则口中糜碎，舌苔干腻而厚，至不能辨五味，下逼于肾、膀，则小溲不禁。此时若发其汗，则胃中燥热上攻脑部，必至心神恍惚，发为谵语。若用硝、黄以下之，则浮热上冒阳明经脉入脑之处，而额上生汗。……阳明胃中燥实，则阙上痛，故误下后，浮热上冒则阙上生汗。……误下后脾胃阳虚，故手足逆冷，故欲救谵语之逆，宜小承气。

欲救四肢逆冷，宜四逆、理中。盖此证不当急治，必待自汗出，然后可用白虎汤泄肌理之湿热，俾从汗解，此亦有潮热乃可攻里之例也。

【方证】伤寒脉浮滑，此表有寒，里有热，白虎汤主之。（此条订正）

【发微】脉浮为表邪未尽，滑则为湿与热。以证情准之，当云："表有寒，里有热。"本条言表有热里有寒，则传写之误也。惟白虎汤方治，里热甚于表寒者宜之。若表寒甚而里热微者，要以越婢及大青龙、麻杏石甘诸方为主，石膏、知母不当妄用。……若夫表寒垂尽，里热已炽，乃能用清凉透肌之石膏，驱里热由肌出表，其病遂解。此正"燥渴，心烦，背微恶寒，白虎加人参汤主之"之例也。

【治验】

案例1

住三角街梅寄里屠人吴某之室，病起四五日，脉大身热，大汗，不谵语，不头痛，惟口中大渴。时方初夏，思食西瓜，家人不敢以应，乃延予诊。予曰：此白虎汤证也。随书方如下：生石膏（一两），肥知母（八钱），生甘草（三钱），洋参（一钱），粳米（一小杯）。服后，渴稍解。知药不误，明日再服原方。至第三日，仍如是，惟较初诊时略安，本拟用犀角地黄汤，以其家寒，仍以白虎原剂，增石膏至二两，加赤芍一两，丹皮一两，生地一两，大小蓟五钱，并令买西瓜与食，二剂略安，五剂全愈。

——《经方实验录·上卷》

案例2

江阴缪姓女，予族侄子良妇也，自江阴来上海，居小西门寓所，偶受风寒，恶风自汗，脉浮，两太阳穴痛，投以轻剂桂枝汤，计桂枝二钱，芍药三钱，甘草一钱，生姜二片，大枣三枚。汗出，头痛差，寒热亦止。不料一日后，忽又发热，脉转大，身烦乱，因与白虎汤。生石膏（八钱），知母（五钱），生草（三钱），粳米（一撮）。服后，病如故。次日，又服白虎汤，孰知身热更高，烦躁更甚，大渴引饮，汗出如浆。又增重药量，为石膏二两，知母一两，生草五钱，粳米二杯，并加鲜生地二两，天花粉一两，大、小蓟各五钱，丹皮五钱。令以大锅煎汁，口渴即饮。共饮三大碗，神志略清，头不痛，壮热退，并能自起大小便。尽剂后，烦躁亦安，口渴大减。翌日停服，至第三日，热又发，且加剧，周身骨节疼痛，思饮冰凉之品，夜中令其子取自来水饮之，尽一桶。因思此证乍发乍止，发则加剧，热又不退，证大可疑。适余子湘人在，曰：论证情，确系白虎，其势盛，则用药亦宜加重。第就白虎汤原方，加石膏至八两，余仍其旧。仍以大锅煎汁冷饮。服后，大汗如注，湿透衣襟，诸恙悉除，不复发。惟大便不行，用麻仁丸二钱，芒硝汤送下，一剂而瘥。

——《经方实验录·上卷》

白虎加人参汤证治

【方证】若渴欲饮水，口干舌燥者，白虎加人参汤主之。白虎加人参汤方：知母六两，石膏一斤，甘草二两，粳米六合，人参二两。

【发微】津液内伤，则以清胃热生津液主治，故宜白虎加入参汤。用人参者，为燥气留于气分也。

【方证】伤寒，若吐若下后，七八日不解，热结在里，表里俱热，时时恶风，大渴，舌上干燥而烦，欲饮水数升者，白虎加人参汤主之。

【发微】太阳标热结在中脘，而表热依然不解，此为太阳阳明合病。时时恶风者，表热甚而皮毛开泄，外风乘之而不能受也，此为太阳未解之明证。大渴，舌上干燥而烦，欲饮水数升者，中脘之阳热，因津液少而益炽，此为病传阳明之明证。惟仲师主以人参白虎汤，有似专治里热而不关太阳者，不知石膏之质中含硫养，凉而能散，有透表解肌之力。外感有实热者用之，近人张锡纯之言可信也。但石膏性本微寒，欲彻表里之热者，最少亦需鸡子大一枚，否则无济，若煅而用之，则尤为谬妄。盖白虎汤方治，要为偏于阳热而设，且以吐下伤津液之后，始用人参，故同为太阳阳明合病。太阳表病重于里热者，则宜桂枝加葛根汤；阳明里热重于太阳者，则宜白虎加人参汤。夫各有所当也。

【方证】伤寒，无大热，口燥渴，心烦，背微恶寒者，白虎加人参汤主之。

【发微】伤寒无大热，胃家未实，潮热不甚可知。口燥渴，心烦，则阳明里热而兼液亏之证。背微恶寒，则太阳未罢之兼证也。惟其里热甚而表寒微，故清里即所以透表，更无须解肌之桂枝。此与上一条略相似而微有不同，盖津液有因吐下而虚者，有不待吐下而津液本虚者，治法固然不同也。

【方证】伤寒脉浮，发热，无汗，其表不解，不可与白虎汤。渴欲饮水，无表证者，白虎加人参汤主之。

【发微】脉浮为太阳肌表证，伤寒、中风之所同也。若发热无汗，其表不解，直可决为太阳伤寒矣。此时急以麻黄汤发汗，剂量太轻，犹恐不逮。温散肌理之桂枝汤，且在禁例，而况辛凉透肌之白虎汤乎？一经误用，不惟遏寒邪外出之路，抑且表里俱寒，此其所以不可与也。故惟渴欲饮水，无表证者，乃可与人参白虎汤。所以然者，为其热郁于胃，使得从所主之肌理而外泄也。

【方证】服桂枝汤，大汗出后，大烦，渴不解，脉洪大者，白虎加人参汤主之。

【发微】夫大汗之后，营阴苟略无耗损，则当外安静而内润泽。今乃心神烦冤，大渴引饮，则太阳寒水外尽，阳明燥气内张，心营被灼，故大烦。胃液顿涸，故大渴。方用石膏、知母以除烦，生甘草、粳米加人参以止渴，而烦渴解矣，此白虎汤加人参之旨也。

猪苓汤证治

【方证】若脉浮，发热，渴欲饮水，小便不利者，猪苓汤主之。猪苓汤方：猪苓、茯苓、泽泻、滑石、阿胶各一两。

【发微】热浮于外，水郁于里，则以导水邪、清血热主治，故宜猪苓汤，用阿胶者，为湿热留于营分也。

【方证】阳明病，汗出多而渴者，不可与猪苓汤，以汗多胃中燥，猪苓汤复利其小便故也。

【发微】阳明为病，法本多汗；汗多而渴，胃中津液已伤。此本白虎加人参汤证，一以清其胃热，一以养其津液，其病当已。……若汗多胃燥之证，更与猪苓汤利其小便，轻则大便必硬，重则胃中燥实，发为谵语，此不可以不慎也。

四逆汤证治

【方证】脉浮而迟，表热里寒，下利清谷者，四逆汤主之。

【发微】夫脉浮为表热，迟为里寒。里寒者，胃中虚也。胃虚则脾湿聚之，脾湿重滞，由小肠下陷大肠，乃并胃中未化之谷食，倾泄而出。此时手足厥逆，冷汗出，胃中阳气垂绝。若不急温之，危在旦夕，故必用大剂四逆汤以回中阳，乃得转危为安，慎不可以生附子一枚为太重而减其剂量也。

栀子豉汤证治

【方证】阳明病，下之，其外有热，手足温，不结胸，心中懊恼，饥不能食，但头汗出者，栀子豉汤主之。

【发微】但见心中懊侬，饥不欲食，但头汗出，直是气分之余邪，初非实证可比。胃中肝胆之液，因下后见损，阳明浮火，由胃络上冲于心，则心中懊侬。胃因下后空虚则易饥。消磨水谷之胃液，因下后见少，中气痞闷，上不得噫嗳呵欠，下不得转矢气，故饥不能食。但头汗出者，下后虚阳上僭，胆胃之热，独行脑部故也。以其余邪独留气分，故但需栀子以清里，豆豉以疏表，而诸恙可愈。故知病后余热，因正气未复，逗留中脘，外及肌表者，正不需白虎、泻心诸汤，即轻剂亦当奏效也。

【方证】三阳合病，脉浮而紧，咽燥口苦，腹满而喘，发热汗出，不恶寒，反恶热，身重。若发汗则燥，心愦愦，反谵语。若加温针，必怵惕烦躁，不得眠。若下之，则胃中空虚，客气动膈，心中懊侬，舌上苔者，栀子豉汤主之。（此条订正）

【发微】要之此证为湿热内蕴，试观土润溽者，则地生苔藓，故验其舌生黄腻之苔，即为湿热之明证，但须栀豉汤轻剂，以清里疏表，而湿热已解。盖此证全属气分，虽曰三阳合病，究非实热可比。《太阳篇》云：发汗吐下后，虚烦不得眠。剧者必反复颠倒，心中懊侬，栀子豉汤主之。救逆之法，与此条正相类也。

小柴胡汤证治

【方证】阳明病，发潮热，大便溏，小便自可，胸胁满而不去者，小柴胡汤主之。

【发微】日晡阳衰，地中水气被日中时阳气蒸薄，至阳衰时始得上腾，阳明燥热之气，往往格拒不受，发潮热多见于此时者，病气为之反抗也，故发潮热为阳明必有之证。大便溏则肠胃不燥，小便自可则下焦肾、膀自通，肠胃不燥则湿从下泄，而胸满者当去。肾、膀通畅，则水道不瘀而胁满亦当去。而卒不去者，此非水湿停蓄，乃太阳标热之气，郁于胸胁而不能外达也。故必用小柴胡汤以解其外，不惟标热之郁陷者可解，即下陷之水湿，亦且从汗解矣。

【方证】阳明病，胁下硬满，不大便而呕，舌上白苔者，可与小柴胡汤。上焦得通，津液得下，胃气因和，身濈然汗出而解也。

【发微】太阳寒水之气，格于肾、膀而不得下行，则胁下为之硬满。水气结于下焦，不能滋溉肠胃，故不大便。胃以燥而不和，胆火从而上逆，故呕。舌上白苔，则为阳气虚微，故虽不大便，断无可攻之理。要惟有小柴胡汤，发内陷之水气以达于上焦，俾津液之上出者，还入胃中；胃气得和，则胆火平而呕吐当止。大便之不通者，亦将缘滋溉而畅行，由是中无所结，阳气外散，乃濈然汗出而愈矣。

【方证】阳明中风，脉弦浮大而短气，腹都满，胁下及心痛，久按之，气不通，鼻干不得汗，嗜卧，一身及面目悉黄，小便难，有潮热，时时哕，耳前后肿，刺之小差，外不解，病过十日，脉续浮者，与小柴胡汤。脉但浮无余证者，与麻黄汤。若不尿，腹满加哕者，不治。

【发微】此为风阳外吸，湿热内阻，隔塞不通之证。此证病机，外出太阳则生，内陷太阴则死，可以两言而决。脉浮弦则为风，脉浮弦而兼大，则为阳明中风。中风为病，本属肌腠不开，脾阳不能外达。观于桂枝汤一方，辛甘发散，皆所以开发脾阳，此可见不独阳明中气系在太阴，即风阳内乘，而肌腠不开，未尝不系在太阴也。……湿热伤气，故短气。湿阻太阴部分，故腹都满。太阳寒水不能作汗外泄，流于胁下则胁下痛，壅于心下则心痛。久按之气不通者，气为湿阻故也。气闭于上，故鼻干不得汗。嗜卧者，湿困脾阳，肌肉重滞故也。汗液不外泄，湿邪不从外解，小便难，湿邪不从里解，表里壅塞，故一身面目悉黄。此证有潮热必在日晡时，以地中蒸气，乘阳衰而上出，与身内之湿热并居而益剧也。胃中湿热瘀阻，不能受吸入之清气，故时时呃逆。愚按：以上诸证，若见谵语即为易治，以太阴之湿，已从燥化，便当用茵陈蒿合大承气下之。若不见谵语，则犹未可攻也。手足少阳之脉，由耳前后入耳，湿邪郁其少阳之气，故耳前后肿。刺之小差者，有以泄其郁陷之气也。若潮热不解，病过十日，在两候以往，当传少阳之期，其脉续见浮弦，则当用小柴胡汤以汗之。脉但浮而不见弦大者，则当用麻黄汤以汗之。但令太阴湿邪，从太阳外解而已无余事，予所谓病机外出太阳则生者，此也。若夫太阳阳气不泄于膀胱，太阴湿邪并居于腹部，阴霾四塞，真阳外脱，遂至呃逆不止。……予所谓内陷太阴必死者，此也。

土瓜根及大猪胆汁导法证治

【方证】阳明病，自汗出，若发汗，小便自利者，此为津液内竭，虽硬不可攻之，当须自欲大便，宜蜜煎导而通之。若土瓜根及大猪胆汁皆可为导。蜜煎土瓜根猪胆汁导方：蜜七合。

【发微】自汗出，则不由潮热而出可知。或发汗及小便自利者，脏腑固无实热也。……此证则为津液内竭，大便虽硬，不可遽投承气。……今肠内津液既竭，虽有芒硝之力，而肠中无可借助，故虽攻而不能动，必待其乳糜渐复，自欲大便，然后用法以导之。

桂枝汤、麻黄汤证治

【方证】阳明病，脉迟，汗出多，微恶寒者，表未解也。可发汗，宜桂枝汤。阳明病，脉浮，无汗而喘者，发汗则愈，宜麻黄汤。

【发微】阳明之病，有自中风传来者，则营气先伤，以其所痹在肌肉，为孙络密布之区故也。中风之证，卫强而营弱，卫强则表汗自出，营弱则里气不达。脉迟者，营气不足之征也。此证肌腠未解，风从汗孔袭肌，必微恶风，可仍从太阳中风例，用桂枝汤发肌理之汗，使之由肌出表，然后营气与卫气相接，一汗而表热解，浮汗止矣。有自伤寒传来者，则卫气先伤，以其所闭在皮毛，为卫阳疏泄汗液之区也。伤寒之证，卫病而营不病。卫病者，汗液不通于外。营不病者，血热抗拒于里。脉浮者，卫气受病之征也。此证皮毛未解，寒邪阻其肺气之呼吸，必无汗而喘，可仍从太阳伤寒例，用麻黄汤发皮毛之汗，使寒邪由肺出表，一汗而表疏喘定矣。愚按：以上二证，皆推原其始病以为治，与柔痉之用栝楼桂枝汤，刚痉之用葛根汤同例，皆不欲其因魄汗未尽而转属阳明也。

茵陈蒿汤证治

【方证】阳明病，发热汗出者，此为热越，不能发黄也。但头汗出，身无汗，剂颈而还，小便不利，渴饮水浆者，此为瘀热在里，身必发黄，茵陈蒿汤主之。茵陈蒿汤方：茵陈蒿六两，栀子十四枚，大黄二两。

【发微】阳明病，发潮热而多汗，则湿随汗去。肌肉皮毛，略无壅阻，断然不能发黄。此正与小便利者不能发黄证情相似。湿邪解于太阳之表，与解于太阳之腑，一也。若但头汗出，身无汗，剂颈而还，则湿邪内壅而不泄。加以小便不利，渴饮水浆，湿热瘀积于三焦，外溢于皮毛肌肉而周身发黄。茵陈蒿汤茵陈蒿以去湿，生栀子以清热，生大黄以通瘀，而湿热乃从小溲外泄，而诸恙除矣。

【方证】伤寒七八日，身黄如橘子色，小便不利，腹微满者，茵陈蒿汤主之。

【发微】伤寒七八日，为太阳初传阳明之期。身黄如橘子色，则非湿家如熏黄之比。然阳明之中气未尽化燥，必有小便不利而腹微满者。虽黄色鲜明，似乎阳热用事，而湿与热并居于腹部，故亦宜茵陈蒿汤，使湿热从小溲而出，则湿减热除而黄亦自退矣。

栀子柏皮汤证治

【方证】伤寒身黄，发热者，栀子柏皮汤主之。栀子柏皮汤方：栀子十五枚，甘草一两，黄柏二两。

【发微】伤寒化热，惟阳明腑证为多。其有不即化热者，则为太阴寒湿，以阳明中气为太阴故也。间有热胜于里与湿并居者，则为阳明湿热，以胃热未遽化燥，犹未离乎中气之湿也。独有身黄、发热者，阳气独行于表，而初无里湿之牵掣，则为太阳阳明合病于肌理，而为独阳无阴之证，故但用生栀子以清上，生甘草以清中，黄柏以清下，则表热清而身黄去矣。

麻黄连轺赤小豆汤证治

【方证】伤寒，瘀热在里，身必发黄，麻黄连轺赤小豆汤主之。麻黄连轺赤小豆方：麻黄二两，连轺二两，赤小豆一升，生梓白皮一斤，杏仁四十枚，大枣二十枚，生姜二两，甘草二两。

【发微】伤寒为病，起于表寒，血热内抗，因生表热。血为脾所统，散在孙络，而密布于分肉之中。表热不从汗解，与太阴之湿并居，乃为瘀热在里，肌表为之发黄。麻黄连轺赤小豆汤，连轺以清上热，生梓白皮以清相火，赤小豆以去里湿，加麻黄、杏仁以疏肺与皮毛，大枣、生姜、甘草以助脾阳，使里气与表气相接，则湿随汗解，而里热不瘀矣。按：此方连轺、赤小豆、生梓白皮合桂枝麻黄各半汤，而去桂枝、芍药。以卫气之阻，表汗不出而君麻黄。以营气虚而生热，而去桂、芍。以一身上下皆热，而用连轺、生梓白皮。以瘀湿成热，毒留血分，而用赤小豆。

抵当汤证治

【方证】阳明证，其人喜妄者，必有蓄血，所以然者，本有久瘀血，故令喜妄，屎虽硬，大便反易，其色必黑，抵当汤下之。（此条订正）

【发微】凡病蓄血者必发狂。《太阳篇》：太阳病不解，热结膀胱，其人如狂。血自下，下者愈。又云：太阳病，表证仍在，脉微而沉，反不结胸，其人发狂者，以热在下焦，少腹当硬满，小便自利者，下血乃愈。一为桃核承气证，一为抵当汤证，皆明言发狂，然则喜妄者，即发狂之变文。今人于妄自尊大，无故怒詈者谓之狂妄，足为旁证。……予每见老人血衰，或刻意读书，心营虚耗，则必有善忘之病，蓄血证不在此例。又况太阳蓄血，尚有发狂之变，岂有阳明燥热而反安静者乎！盖即《灵枢·本神》篇所谓"狂妄不精"也。血结于下，则脑部神魂不清，故言语动作多狂妄，此正与夜则谵语之蓄血证同例，但验其大便色黑硬者，即当用抵当汤以下之，但令浊瘀速去，则神魂清而狂妄止矣。

【方证】病人无表里证，发热七八日，虽脉浮数者，可下之。假令已下，脉数不解，合热则消谷善饥，至六七日不大便者，有瘀血也。宜抵当汤。（此条订正）

【发微】发热汗多为阳明表证，腹满痛为阳明里证，此其易知者也。惟不见表里证者，最难辨别。……惟脉之浮数，本属表热，今以下后，浮去而数不解，阳热并居于中脘，即有消谷善饥，六七日不大便者。设令两足无力，则为肺热叶焦之痿躄，仍宜大承气汤。若能食知饥，不大便而但见少腹满，按之硬，脉滑而数者，乃为蓄血。

【治验】

予在斜桥治汪姓一证亲见之。予始用桃核承气下之，大便紫黑，少腹软而满尚未减，后用大黄䗪虫丸，久久方愈，乃知仲师抵当汤方治为不可易也。世有畏方剂猛峻而改用轻剂者，请以是为前车之鉴。

——《伤寒发微·阳明篇》

吴茱萸汤证治

【方证】食谷欲呕者，属阳明也，吴茱萸汤主之。得汤反剧者，属上焦也。

【发微】太阳水气，不能随阳外达，流入胃中，即为寒饮。胃中阳热本盛，不能容涓滴之水，饮入于胃，随时化气……其所以浸成寒饮者，胆汁少而胃中虚寒也。……惟得汤反剧，则是阳明悍热之气，冲激于上。张志聪谓："火热在上，必水气承之而病可愈。"虽不出方，可以意会，则舍大承气汤而外，宁有治法乎？

麻仁丸证治

【方证】脉浮而芤，浮为阳，芤为阴，浮芤相抟，胃气生热，其阳则绝。跌阳脉浮而涩，浮则胃气强，涩则小便数，浮涩相抟，大便则难，其脾为约，麻仁丸主之。麻仁丸方：麻仁二升，芍药半斤，枳实半斤，大黄一斤，厚朴一斤，杏仁一斤（去皮尖，别研作脂）。

【发微】此由太阳浮脉，一变而成内实之脉也。阳明之证，大便固硬，然大便硬者，要不尽为大承气证，此不可以不辨也。……设因发肌腠之汗，过伤其血液之分泌，或因衄血，或因血结胞中，用抵当汤下后，表病未解，血分既伤，其脉必浮芤相抟。血液愈少，胃中益生燥热，而在里之阳热，亦与阴气隔绝，而肠胃燥结，此大便之难，由于开泄脾与肌肉，及衄血、蓄血伤其营气，而统血之脏虚也。足阳明胃气，以跌阳为验，浮则为胃气上盛，涩则阴液下消。胃热盛于上，小便数于下，则见浮涩相抟之脉。胃中津液日少，遂成脾约。此大便之难，由于胃火太盛，太阳水气以不胜煎迫而从肾、膀泄也。此三证，一由水分伤于皮毛之多汗。一由血分伤于肌理之多汗及衄与蓄血。一由胃火太甚，自伤未曾化汗之水分，而胃中亡其津液。仲师特于第三证出脾约麻仁丸方治者，盖以上二证，治之得宜，必不致大伤水分、血分，不似谷胜水负，必待善后之方治也。

【治验】

徐左，能食，夜卧则汗出，不寐，脉大，大便难，此为脾约。脾约麻仁丸（一两），作三服，开水送下。

——《经方实验录·下卷》

（三）辨少阳病脉证并治

小柴胡汤证治

【**方证**】本太阳病不解转入少阳者，胁下硬满，干呕不能食，往来寒热，尚未吐下，脉沉紧者，与小柴胡汤。

【**发微**】太阳之病，脉本浮紧，太阳失表，汗液不泄，水气从淋巴管汇聚胁下，因病硬满。水气入胃，胆汁不相容纳，则为干呕。胃气不和，故不能食。水邪注于胁下，阳热抗于胃底，故往来寒热。此证若经吐伤中气，气逆脉促，则宜生姜半夏汤以和中气。若经误下，水气与标热结于心下，则为痞；痞当从下解，故以泻心汤下之。其未经吐下而胁下硬满，则所病犹为太阳水气，故宜小柴胡汤以汗之。要其脉之沉紧，为紧反入里则一也。

（四）辨太阴病脉证并治

桂枝汤证治

【**方证**】太阴病，脉浮者，可发汗，宜桂枝汤。

【**发微**】脉浮缓，可发汗，宜桂枝汤。此太阳中风方治也。此何以决其为太阴病，以曾见腹满而吐、食不下、自利、腹痛之证言之也。脾主肌肉，太阳中风，风著肌肉而内应于脾，故用助脾阳之姜、枣、甘草以发之。……以太阴病而见浮脉，则湿邪正当从太阳外泄。

四逆汤类方证治

【**方证**】自利不渴者，属太阴，以其脏有寒故也，当温之，宜服四逆辈。

【**发微**】湿邪渗入大肠，则为自利，使湿邪渐减，胃中必生燥热，于是有自利之后而转为燥渴者。至于不渴，则其为寒湿下利无疑。曰脏有寒者，实为寒湿下陷大肠，初非指脾脏言之。盖此证必兼腹痛，按之稍愈，用大剂四逆汤，可以一剂而愈，不待再计而决。盖寒阻而腹痛者，其气凝滞而不化，必待温药和之而气机始通也。

【治验】

甲戌七月中旬，乡人张姓自余处别后，即乘轮返江阴。甫登舟即腹痛、呕吐、下利，顷刻十余次。船员以其有碍卫生也，拒不纳，因仍返余家。诊其脉，微而细，即仲师所谓霍乱也。于是以四逆汤投之。生附子四钱，干姜三钱，炙草三钱。服后，腹遂温舒，吐下均罢，一日而愈。

——《经方实验录》

辛未夏，余（曹颖甫）病下利清谷，昼夜十余次，即以伤寒法治以附子、理中，不效。以五苓散开前止后，又不效。以五苓散加赤石脂禹余粮涩之，利益甚。神疲肌瘦，心殊焦虑。因思此证逐水回阳，意无寸效，其理正难索解，遂更以四逆汤，用生附子五钱，服后利亦不止。时病已二十余日矣。然思温药进虽无功，服后亦无他害，乃由若华复加重其量，计干姜六钱，炙草四钱，生附子九钱，合煎浓汁，傍晚服下。片刻觉眼中发黑，张目不见灯光，房宇旋转，身摇摇如在惊涛骇浪中。家人急扶就寝，其时腹中如炽，舌面四肢以及周身各部均觉麻痹，脑中昏眩，心更烦躁，通宵不得安眠，辗转达旦。至天色微明，思大便，凡下利三次，除少许稀粪外，余尽清水，一时倾倒于地，扶上床，卧定，仍泄清水，久乃睡去。比醒，即觉头目清爽，四肢麻木亦随之若失。自是大便如常，二十余日之病，竟一夜而愈。于此可见生附子之功。然非若华，亦无此大胆也。

——《经方实验录》

桂枝加芍药汤、桂枝加大黄汤证治

【方证】本太阳病，医反下之，因而腹满时痛者，属太阴也，桂枝加芍药汤主之。大实痛者，桂枝加大黄汤主之。

【发微】太阳桂枝汤证，本应发肌理之汗，所谓"发热有汗，解外则愈"者也。设不解其外而反攻其里，肌理中未尽之汗液，尽陷为太阴寒湿，由是腹满时痛。设验其病体，按之而不痛者，桂枝倍芍药以止痛，使其仍从肌理而解。若按之而实痛者，则其肠中兼有宿食，于前方加大黄以利之，使之表里两解。然后病之从太阳内陷者，仍从太阳而解。益可信太阴之病由，直接太阳，不在三阳传遍之后矣。

【方证】太阴为病，脉弱，其人续自便利。设当行大黄、芍药者，宜减之。以其人胃气弱，易动故也。

【发微】病至脉弱，则血分中热度已低。芍药苦泄，能达血分之瘀。若脉道不充，按之而见虚弱，则血分不能胜芍药之疏泄，故于当用桂枝汤之证，芍药当减其分两。设其人续自便利，则太阴之湿，便当从自利而解，间亦有宿食未尽，腹中满痛，当用大黄者，分剂亦当从减。所以然者，以肠中本自通利，不似大实满者之难于见功，必得重用大黄。仲师言：胃气弱，易动，亦谓肠中通而宿食易去，原非有深意存乎其间，指桂枝加大黄证言之，非指倍芍药证言之也。

【治验】

庆孙，七月二十七日。起病由于暴感风寒，大便不行，头顶痛，此为太阳阳明同病。自服救命丹，大便行，而头痛稍愈。今表证未尽，里证亦未尽，脉浮缓，身常有汗，宜桂枝加大黄汤。川桂枝（三钱），生白芍（三钱），生草（一钱），生川军（三钱），生姜（三片），红枣（三枚）。

——《经方实验录·中卷》

（五）辨少阴病脉证并治

麻黄附子细辛汤、麻黄附子甘草汤证治

【方证】少阴病，始得之，反发热，脉沉者，麻黄附子细辛汤主之。

麻黄附子细辛汤方：麻黄、细辛各二两，附子一枚（炮）。

少阴病，得之二三日，麻黄附子甘草汤微发汗，以二三日无里证，故微发汗也。麻黄附子甘草汤方：麻黄、甘草（炙）各二两，附子一枚（炮）。

【发微】此二节为少阴初病，及其未见吐利逆冷诸里证，先行发汗，预防里证之治法。……初非见沉脉者，但宜麻黄附子细辛汤。不见沉脉者，方可用麻黄附子甘草汤也。盖太阳伤寒，未经发汗，水气由手少阳三焦，并注寒水之脏，即为少阴始病。水气下注，故其脉沉。少阴始病，太阳标阳不随寒水下陷，故反发热。……少阴始病，水气未经泛滥，故不见里证。反发热者，水脏之寒，不与表气相接，故于麻黄附子汤中，用气辛味烈之细辛，温水脏而散其寒，使水气与表热相和而作汗。但无里证者，水气虽陷，与太阳标阳，未曾隔绝。寒水之下陷，实由中阳之虚，故于麻黄附子汤也，用炙甘草以益中气，使中气略舒，便当合淋巴微管乳糜，外达皮毛而为汗。

黄连阿胶汤证治

【方证】少阴病，得之二三日以上，心中烦，不得卧，黄连阿胶汤主之。黄连阿胶汤方：黄连四两，阿胶三两，黄芩、芍药各二两，鸡子黄二枚。

【发微】少阴为病，多由寒水下陷，阴寒内据。阳气格于四肢，故手足逆冷。里寒既胜，表阳复虚，故恶寒蜷卧。水气溢入大肠，故自利。究其阴尽阳回，亦当在七日经尽之后，要未有二三日以上即病阳热者。……阳动阴静，相去天渊，断无二三日前方病湿寒，二三日后遽变燥热之理。此盖阳明腑热之伤及少阴，非少阴之自病。……胃中燥热上熏，故心中烦。阳热张于上，故不得卧。考其病原，实为血亏液耗，故不为白虎承气证，而为黄连阿胶汤证。……今以胃中燥热，阻其血生之源，则心肺无所承受，不特心脏血少而生烦，肺营不得承胃中水谷之液，而水之上源垂绝。方用苦降之芩、连以清上热，阿胶、芍药补血而行瘀，加生鸡子黄二枚培养中气，而滋生血、生津之源。但使津血渐复，心气得下交于肾，肾气得上交于心，乃得高枕而卧焉。

附子汤证治

【方证】少阴病，得之一二日，口中和，其背恶寒者，当灸之，附子汤主之。附子汤方：附子二枚（炮），白术四两，人参二两，茯苓、芍药各三两。

【发微】少阴病，得之一二日，正阴寒方盛之时，不应便知五味。……口中和，当是不燥不吐。不燥则水气在上，不吐则胃中无热，不能与水气相抗。惟胃中无热而水气独盛，其证当下利而手足逆冷，不当独见背寒。其背恶寒，则太阳之表证也。以少阴病而兼太阳表寒，是宜先灸风池、风府以泄其表，然后用附子汤以温其表。按六气之病，惟温病不当被火，以其津液先耗也。少阴证而见表寒，则在里之寒湿必甚。与温病之不当被火者，适得其反，故不妨先用灸法，以微除其表寒而通阳气，继乃用生附子、白术祛皮中水气，且水寒则中气不达，于是用人参以和之，茯苓以降之。水寒则血凝，更用芍药以泄之，而表里通彻矣，此亦先解其表后温其里之意也。

【方证】少阴病，身体疼，手足寒，骨节痛，脉沉者，附子汤主之。

【发微】少阴为病，水胜而血寒。血中热度既低，阳气不能外达于肌肉，故身体疼。四肢为诸阳之本，阴寒内据，则中阳不达四肢而手足寒。水寒则湿凝，湿流关节则骨节痛。水寒血凝，里阳不达，故其脉沉。而治法特主附子汤以温里。水得温则卫阳复而渗入骨节之寒湿，足以化气外出而内痛止。血得温则营气达而肌肉，手足之热度高，不复以脉络凝瘀而见逆冷酸疼诸证。所以独不用灸者，为其无太阳之表寒也。

桃花汤证治

【方证】少阴病，下利便脓血者，桃花汤主之。桃花汤方：赤石脂一斤（一半整用，一半筛末），干姜一两，粳米一升。

【发微】少阴为病，水凝而血败，寒水过多，不及注肾、膀而为溺，乃溢入回肠而下利。水寒血凝，浸成朽腐，乃便脓血，非温化其寒而填止其湿，不惟下利不止，而脓血又将加剧。……盖此证寒湿为第一因。由寒湿浸灌，致内脏血络腐败为第二因。由下利而脾精耗损为第三因。方治所以用赤石脂为主药，干姜次之，而粳米又次之也。譬之芦灰止水，黍谷回春，土膏发而百物生矣。

【方证】少阴病，二三日至四五日，腹痛，小便不利，下利不止，便脓血者，桃花汤主之。

【发微】少阴为病，水盛于里……惟水寒内据，血络凝瘀，乃病腹痛。……假令当未下利、未便脓血之时，一见腹痛，急用四逆汤以温之，阴寒内解，水气四出，则小便当利。小便利则水道得所输泄，决不至溢入大肠而下利不止。且阴寒一解，肌肉得温，脉络渐和，即不当更便脓血，所谓曲突徙薪也。惟其失此不治，水道壅塞，因见小便不利。水溢后阴，则下利不止，水寒血腐，因便脓血。证情与前证同，故治法亦同。

吴茱萸汤证治

【方证】少阴病，吐利，手足逆冷，烦躁欲死者，吴茱萸汤主之。吴茱萸汤方：吴茱萸一升（洗），人参三两，生姜六两，大枣十二枚。

【发微】少阴为病，设但见吐利手足逆冷，此外绝无兼证，则方治当用四逆、理中，要无可疑。其所以四肢逆冷者，则因上吐下利，中脘阳气微弱，不能旁达四肢故也。顾同一吐利手足逆冷之证，而见烦躁欲死，即不当妄投四逆、理中，所以然者，中阳既虚，则上下隔塞不通，浮阳上扰，因病烦躁。姜、附热药，即以中脘隔塞之故，不能下达，反以助上膈浮热而增其呕吐，故但宜缓以调之。方中但用温中下气之吴茱萸以降呕逆，余则如人参、姜、枣，皆所以增胃汁而扶脾阳，但使中气渐和，津液得通调上下四傍，而呕吐烦躁当止。水气微者，下利将随之而止。设呕吐烦躁止而下利未止，更用四逆、理中以善其后，证乃无不愈矣。

【治验】

刘右，初诊（九月十六日）：始病中脘痛而吐水，自今年六月每日晨泄，有时气从少腹上冲，似有瘕块，气还则决然不觉。此但肝郁不调，则中气凝滞耳。治宜吴茱萸汤合理中。淡吴萸（四钱），生潞党（五钱），干姜（三钱），炙草（三钱），生白术（五钱），生姜（三片），红枣（十二枚）。

二诊（九月十八日）：两服吴茱萸合理中汤，酸味减而冲气亦低，且晨泄已全痊。惟每值黄昏，吐清水一二口，气从少腹挟瘕上冲者，或见或否。治宜从欲作奔豚例，用桂枝加桂汤，更纳半夏以去水。川桂枝（三钱），白芍（三钱），生草（钱半），桂心（钱半），制半夏（五钱），生姜（五片），红枣（七枚）。

拙巢注：服后全愈。

——《经方实验录·上卷》

猪肤汤证治

【方证】少阴病，下利，咽痛，胸满，心烦者，猪肤汤主之。猪肤汤方：猪肤一斤。

【发微】病至三阴，大抵水寒湿胜，故下利一证，见于太阴者固多，见于少阴者亦复不少。惟少阴之下利，常与手足厥逆、恶寒蜷卧相因，寒水盛而中阳败也。至于阴寒下注，胃液少而阳热上浮，乃有咽痛、胸满、心烦之证。胃液虚则胃底胆汁化燥，燥气上炎于食管，因病咽痛。肠胃中秽浊下行畅遂，上气始通，故有大便行后，因得噫嗳而胸闷始解者，有大便后得欠伸而胸膈始宽者。惟肠胃中淋巴微管乳糜，以下利而日减，大便即不得畅行而见后重，由是上气不通而病胸满。胃居膈下而心居膈上，胃热上熏，心乃烦乱之。三证病气皆见于上，而病根实起于下利。因下利而胃中胰液、脾液、馋涎，一时并涸，大便因是不得畅行。仲师因立猪肤汤一方，用猪肤以补胰液，白蜜以补脾液，加炒香之米粉以助胃中消化力，若饭灰然，引胃浊下行，但令回肠因润泽而通畅，则腐秽可一泄而尽。下气通则上气疏，咽痛、胸满、心烦且一时并愈矣。（近世验方，用猪油二斤熬去滓，加入白蜜一斤炼熟，治肺热声哑，意即本此）

甘草汤、桔梗汤证治

【方证】少阴病，二三日，咽痛者，可与甘草汤。不差，与桔梗汤。

甘草汤方：甘草二两（生用）。

桔梗汤方：即前方加桔梗一两。

【发微】何以知为少阴病？以脉微细，但欲寐也。脉微细则营热日消，但欲寐则卫阳日损。二三日咽痛，则已寒尽阳回，而病在食管。胃热胜而燥气上逆，治之者当以清胃热为主，此固尽人而知之。然何以不用白虎汤而用生甘草一味。盖生甘草能清热而解毒，胃热上蒸，血分郁久成毒，若疮疡然，痛久则溃烂随之矣。仲师用甘草汤，盖先于未成咽疮时预防之治法也。然则不差何以用桔梗汤？盖胃中燥热上僭，肺叶受灼则热痰胶固而气机不得宣达，非开泄肺气，则胃中郁热不得外泄，故加开泄肺气兼有碱性之桔梗，以破咽中热痰，使热痰以润滑而易出，胃中热邪且随之俱泄，而咽痛可以立止。予常见道士宋左丞治咽喉证，常用青梅去核，中包明矾，置瓦上煅灰，吹入病人咽中，热痰倾吐而出。虽疮已成者，犹为易愈，此亦仲师用桔梗汤之遗意也。

苦酒汤证治

【方证】少阴病，咽中伤，生疮，不能语言，声不出者，苦酒汤主之。苦酒汤方：半夏十四枚，鸡子一枚（去黄）。

【发微】此节病证治法，历来注家，多欠分晓。先言咽中伤而后言生疮，则因伤而成疮可知。然咽中何以伤，此不可不辨也。不能语言为疮痛，与不能饮食同，此言略无深意。但声不出，又属何因？曰声不出者，非无声也，有所阻碍故也。盖此证始因咽痛，医家刺以刀针，咽中遂伤，久不收口，因而生疮，至于不能语言。风痰阻塞，声乃不出，苦酒汤方治，以止痛润燥为主，生半夏入口麻木，有止痛之能，而下达风痰。犹恐其失之燥也，渍之以苦酒，则燥气化，所以止痛涤痰而发其声也。鸡蛋白以润燥，西医谓有甲种维生素，能防止结膜干燥证，而又恐其凝滞也，合以能消鸡蛋质之苦酒，则凝质化，所以润咽中疮痛，而滋养以补其伤也。近世相传喉中戳伤、饮食不下验方：用鸡蛋一枚，钻孔去黄留白，入生半夏一枚，用微火煨熟，将蛋白服之，伤处随愈，亦可证咽中伤为刀针之误。生半夏、蛋白之能补疮痛矣。曰：咽之不差，更作三剂者，宜缓治不宜峻攻也。

半夏散及汤证治

【方证】少阴病，咽中痛，半夏散及汤主之。半夏散及汤方：半夏（洗）、桂枝、甘草等份。

【发微】少阴病咽痛，前既有甘草、桔梗汤矣。此更列半夏散及半夏汤方治，既不言脉象之异，又无兼证可辨，则仲师同病异治，究属何因。然前条但言咽痛，本条独言咽中痛，此其可知者也。方中用生半夏，取其有麻醉性以止痛，并取其降逆去水以达痰下行，意当与咽中伤节同。用生甘草以清热而解毒，意当与甘草汤同。惟桂枝一味，不得其解。按近世《吴氏咽喉秘集》中，有寒伏喉痹一证，略言此证肺经脉缓寒重，色紫不甚肿，若误用凉药，久必烂。其方治，有用细辛、桂枝、麻黄者。甚至有呛食、音哑、六脉迟细之阴证，用麻黄三钱、桂枝一钱、细辛二钱者。然则此咽中痛证，脉必迟细而缓，其色当紫，其肿亦必不甚。然则仲师之用桂枝，亦所以宣通阳气耳。以其寒在血分，故用桂枝而不用麻黄，且缘少阴不宜强责其汗故也。

白通汤、白通加猪胆汁汤证治

【方证】少阴病，下利，白通汤主之。白通汤方：葱白四茎，干姜一两，附子一枚（生用，去皮，破八片）。

少阴病，下利，脉微者，与白通汤。利不止，厥逆无脉，干呕，烦者，白通加猪胆汁汤主之。服汤脉暴出者死，微续者生。白通加猪胆汁汤方：即白通汤加人尿五合，猪胆汁一合。无胆汁亦可。

【发微】少阴为病，原以水盛血寒为的证。水盛则溢入回肠而下利，血寒则肢冷而脉微。血寒则水不化气，真阳不能上达。白通汤用葱白以升阳，干姜、附子以温中下，但使血分渐温，寒水化气上达，则下利当止。若服汤后利仍不止，水之盛者益盛，血之寒者益寒，而见厥逆无脉，甚至浮阳冒于膈上，而见干呕心烦。热药入口，正恐格而不受，故于白通汤中加咸寒之人尿，苦寒之猪胆汁，引之下行。迨服药竟，热药之性内发，阳气当行，脉即当出。但脉暴出为阳脱，譬之油灯垂灭，忽然大明。微续者为阳回，譬之炉炭将燃，起于星火。此为生死之大机，诊病者不可不知也。

真武汤证治

【方证】少阴病，二三日不已，至四五日，腹痛，小便不利，四肢沉重疼痛者，此为有水气，其人或咳，或小便利，或下利，或呕者，真武汤主之。（此条订正）真武汤方：茯苓、芍药、生姜各三两，白术二两，附子一枚（炮）。……若咳，加五味子半斤，细辛一两，干姜一两。若小便利者，去茯苓。若下利者，去芍药加干姜二两。若呕者，去附子加生姜，足前成半斤。

【发微】肾脏下接膀胱，原属一身沟渠，而昼夜输泄其小便。然必血分充足，阳热无损，水道乃行。若阴寒在下，沟渠为之不通，譬之冬令池沼，虽不遇坚冰，潦水不降，水道犹为壅塞，故少阴阴寒之证，二三日至四五日，寒水泛滥，并入太阴而成寒湿。腹与四肢为太阴部分，寒湿入腹则腹痛。湿与水不同，水则倾泻，湿则黏滞，小便所以不利也。寒湿停蓄腹部，中阳不达于四肢，故四肢沉重。寒湿凝洹阻其血络，因而疼痛。故真武汤方用芍药以定痛，茯苓、生姜、术、附以散寒而行水，此固少阴病水气在里之治法也。……咳者加五味、姜、辛，所以蠲饮。小便利者去茯苓，不欲其利水太过。下利去芍药加干姜，欲其温脾，不欲其苦泄。呕者去附子加生姜，以水在中脘，不在下焦，故但发中脘之阳，而不欲其温肾。此又少阴病水气外泄之治法也。

四逆汤证治

【方证】少阴病，脉沉者，急温之，宜四逆汤。四逆汤方：甘草二两，干姜两半，附子一枚（生）。

【发微】少阴为病，水寒血败，前已屡言之矣。脉沉则为血寒，血寒于里，则皮毛、肌腠间水液浸灌，愈不得化气外出，而表里皆寒。垂死之人，所以遍身青紫者，温气先绝，而热血先死也。玩"急温之"三字，便可知生死之机，间不容发。四逆汤用生附子一枚，若畏生者猛峻，而改用熟附子，畏干姜辛热而改用炮姜，则无济矣。

【方证】少阴病，饮食入口则吐，心中温温欲吐，复不能吐。始得之，手足寒，脉弦迟者，此胸中实，不可下也，当吐之。若膈上有寒饮，干呕者，不可吐也，当温之，宜四逆汤。

【发微】饮食入口即吐，有肠胃隔塞不通而热痰上窜者，于法当下，此《金匮》大黄甘草汤证也。惟肠胃不实而气逆上膈者，不在当下之例。

所谓"心中温温欲吐"者，譬如水之将沸，甑底时泛一沤，气之上逆者不甚，故欲吐而复不能吐。始得之手足寒，则中阳不达可知。脉弦为有水，迟则为寒，寒水留于心下，故曰胸中实。……仲师所以不列方治者，此节特为少阴寒证不可吐而当温者说法，特借不可下而当吐者以明其例耳。惟膈上有寒饮干呕，其方治似当为半夏干姜散，轻则小半夏加茯苓汤。……少阴本证，脉必微细，四肢必厥逆，水寒血冷，与《金匮》脉弱见厥相似，而为阴邪上逆之危候，故亦宜四逆汤也。

通脉四逆汤证治

【**方证**】少阴病，下利清谷，里寒外热，手足厥逆，脉微欲绝，身反不恶寒，其人面色赤，或腹痛，或干呕，或咽痛，或利止脉不出者，通脉四逆汤主之。通脉四逆汤方：甘草三两，干姜三两（强人四两），附子一枚（生）。……其脉即出者愈。面色赤者，加葱九茎。腹中痛者，去葱加芍药一两。呕者，加生姜二两。咽痛者，去芍药加桔梗一两。利止脉不出者，去桔梗加人参二两。

【**发微**】少阴为病，水寒而血败。水渗肠胃，则中脘阳衰，不能消融入胃之饮食，而完谷不化。阴寒内据而虚阳外浮，故里寒而外热。血中热度低弱，温度不达四肢，故四肢厥冷。血为寒水浸灌，不能流通脉道，故脉微欲绝。内真寒而外假热，故身反不恶寒而面色赤。寒湿内陷，故腹痛。水气留于心下，胃中虚寒，故干呕。湿痰阻塞肺管，故咽痛。阴气以下利而日损，故利止而脉不出。通脉四逆汤用甘草、干姜以温中焦，生附子以温下焦。盖水盛血寒，为少阴本病，故以"下利清谷，手足厥逆"为总纲，惟兼见脉微欲绝，乃为通脉四逆汤本证。盖胃为生血之源，胃中寒则脉微，按《太阳篇》脉结代用炙甘草，则本方之甘草，亦当用炙。惟里寒外热，外内不通，因病戴阳，面色乃赤，故加葱以通之。血络因寒而瘀，腹中为痛，故加苦平之芍药以泄之。呕者，为胃中有水气，故加生姜以散之。咽痛为湿痰阻滞，故加有碱性之桔梗以开之。利止脉不出为里阴虚，故加人参以益之。此又通脉四逆汤因证加减之治法也。

四逆散证治

【方证】少阴病，四逆，其人或咳，或悸，或小便不利，或腹中痛，或泄利下重者，四逆散主之。四逆散方：甘草，枳实，柴胡，芍药。……咳者，加五味子、干姜各五分，并主下利。悸者，加桂枝五分。小便不利者，加茯苓五分（分俱去声）。腹中痛者，加附子一枚（炮令坼）。泄利下重者，先以水五升煮薤白三升，煮取三升，去滓，以散方寸匕内汤中，煮取一升半，分温再服。

【发微】少阴病手足厥逆，原属水寒血败之证，故有恶寒蜷卧、腹痛、下利诸兼证。若四逆而不见恶寒、蜷卧、腹痛下利，其不为水寒血败，要无可疑，故不宜四逆汤之辛温，而宜四逆散之疏泄。所以然者，"阳气不达四肢"同，所以不达于四肢者异也。胃为生血之源，而主四肢。水寒血腐，故血中温度不达于四肢，而手足厥逆。湿痰与食滞交阻中脘，故血中温度不达于四肢，而手足亦见厥逆。但观四逆散方治，惟用甘草则与四逆汤同，余则用枳实以去湿痰宿食之互阻，用柴胡以解外，用芍药以通瘀，但使内无停阻之气，外无不达之血热，而手足自和矣，此四逆散所以为导滞和营之正方也。惟兼咳者加五味、干姜，与治痰饮用苓甘五味姜辛同。小便不利加茯苓，与用五苓散同。惟下利而悸，则加桂枝，所以通心阳也。腹中痛加熟附子一枚，所以温里阳也。肺与大肠为表里，肺气阻塞于上，则大肠壅滞于下而见泄利下重，譬犹置中通之管于水盂，以一指捺其上，则滴水不出，去其指则水自泄矣。泄利下重，于四逆散中重用薤白，与胸痹用栝楼薤白汤同意，皆所以通阳而达肺气。肺气开于上，则大肠通于下，若误认为寒湿下利而用四逆汤，误认湿热下利而用白头翁汤，误认为宿食而用承气汤，则下重益不可治矣。

猪苓汤证治

【方证】少阴病，下利六七日，咳而呕，渴，心烦不得眠者，猪苓汤主之。

【发微】少阴病，下利至六七日，正阴尽阳回之候。阳回则病机当见阳明，所谓少阴负趺阳为顺也。按：《阳明篇》浮热在表，水湿内蕴，则有渴欲饮水，小便不利之证，故有猪苓汤方治，导水邪而清血热。今下利未止而见咳与呕之兼证，则为水湿内蕴，与《阳明篇》小便不利同。渴、心烦不得眠，则为热在血分，与《阳明篇》渴欲饮水同。况心烦不眠，尤为湿热留恋营分之显据，此所以宜猪苓汤。猪苓汤方中，所以重用阿胶也。

大承气汤证治

【方证】少阴病，得之二三日，口燥咽干者，急下之，宜大承气汤。少阴病，自利清水，色纯青，心下必痛，口干燥者，急下之，宜大承气汤。少阴病，六七日，腹胀不大便者，急下之，宜大承气汤。

【发微】少阴之证，多死于阴寒，不死于阳热，故黄坤载以少阴负趺阳为顺释全篇大旨，见地特高。三急下证，虽亦为亡阳之过，然终异于独阴无阳之证，令人无所措手，故予即从关于阳明者，以申黄氏未尽之义。口燥咽干当急下者，口与咽为饮食入胃之门户，胃中燥实，悍热之气上冲咽喉，则水之上源先竭，而下游将涸。口燥咽干，所当急下者，此也。自利清水，色纯青，心下痛，口干燥，病机亦出于胃。胃中阳热，协胃底胆汁下陷，则胃液涸而胃之上口燥，故心下必痛。口干燥者，舌苔或黄燥，或焦黄，而上下津液将竭，此下利纯青，由于胆汁与胃液同涸，所当急下者，此也。六七日，腹胀不大便，不惟胃燥，并大肠亦燥，尝见不大便者，小溲或短赤而痛，肾阴以肠燥而竭，腹胀不大便，所当急下者，此也。独怪今之医家，遇口燥咽干者，则用生地、石斛、栝楼根。腹胀不大便者，则用五仁、苁蓉、白蜜，期在清热养阴，卒之阴液告竭，终于不救，为可痛也。

桃核承气汤证治

【方证】少阴病，八九日，一身手足尽热者，以热在膀胱，必便血也。桃核承气汤主之。（此条订正）

【发微】若少阴无阳之证，延至八九日，忽然一身及手足尽热。……然后文突接以"热在膀胱，必便血也"二语，殊难解说。……今以寒尽阳回之证，水气渐微，一身阳热蕴蒸，始而小便短赤，继而大便坚而色黑，热乃由肾及膀胱。胞中血海遇湿热郁蒸之气，势必化为衃血，外见少腹胀满硬痛之证。此与本篇三急下证大同小异，皆寒尽阳回之证，当下以桃核承气汤，使瘀血从大便而出，其病乃愈。然则本文"必便血也"下，当是脱去"桃核承气汤主之"七字。如此，则本文"以"字文义，方有着落。以之为言，因也。盖因蓄血之证，原不能自行便血，其中自有治法在。若以为桃花汤证，则大误矣。

（六）辨厥阴病脉证并治

乌梅丸证治

【方证】伤寒，脉微而厥，至七八日，肤冷，其人躁，无暂安时者，此为脏厥，非蛔厥也。蛔厥者，其人当吐蛔。今病者静而复时烦者，此为脏寒。蛔上入其膈，故烦。须臾复止，得食而呕，又烦者，蛔闻食臭出，其人常自吐蛔。蛔厥者，乌梅丸主之。又主久利。乌梅丸方：乌梅三百枚，细辛六两，干姜十两，黄连一斤，蜀椒（去汗）、当归各四两，桂枝、附子（炮）、人参、黄柏各六两。

【发微】伤寒为病，血热盛则与表寒相拒而脉紧，更盛则表里皆热而脉大。脉微而厥，则血分热度低弱，不言可知；至七八日肤冷，则已逾一候而不见回阳，是为独阴无阳之的证。且其人躁急，坐卧不安，并无暂时之休息，则阴寒内据，孤阳外越，一出而不还矣，谓之脏厥。所谓脏厥者，别于蛔厥言之也。然概名之曰脏厥，其病究在何脏，此不可辨也。若第以肝脏言之，而脉固心所主也。四肢及肤，固脾所主也。躁，又肾寒阳越之证也。概以厥阴证名之可乎？大抵脏厥一证，由于水胜血寒，血中热度太弱，则主血之心脏寒而脉道微，统血之脾脏寒，而四肢及肤冷。水脏寒则一身阳热脱根外出，而躁无暂安之时，是宜白通猪胆汁汤。盖合三阴而俱病，不当专以厥阴论治。脏厥者，因寒而厥，不同蛔厥之因痛而厥也。蛔厥为病，虫不动则安，静若无病之人，虫动则痛，则号叫反侧而见烦。此证因寒湿内壅，积为痰涎，蛔即从此滋生。譬之，尘秽蕴湿则生鼠妇，浊水成淖乃生孑子。脏寒而蛔生，其情形适相等也。病蛔之人，胃中为湿痰所据，纳谷常少，蛔饥而上窜于膈则痛，痛即号叫，少定得食而呕，即又号叫不已，所以然者，蛔争食而吐涎，咽中不能受，随时泛出，甚则蛔随方呕之时，倾吐而出。因其病为寒湿痰涎，故特用温中散寒、除痰去湿之乌梅丸，以破蛔虫之巢穴，巢穴破，蛔乃无所容身，不得不从大便出矣。亦主久利者，正以能去寒湿故也。

白虎汤证治

【**方证**】伤寒，脉滑而厥者，里有热也，白虎汤主之。

【**发微**】厥阴证之脉滑而厥，胃底胆汁合胃中燥火生热，异于宿食不化。而手足之厥，实为阳盛格阴，故宜阳明证之白虎汤以清里热，但使中阳外达四肢，而厥逆自和矣。

当归四逆汤、当归四逆加吴茱萸生姜汤证治

【**方证**】手足厥寒，脉细欲绝者，当归四逆汤主之。若其人内有久寒者，宜当归四逆加吴茱萸生姜汤。当归四逆汤方：当归、桂枝、芍药、细辛各三两，大枣二十五枚，甘草、通草各二两。

当归四逆加吴茱萸汤方：即前方加生姜半斤，吴茱萸二升。

【**发微**】脾主四肢，亦主肌肉。心主血，亦主脉。水气胜则血寒。血之温度不达四肢，故手足逆冷。血热不充分肉，故身寒。水气留结心下，

寒伤动脉之血，脉管中营分不充，故脉细欲绝。要知此证为水分太过，血分不足，故方用当归以补血，细辛、通草以散寒而行水，所以助心营而起欲绝之脉也。合桂枝汤去生姜而倍大枣，所以扶脾阳而温手足之厥及肌肉之寒也。若其人内有久寒，心下水气，不免渗入于胃，胃底胆汁不能相容，又必抗拒而见呕逆，故于本方中加吴茱萸以止呕，生姜以和胃。

四逆汤证治

【方证】大汗出，热不去，内拘急，四肢疼，又下利，厥逆而恶寒者，四逆汤主之。（此条订正）

【发微】大汗出而热不去，病情似转阳明，然何以内拘急而四肢疼，此不可不辨也。凡筋脉拘急之痉证，则四肢及项背拘急，但拘急在表面不在内。盖人之内脏，遇温则舒，遇寒则缩，故常有病痰饮而腰腹部分如带紧缚者，此即内拘急之明证也。疼与痛微有不同，疼即俗名酸痛，湿流关节之病，往往有之。即此二证，已可决为寒湿在里之病，而不去之表热为浮阳，而非转属阳明矣。于是寒湿下陷回肠，则病下利。寒湿伤及血分，血热不能外达四肢肌肉，则兼见厥逆而恶寒，此其所以宜四逆汤也。

【方证】大汗，若大下利而厥冷者，四逆汤主之。

【发微】大汗泄于肌表……而膈上当病干燥。若大下利……亦当以宣泄太过而病干燥。若其人血热尚存，当必以水液既尽而一身手足皆热，而反见厥冷者，则不惟内脏及大络之血，一时并见虚寒，而胆胃之中，绝无阳气足以外达。是其一身手足肌肉，但有死阴而无生阳，危在旦夕矣。尝见下利之人，日数十次，一身手足俱冷如冰，按之黏腻，似有汗液。所异于死人者，仅有一丝鼻息耳。非急用大剂生附子、干姜以温之，甘草以和之，病必不愈。盖视前证为尤危，所当急温者也。

【方证】呕而脉弱，小便复利，身有微热，见厥者，难治，四逆汤主之。

【发微】胃中虚寒，则呕而脉弱。下焦虚寒，故小便自利。阳气浮于外，故身有微热。阴寒据于里，故手足见厥。外阳而内阴，其象为否，为阴长阳消，故曰难治。……四逆汤温肾而暖胃，故以为主治之方也。

瓜蒂散证治

【方证】病人手足厥冷，脉乍紧者，邪结在胸中。心中满而烦，饥不能食者，病在胸中，当须吐之，宜瓜蒂散。

【发微】病人手足厥冷，阳气不达于四肢，此正无可疑者，然阳气何以不达，此不可以不辨也。夫阳气之不达，大致阻于水湿，但有水分过多，充溢内脏，阳气消亡而手足厥冷者，亦有水分不多，湿痰阻于上膈，阳气内伏而手足厥冷者。阳气消亡，则独存不化气之寒水，故其脉沉弦，或微细。阳气内伏者，阳气与湿痰相持不下，故其脉乍紧。故其为病，属邪结胸中。阳气郁于上膈，故心中满而烦。湿痰渗入胃中，故饥不能食。……惟其湿痰阻于胸中，故吸气不得入，亦惟湿痰阻于胸中，故阳气不得出。此其所以并宜吐之，且并宜瓜蒂散也。

桂枝甘草汤证治

【方证】伤寒，厥而心下悸者，宜先治水，当服桂枝甘草汤，却治其厥，不尔，水渍入胃，必作利也。（此条订正）

【发微】凡水气在膈上者宜散之，此即《金匮》"水在腰以上当发其汗"之义也。厥阴证厥而心下悸，此时水在膈间，阻塞中脘，阳气不得外达四肢。水气在上焦者，不当参用下焦药，故《太阳篇》心下有水气已成留饮者，则为小青龙汤证。此即散之之义也。其有发汗过多，阳气上盛，吸水气上冲而心下悸者，则为桂枝甘草汤证。桂枝以助阳气，使之散入肌理而外泄。甘草和中而健脾，能助桂枝外散之力。此即桂枝汤发肌理之汗用甘草之义也。又能止上凌之水气以定心悸，此即脉结代、心动悸用炙甘草汤之义也。然则《厥阴篇》之厥而心下悸者，与太阳发汗过多水气凌心者，同为上焦之证。水在上焦，不当用利水之茯苓。然则，恐其水渍入胃作利，而先治其水，亦当用桂枝甘草汤，此云"当服茯苓甘草汤"，则传写之误也。师云：却治其厥。不出方治，盖即白通、四逆诸方可知。

麻黄升麻汤证治

【方证】伤寒六七日，大下后，寸脉沉而迟，手足厥冷，下部脉不至，咽喉不利，吐脓血，泄利不止者，为难治，麻黄升麻汤主之。麻黄升麻汤方：麻黄二两半，升麻一两一分，当归一两一分，知母、黄芩、芍药、葳蕤各十八铢，石膏、白术、干姜、桂枝、茯苓、甘草、天门冬（去心）各六铢。

【发微】厥阴伤寒，原有表寒里热当下之证，所谓"厥应下之"者是也。若大下之后，热除脉和，则其病当愈。若夫寒湿因大下而陷，阳气不达，手太阴动脉沉迟，至于手足厥冷。寒湿在下，血分之热度益低，甚至下部趺阳、太冲脉不至，寒湿甚矣。然全系寒湿而不见他证，其病犹易治也。乃按其病情，亦既水寒血败，又因肝脏阴虚而胆火上逆，胃底胆汁生燥，上冲肺部，以至咽喉不利而吐脓血，加以在下寒湿为病而泄利不止，是为上热下寒。此时欲清上热，则增下寒，欲温下寒，则增上热，故曰难治。麻黄升麻汤，君麻黄、升麻，以升提下陷之寒湿而外散之，所以止下利也。当归以补血，黄芩以清胆火，知母、石膏以清胃热，所以止吐脓血也。葳蕤、天冬以润肺，所以利咽喉不利也。白术、干姜、芍药、桂枝、茯苓、甘草，所以解水分之寒湿，增营分之热度，而通利血脉也。但令水寒去而营热增，手足之厥冷自解矣。

干姜黄连黄芩人参汤证治

【方证】伤寒，本自寒下，医复下之，寒格，更逆吐。若食入口即吐，干姜黄连黄芩人参汤主之。（此条订正）干姜黄连黄芩人参方：干姜、黄连、黄芩、人参各三两。

【发微】伤寒本自寒下，此厥阴证之寒湿下利，同于太阴、少阴之证也。于法当温，乃医以为协热利，循《内经》通因通用之例，而更以承气汤下之，于是肠胃虚寒，阻格膈上之阳气。夫胃气寒者，多病吐逆，伏寒在内，格阳于上，谓之寒格。寒结于肠胃，则十二指肠不能容胆汁之灌输，少阳上逆，必病呕吐，故有食入口中即吐之变。则其证为胸中有热，肠胃有寒邪。……此证与《太阳篇》呕而腹痛之黄连汤证略同，故干姜黄连黄芩人参汤方治，亦与黄连汤相似。所不同者，惟彼方多甘草、桂枝、半夏、大枣而无黄芩耳。……《太阳篇》呕而腹痛，为上热下寒，其为寒格逆吐之证，与此正同，而方治之并用黄连、干姜亦与此同。

通脉四逆汤证治

【方证】下利清谷，里寒外热，脉微欲绝，汗出而厥者，通脉四逆汤主之。

【发微】下利清谷为完谷不化，胃中无火可知。胃底无胆汁，则不能消水。水挟谷食未消者，下走十二指肠，由回肠直趋而下，是为里寒。寒据中宫，阳浮于外，乃病外热。外热则汗出，里寒则手足见厥。按："汗出而厥"上，当脱"脉微欲绝"四字，故用通脉四逆汤以强心阳而助血热，但使阳热渐回，其脉当出，手足当温，且温里则水化为气，在表之浮阳，亦以无所抵拒而归其根，而诸恙除矣。

白头翁汤证治

【方证】热利下重者，白头翁汤主之。白头翁汤方：白头翁二两，黄连、黄柏、秦皮各三两。

【发微】何以知为热利？手足不寒而脉数，秽气逼人者是。下重者，湿与热并而下气不通也。气不通，则秽物不得宣泄。白头翁汤方治，白头翁、秦皮以清凉破血分之热，黄连、黄柏以苦燥除下焦之湿，然后热湿并去，而热利当止。盖下重之由，出于气阻，气阻之由，根于湿热，不更用疏气药者，所谓伏其所主也。

【方证】下利，欲饮水者，以有热故也，白头翁汤主之。

【发微】厥阴下利，阳回之后，其利当止。阳回而利不止，即有便脓血之变，以阳热太重故也。但未便脓血之时，早有见端，当以欲饮水为之验。盖胃中生燥则渴欲饮水，而下利未止则肠中湿热未尽，而络脉受其蕴蒸。故方治亦以清凉养血之白头翁为主，而佐之以秦皮，清热之黄连为辅，济之以燥湿之黄柏。此又将见下重未及便脓血之期，而先发制病之治法也。

小承气汤证治

【方证】下利谵语者，有燥屎也，宜小承气汤。

【发微】不大便之谵语，下利色纯青，皆当用大承气汤，尽人而知之矣。但有燥屎而下利，既无肠胃枯燥之变，亦无胆汁下泄之危。所以谵语者，燥屎不能随水液下行，秽浊之气上熏于脑，而脑气昏也。里热不甚，故不需咸寒之芒硝，且以肠中恶物胶固而坚，利用浸润而后下。若一过之水所能去，下利时宜早去矣。

栀子豉汤证治

【方证】下利后更烦，按之心下濡者，为虚烦也，宜栀子豉汤。

【发微】下利耗其津液，则在表浮阳不收，而在里余热不去，因病虚烦。……下利后更烦，当以心下为验，若按之石硬，或痛，则有痰涎与宿食胶结胃中，而为大小陷胸汤证。惟按之而濡，乃可决为虚烦，但清其余邪足矣。又按：《太阳篇》心下痞，按之濡为大黄黄连泻心汤证，此但云"按之心下濡"，其为无痞可知。有痞则为实，无痞则为虚，实则里有实热，虚则里为虚热，此泻心、栀豉之辨也。

吴茱萸汤证治

【方证】干呕，吐涎沫，头痛者，吴茱萸汤主之。

【发微】寒湿留于上膈，脾胃因虚寒而不和，则干呕而吐涎沫。清阳不升，浊阴上逆，则为头痛。……吴茱萸以祛寒而降逆，人参、姜、枣以补虚而和胃，即其病当愈。盖其所以头痛者，起于干呕气逆而上冲也。其所以吐涎沫者，起于脾胃虚寒，脾虚则生湿，胃寒则易泛也。考吴茱萸辛温，主温中下气，最能散肝脏风寒，故于厥阴寒证为宜也。

小柴胡汤证治

【方证】呕而发热者，小柴胡汤主之。

【发微】肝脏阴虚，则胆胃上逆，因有呕而发热之证。盖太阳水气不能作汗，因成湿痰，留积上膈，至少阳胆火郁而不达，则上泛而为呕。寒湿在皮毛之里，正气与之相抗，是生表热。此证必先形寒，或兼头痛。若发有定候，即当为疟，且其脉必弦，为其内有湿痰也。其口必苦，为其胆汁上泛也。小柴胡汤，柴胡以疏表，黄芩以清里，半夏以降逆，人参、炙草、姜、枣以和中，则呕止而热清矣。按：此方治疟，最为神效，今人废弃不用，是可惜也。予谓此证，若但热不寒，当从桂枝白虎汤例，于本方中加石膏、知母；若寒重热轻，当从太阳伤寒例，加桂枝、干姜，明者辨之。

（七）辨霍乱病脉证并治

四逆加人参汤证治

【方证】利止，恶寒脉微，而复利，亡血也。四逆加人参汤主之。（此条订正）四逆加人参汤方：于四逆汤内加人参一两（余依四逆汤服法）。

【发微】霍乱本吐利，若利止之后，恶寒脉微而复利，此为统血之脾脏，不得血中温和之气，发脾阳而消水，故使复利。盖血之本气至热，血不足则热减而寒胜，此盖申上文"脉微涩"条而补其方治。"利止"字当在

"恶寒"上。"亡血也"三字，直谓统血之脾阳，以久利而虚耳，非吐衄、便血之谓，故方剂但用四逆加人参，而绝无当归、生地、阿胶之属，为其立方本旨，原为增长血中温度而设，非谓亡有形之血也。

理中丸证治

【方证】霍乱，头痛，发热，身疼痛，热多欲饮水者，五苓散主之。寒多不用水者，理中丸主之。理中丸方：人参、甘草、白术、干姜（各三两）。……若脐上筑者，肾气动也，去术加桂四两。吐多者，去术加生姜三两。下多者，还用术。悸者加茯苓二两。渴欲得水者，加术，足前成四两半。腹中痛者，加人参，足前成四两半。寒者加干姜，足前成四两半。腹满者，去术加附子一枚。服汤后如食顷，饮热粥一升许，微自温，勿揭衣被。

【发微】凡物冷热相挽，则味变而质败。近人于饱食之后，饮冰冻汽水，或冰淇淋，往往发霍乱之证。所以然者，冷与热参杂腹中，中气淆乱而吐利作也。气上冲，则头痛而发热。表有寒，则身疼痛。惟霍乱当先治里，前于"发热头痛"条下已详言之。治里有热多寒多之辨，热多则标阳在上而渴欲饮水，寒多则寒湿在下而不用水。饮水者患其停水，故用五苓散以泄之。不用水者，患其里寒，故用理中丸、汤以温之，而表证从缓焉。

桂枝汤证治

【方证】吐利止而身痛不休者，当消息和解其外，宜桂枝汤小和之。

【发微】此节申明后治其表之例。夫吐利止而身痛不休，原有二因：一为太阳水气凝沍皮毛，则必兼恶寒。一为太阳水气凝沍肌腠，则不兼恶寒。兼恶寒，便当用麻黄汤以达之，所以解表也。不兼恶寒者，但须桂枝汤以和之，所以解肌也。此小大轻重之辨也。

四逆汤证治

【方证】吐利，汗出，发热恶寒，四肢拘急，手足厥冷者，四逆汤主之。既吐且利，小便复利，而大汗出，下利清谷，内寒外热，脉微欲绝者，四逆汤主之。

【发微】浮阳上冲则吐，而发热汗出。阴寒内据，则下利而恶寒。水气胜而血热不达，则四肢拘急而手足逆冷。寒水太甚，则三焦无火，而小便自利，溢入肠胃者，为下利清谷。水盛血寒，则脉欲绝。凡见以上诸证，皆当与三阴寒湿下利同治，故均以四逆汤为主治之方也。

通脉四逆加猪胆汁汤证治

【方证】吐已下断，汗出而厥，四肢拘急不解，脉微欲绝者，通脉四逆加猪胆汁汤主之。通脉四逆汤加猪胆汁方：甘草二两（炙），干姜三两（强人可四两），附子大者一枚（生用，去皮破八片），猪胆汁半合。

【发微】吐利下断，张志聪谓吐无所吐，下无所下，津液内竭，此说是也。然何以有汗出而厥诸证。汗出者，浮阳亡于外也。阳浮于外，则里气已虚而四肢厥逆。阴液内耗，关节不濡，故四肢拘急不解。寒凝血败，故脉微欲绝。然何以不用四逆汤而用通脉四逆汤加人尿、猪胆汁。盖血寒于下，于法当温，故用干姜、附子以温之。然温其中下，恐犹不能载阳气而上出，故加葱白。但此津液内竭之证，吐下虽止，犹不免干呕而内烦，非加咸寒之人尿、苦寒之猪胆汁导之下行，必将为浮阳所格，下咽即吐，此即热药冷服之意，而又加周密者也。

（八）辨阴阳易差后劳复病脉证并治

烧裈散证治

【方证】伤寒，阴阳易之为病，其人身体重，少气，少腹里急，或引阴中拘挛，热上冲胸，头重不欲举，眼中生花，膝胫拘急者，烧裈散主之。烧裈散方：取妇人中裈，近隐处，剪烧灰，以水和服方寸匕，日三服，小便即利，阴头微肿则愈。妇人病取男子中裈烧灰。

【发微】妇人伤寒新差，男子与之交，余邪从廷孔吸入宗筋，谓之阴易。男子病后与妇人交，余邪由宗筋贯输廷孔，谓之阳易。……盖三阳无寒湿，三阴多寒湿，而三阴证之新差，又必在寒尽阳回之期，未尽之湿邪，乃一变而成湿热。苟令化热之湿浊渗入前阴，轻则为淋浊，重则腐烂而内溃。身体重者，太阴之湿象也。少气者，湿伤气也。少腹里急，或引阴中筋挛，膝胫拘急者，寒湿在下也。热上冲胸，头重不欲举，眼中生花者，浊热上僭，清阳为之蒙翳也。取中裈近阴处烧灰和服，以浊引浊，使病从何处受，即从何处出。……近世医家，既不识病原之为湿浊，又不明同气相感之理，无怪论及烧裈散，反憎其秽亵无理也。

枳实栀子豉汤证治

【方证】大病差后，劳复者，枳实栀子豉汤主之。枳实栀子豉汤方：枳实三枚（炙），栀子十四枚，香豉一升（绵裹）。

【发微】大病差后，精气消歇，静以养之，犹恐本原之难复。若夫病后劳力，则百脉张而内热易生，汗液泄而表阳不固。内热生则不思饮食，表阳虚则易感风寒。烦热在里，则中气易塞。风邪外袭，则表气不濡。枳实以降之，栀子以清之，香豉以散之，而表里自和矣。若以病后中虚，食入易停，便当从宿食治，但加大黄如博棋子大五六枚，不烦用大小承气者，则以病后胃虚，不胜重剂故也。

小柴胡汤证治

【方证】伤寒，脉浮者，以汗解之，脉沉实者，以下解之。差以后，更发热，小柴胡汤主之。（此条订正）

【发微】伤寒差已，非谓病之自差也。大法脉浮者以汗解之。脉沉实者以下解之……若差以后更复发热，表无太阳实寒，里无阳明实热；或由差后乏力多卧，表气不张，脾脏留湿，不能外达皮毛耳。故只需小柴胡汤以解外，使湿去表和，其热自退。此特为病后不胜重剂言之。

牡蛎泽泻散证治

【方证】大病差后，从腰以下有水气者，牡蛎泽泻散主之。牡蛎泽泻散方：牡蛎、泽泻、蜀漆（洗去腥）、海藻（洗去碱）、栝楼根、商陆根、葶苈子，以上各等份。

【发微】凡人久卧生湿，积湿则生痰，湿痰凝沍，则水道为之不通，若阴沟日久瘀塞者然。……腰以下正为水道宣泄之冲，不当留积水气。自大病久卧，百脉停顿，必有败津留滞其中。水与败津化合，则胶固而成痰浊，并居血络，阻下行之路，水道为之不通，故必用蜀漆、葶苈以泻痰，商陆以通瘀，海藻以破血络之凝结。海藻含有碘质，能清血毒，故疮痈多用之而病根始拔。君牡蛎、泽泻者，欲其降而泄也。用栝楼根者，所以增益水津，欲其顺水而行舟也。此利小便之大法，异于五苓散之不兼痰湿者也。

理中丸证治

【方证】大病差后，喜唾久不了了，胃土有寒，当以丸药温之，宜理中丸。

【发微】胃中有寒，则吐涎沫……若大病差后之喜唾，则胃中本无上泛之涎沫，咽中常觉梗塞，所出但有清唾，此与吐涎沫者略同，而证情极轻缓。……至于久不了了，则胃中微寒，非用温药，断难听其自愈。然汤剂过而不留，尚恐无济，故必用理中丸以温之，使得久留胃中，且日三四服，以渐而化之，则宿寒去而水气消矣。

竹叶石膏汤证治

【方证】伤寒解后，虚羸少气，气逆欲吐，竹叶石膏汤主之。竹叶石膏汤方：竹叶二把，石膏一升，半夏半斤，人参三两，甘草二两，粳米半斤，麦门冬一升。

【发微】伤寒解后，无论从汗解与从下解，其为伤胃阴则一。中气虚而胃纳减，故虚羸少气。阴伤则胃热易生，胃热上升，而不得津液以济之，故气逆欲吐。师用竹叶、石膏以清热，人参、甘草以和胃，生半夏以止吐，粳米、麦冬以生津，但得津液渐复，则胃热去而中气和矣。

二、《金匮要略》方证与治验

（一）痉湿暍病脉证治

痉病证治

栝楼桂枝汤证治

【方证】太阳病，其证备，身体强，几几然，脉反沉迟，此为痉。栝楼桂枝汤主之。栝楼桂枝汤方：栝楼根二两，桂枝三两，芍药三两，甘草二两，生姜三两，大枣十二枚。

【发微】太阳病，其证备，则颈项强痛。发热自汗，恶风之证也。身体强几几，背强急而不能舒展，邪陷太阳经输也。自非将成痉证，则有汗之中风，脉宜浮缓，而不宜沉迟。夫痉脉伏弦，沉即为伏，迟为营气不足……血不养筋，而见沉伏之痉脉，故以培养津液为主。而君栝楼根，仍从太阳中风之桂枝汤，以宣脾阳而达营分，使卫与营和，汗出热清，筋得所养，而柔痉可以不作矣。

葛根汤证治

【方证】太阳病，无汗，而小便反少，气上冲胸，口噤不得语，欲作刚痉，葛根汤主之。葛根汤方：葛根四两，麻黄三两（去节），桂枝、甘草（炙）、芍药各二两，生姜三两，大枣十二枚。

【发微】太阳病无汗，小便反少，气上冲，此与《太阳篇》下后气上冲，可与桂枝汤如前法同。惟筋脉强急，牙关紧而见口噤，风痰阻塞会厌而不得语，实为刚痉见端。以气上冲而用桂枝，此为太阳中风正治法。惟本证为风寒两感，寒冱皮毛，内阻肺气，故外见无汗，内则会厌隔阻，故本方于桂枝汤加麻黄，期于肌表双解。太阳经输在背，邪陷经输，久郁生燥，于是有背反张，卧不着席之变，故于肌表双解外，复加葛根，从经输达邪外出，而刚痉可以立解，所谓上工治未病也。按：此方本为太阳标热下陷经输而设，故加清热润燥上升之葛根，于背强痛者宜之。推原痉病所由成，以外风陷入太阳为标准，无论刚痉、柔痉一也。柔痉起于中风，故用栝楼桂枝汤。栝楼蔓生上行，主清经络之热，功用与葛根同。刚痉之成，起于风寒两感，故用葛根汤。盖非风不能生燥，非风窜经输，必不成痉。可以识立方之旨矣。

大承气汤证

【方证】痉为病，胸满，口噤，卧不着席，脚挛急，必齘齿，可与大承气汤。大承气汤方：大黄四两（酒洗），厚朴半斤（炙，去皮），枳实五枚（炙），芒硝三合。

【发微】风燥入阳明之腑，津液受灼，上膈乃有湿痰。痰阻胸膈，则胸满。风痰塞会厌，而阳热上灼，牙关之筋燥急，则口噤。背脊经输干燥，则卧不着席。周身筋脉液干而缩，故脚挛于下，齿齘于上，可与大承气汤，此亦急下存阴之义也。盖必泄其燥热，然后膈上之风痰，得以下行，周身筋脉，亦以不受熏灼而舒矣。

湿病证治

麻黄加术汤证治

【方证】湿家，身烦疼，可与麻黄加术汤，发其汗为宜，慎不可以火攻之。麻黄加术汤方：麻黄三两（去节），桂枝二两，甘草一两，白术四两，杏仁七十个（去皮尖）。

【发微】太阳寒水，发于外者为汗，壅阻皮毛之内即成湿。故太阳伤寒，皮毛不开，无汗恶寒，发热体痛者，宜麻黄汤以汗之。湿家发热身疼者，宜麻黄加术汤以汗之。加术者，所以去中焦之湿也。盖水湿凝沍肌肉，血络停阻，乃病疼痛。痈疽之生，患处必先疼痛者，血络瘀结为之也。故欲已疼痛者，必先通其不通之血络。阴疽之用阳和汤，亦即此意。若急于求救，而灼艾以灸之，断葱以熨之，或炽炭以熏之，毛孔之内，汗液被灼成菌，汗乃愈不得出，而血络之瘀阻如故也。况火劫发汗，汗泄而伤血分，更有发黄、吐血、衄血之变乎。

麻黄杏仁薏苡甘草汤证治

【方证】病者，一身尽疼，发热，日晡所剧者，此名风湿。此病伤于汗出当风，或久伤取冷所致也。可与麻黄杏仁薏苡甘草汤。麻黄杏仁薏苡甘草汤：麻黄半斤，杏仁十个（去皮尖），薏苡半两，甘草一两（炙）。

【发微】一身尽疼，为寒湿凝沍肌理，血络阻滞作痛，若阴疽然，前文已详言之。发热者，寒湿外闭，血分之热度，以阻遏而增剧也。日晡所为地中蒸气上腾之时，属太阴湿土，故阳明病欲解时，从申至戌上。所以解于申至戌上者，为热盛之证。当遇阳衰退阴盛而差也。明乎此，可知申至戌上为太阴主气，湿与湿相感，故风湿之证，当日晡所剧。究病之所由成，则或由汗出当风，或由久伤取冷。《内经》云：形寒饮冷则伤肺。肺主皮毛，务令湿邪和表热，由皮毛一泄而尽，其病当愈。师所以用麻黄汤去桂枝加薏苡者，则以薏苡能祛湿故也。

防己黄芪汤证治

【方证】风湿，脉浮，身重，汗出，恶风者，防己黄芪汤主之。防己黄芪汤方：防己一两，甘草半两（炙），白术七钱半，黄芪一两一分。

【发微】脉浮为风，身重为湿。汗出恶风，为表气虚，而汗泄不畅，此亦卫不与营和之证。防己泄热，黄芪助表气而托汗畅行，白术、炙甘草补中气以胜湿，此亦桂枝汤助脾阳俾汗出肌腠之意也。

桂枝附子汤、去桂枝加白术汤证治

【方证】伤寒八九日，风湿相抟，身体疼烦，不能自转侧，不呕不渴，脉浮虚而涩者，桂枝附子汤主之。若大便坚，小便自利，去桂枝加白术汤主之。桂枝附子汤方：桂枝四两，附子三枚（炮，去皮，破八片），生姜三两（切），甘草二两（炙），大枣十二枚（擘）。

白术附子汤方：白术一两，附子一枚（炮，去皮），甘草二两（炙），生姜一两半，大枣六枚。

【发微】桂枝附子汤为阳旦汤变方，而要有差别。阳旦之证，表阳盛而营血未为湿困，故加桂以助芍药之泄营，此证脉见浮虚而涩。表阳已虚，营血先为湿困，故但加熟附以温里，以营虚不可泄，而去疏泄营气之芍药。阳旦所以用生附者，所以助里阳而泄在表之水气也。此用熟附三枚者，所以助表阳而化其湿也。彼为表实，此为表虚也。……不呕不渴，则大便之坚直可决为非少阳阳明燥化。小便自利，则以阳气不行于表，三焦水道以无所统摄而下趋也。盖此证小便色白，故用附子以温肾。湿痹肌肉，故加白术以扶脾。但使术、附之力，从皮中运行肌表，然后寒湿得从汗解，津液从汗后还入胃中，肠中乃渐见润泽，大便之坚固，当以不治治之。

甘草附子汤证治

【方证】风湿相抟，骨节疼烦掣痛，不得屈伸，近之则痛剧，汗出，短气，小便不利，恶风不欲去衣，或身微肿，甘草附子汤主之。甘草附子汤方：甘草二两（炙），附子二枚（炮，去皮），白术二两，桂枝四两。

【发微】风湿相抟，至于骨节疼烦掣痛不得屈伸，近之则痛剧，此可见寒湿流入关节，表里气血隔塞不通。不通则痛，此证暴发为湿，积久即成历节。汗出短气，亦与历节同。湿犹在表，故恶风不欲去衣，或身微肿，不似历节之纯为里证。风阳引于外，故小便不利。惟证情与历节同源，故方治亦相为出入。甘草附子汤，用甘草、白术、桂枝，与桂枝、芍药、知母同。用熟附子二枚，与乌头五枚、炙草三两同。惟一身微肿，似当用麻黄以发汗。仲师弃而不用者，正以湿邪陷入关节，利用缓攻也。

暍病证治

白虎加人参汤证治

【方证】太阳中热者，暍是也。汗出，恶寒，身热而渴，白虎加人参汤主之。白虎加人参汤方：知母六两，生石膏一斤（碎，绵裹），甘草二两（炙），粳米六合，人参三两。

【发微】暴行烈日之中，则热邪由皮毛入犯肌腠，于是有太阳中热之病。外热与血热并居，则身热而汗出。暑气内侵，胃液旁泄为汗，则胃中燥热，因病渴饮。寒水沾滞，卫阳不固皮毛，故表虚而恶寒。……此证用人参白虎汤，与《太阳篇》"口燥渴，心烦，微恶寒"同。然则本条所谓恶寒，与伤寒中风之恶寒甚者，固自不同也。

瓜蒂汤证治

【方证】太阳中暍，身热疼重，而脉微弱，此以夏月伤冷水，水行皮中所致也。一物瓜蒂汤主之。瓜蒂汤方：瓜蒂二十个。

【发微】夏令地中水气随阳上蒸，是为暑。暑者，湿热相抟之动气也。此气不著于人体则已，著于人体，无有不身热疼痛者，以有热复有湿也。但此证脉当浮大，所以然者，以血受阳热蒸化，脉道中热度必高；高者脉大，有表热而病气在肌肉，属太阳部分之第二层，与中风同。其脉当浮，而反见微弱之脉者……乃一时悉化凉水，此即心下有水气之水，不由外入。水渍皮中，因病疼重。暴感阳热，转被郁陷，因病身热。瓜蒂苦泄，能发表汗，汗出热泄，其病当愈。《伤寒发微》中附列治验，兹不赘述。（予意浮萍煎汤熏洗，亦当有效，他日遇此证，当试验之）

（二）百合狐惑阴阳毒病证治

百合病证治

百合知母汤、百合滑石代赭汤、百合鸡子汤、百合地黄汤证治

【方证】百合病，发汗后者，百合知母汤主之。百合知母汤方：百合

七枚（擘），知母三两。

百合病，下之后者，百合滑石代赭汤主之。百合滑石代赭汤方：百合七枚（擘），滑石三两（碎，绵裹），代赭石如弹丸大一枚（碎，绵裹）。

百合病，吐之后者，百合鸡子汤主之。百合鸡子汤方：百合七枚（擘），鸡子黄一枚。

百合病，不经吐下发汗，病形如初者，百合地黄汤主之。百合地黄汤方：百合七枚（擘），生地黄汁一升。

【发微】太阳寒水，由三焦下达膀胱为溺，由肾阳蒸化膀胱，外出皮毛为汗，故溺与汗为一源。寒水下陷，轻则为蓄水，重则为蓄血。汗之由肺出皮毛者，属水分。由脾出肌腠者，属血分，故血与汗为同体。营为血之精，行于脉中，卫为水之精，行于脉外。人一身之水，藉血热而化气，故肌腠孙络温而后皮毛固。一身之血，得水液而平燥，故三焦水道通而后血海濡。今以方治为标准，可知病之轻重。汗伤肺阴者，治以百合知母汤，但滋肺阴已足。下后水液下出大肠，由腑病累及脏阴，湿热逗留为病，则治以百合滑石代赭汤。吐后液亏，阳气上冒，累及主脉之心脏，而怔忡不宁，或至不能卧寐，则治以百合鸡子黄汤。此其易知者也。惟不经吐下发汗，而见百脉俱病，自来注家，未有知其病由者。……予以为此证直可决为太阳标热内陷蒸成败血之证，故方治用百合七枚以清肺，用生地黄汁一升以清血热。血热得生地黄汁清润，则太阳标热除，败血以浸润而当下。观其分温再服，大便如漆，可为明证矣。

【治验】

癸酉正月，予于四明陈姓少年见之。其证肌肤甲错，腹部外皮焦黑，按之刺手，渴饮，彻夜不寐，大便累日不行。予因其内有干血也，用百合地黄合桃核承气汤轻剂，当晚下黑血无算。下后觉恶寒甚，天明肢厥脉伏，病家大惊，乃就近延四明某医士，投以炮姜、附子，脉出身和，后予以附子理中继之，已得安睡，并能食，病家以为无患矣。后闻于六七日后，病者一寐不醒。盖干血虽去，而正气不支矣。

——《金匮发微·妇人杂病脉证治第二十二》

百合洗方证治

【方证】百合病，一月不解，变成渴者，百合洗方主之。百合洗方：百合一升，以水一斗，渍之一宿，以洗身。洗已，食煮饼，勿以咸豉也。

【发微】病至一月不解，则肺阴伤于里而皮毛不泽，脾阳停于里而津液不生，内外俱燥，遂病渴饮。……仲师主以百合洗方，洗已，食以不用咸豉之蒸饼，其意与服桂枝汤后之啜热粥略同。盖食入于胃，营气方能外达，与在表之卫气相接，然后在表之药力，乃得由皮毛吸入肺脏，而燥热以除，所谓营卫和则愈也。其不用咸豉，以百脉既病，不当走血故也。

栝楼牡蛎散证治

【方证】百合病，渴不解者，栝楼牡蛎散主之。栝楼牡蛎散方：栝楼根、牡蛎（熬）等份。

【发微】百合洗方，所以润肺主之皮毛，以肺脏张翕之气，原自与皮毛之张翕相应，易于传达……更食煮饼以助脾阳，使里气外出，引药力内渍肺脏，而其为渴当差。其不差者，必浮阳上升，肺脏之受灼特甚也。栝楼根清润生津，能除肺胃燥热而濡筋脉，观柔痉用栝楼桂枝汤可知。牡蛎能降上出之浮阳，观伤寒柴胡龙牡救逆汤可知，合二味以为方治，既降浮阳，又增肺液。

百合滑石散证治

【方证】百合病，变发热者，百合滑石散主之。百合滑石散方：百合一两（炙），滑石三两。

【发微】百合病内脏虽燥，其初固无表热。变热者，久郁而生热也。此证阳气与阴液俱虚……仲师立方，用百合滑石散，滑石剂量三倍于百合，百合以润燥，滑石以清热，石质重滞，取其引热下行，但使服后微利，其热当除。所以用散者，亦因病久正虚，不宜汤剂也。

狐惑病证治

甘草泻心汤、苦参汤、雄黄熏法证治

【方证】狐惑之为病，状如伤寒，默默欲眠，目不得闭，卧起不安，蚀于喉为惑，蚀于阴为狐。不欲饮食，恶闻食臭，其面目乍赤乍黑乍白，蚀于上部则声嗄，甘草泻心汤方主之。蚀于下部则咽干，苦参汤洗之。蚀于肛者，雄黄熏之。甘草泻心汤方：甘草四两（炙），黄芩、干姜、人参各三两，半夏半升，黄连一两，大枣十二枚。

苦参汤方：苦参一升，以水一斗，煎取七升，去滓，熏洗。

【发微】蚀于喉为惑，蚀于阴为狐，不过强分病名，而其实则一。按：此证先蚀于阴，阴蚀已，则余毒上攻而蚀于喉，并有蚀于鼻者……鼻烂尽，其人可以不死。蚀于上部则声嗄，会厌穿也。蚀于下部则咽干，火炎上也。……所以状如伤寒者，以头痛言也。毒发于宗筋，则其热上冲于脑而头痛，俗谓之杨梅风，宜水磨羚羊角以抑之。所以默默欲眠，起则颠眩者，小便数而痛剧也（或用车前草汁饮之，间亦有小效）。所以目不得闭，卧起不安者，昼夜剧痛，欲卧而不得也。所以不欲饮食，恶闻食臭者，小便结于前，故不欲饮；大便闭于后，故不欲食。浊阴不降，中气顿滞，故恶闻食臭；热毒攻于上，故面目乍赤；脓血成于下，故面目乍黑；营气既脱，加以剧痛，故面目乍白。以仲师方治考之，狐惑之为虫病，灼然无可疑者。苦参汤洗阴蚀，则以苦参味性寒，兼有杀虫功用也。雄黄末熏肛蚀，亦以雄黄功用，去毒而兼能杀虫也。然则蚀于上者，何不用杀虫之品？曰：病起于下，虫即在下，蚀于喉，不过毒热上攻耳。故重用解毒之甘草为君，半夏、黄连以降之，黄芩以清之，恐其败胃也，干姜以温之，人参、大枣以补之。其不用杀虫之药者，口中固无虫也。

赤豆当归散证治

【方证】病者脉数，无热，微烦，默默但欲卧，汗出，初得之三四日，目赤如鸠眼，七八日，目四眦黑，若能食者，脓已成也。赤豆当归散主之。

【发微】文曰：脉数，无热，微烦，但欲卧，汗出。夫无热脉数，此为阳中有痈，自汗出为脓未成，肠痈条下已历历言之。惟痈将成之状，《疮痈篇》初无明文。此云：初得之三四日，目赤如鸠眼，内热蕴蒸之象也。又云：七八日，目四眦皆黑。若能食者，脓已成也。目四眦黑，为内痈已腐，而败血之色外见，此当是《疮痈篇》诸痈肿节后脱文，传写者误录于此。赤豆当归散治肠中所下之近血，则此条当为肠痈正治。妇人腹中痛用当归散，亦以其病在大肠而用之。可见本条与《狐惑篇》阴阳毒绝不相干，特标出之，以正历来注家之失。

阴阳毒病证治

升麻鳖甲汤、升麻鳖甲去雄黄蜀椒证治

【方证】阳毒之为病，面赤斑斑如锦纹，咽喉痛，吐脓血，五日可治，七日不可治，升麻鳖甲汤主之。升麻鳖甲汤方：鳖甲手指大一片（炙），雄黄半两（研），升麻、当归、甘草各二两，蜀椒一两（炒去汁）。阴毒之为病，面目青，身痛如被杖，咽喉痛，五日可治，七日不可治。升麻鳖甲汤去雄黄蜀椒主之。

【发微】邪中之人，血热炽盛为阳，血寒凝结为阴……阳毒为阳盛之证，热郁于上，故面赤斑斑如锦纹。热伤肺胃，故吐脓血。阴毒为凝寒之证，血凝而见死血之色，故面目青。血凝于肌肉，故身痛如被杖。二证皆咽痛者，阳热熏灼固痛，阴寒凝阻亦痛。咽痛同而所以为咽痛者不同。以方治论，则阳毒有虫，阴毒无虫，譬之天时暴热，则蛰虫咸仰；天时暴寒，则蛰虫咸俯。盖不独阳毒方治有杀虫之川椒、雄黄，而阴毒无之，为信而有征也。方中升麻，近人多以为升提之品，在《本经》则主解百毒，甘草

亦解毒，则此二味实为二证主要。鳖甲善攻，当归和血，此与痈毒用炙甲片同，一以破其血热，一以攻其死血也。又按：《千金方》阳毒升麻汤无鳖甲有桂，阴毒甘草汤无雄黄。以后文"水四升，煮取一升，顿服，取汗"观之，似升麻鳖甲汤中原有桂枝，后人传写脱失耳。

（三）疟病脉证并治

鳖甲煎丸证治

【方证】病疟，结为癥瘕，如其不差，当云何？师曰：此名疟母，急治之。以月一日发，当十五日愈。设不差，当月尽解。宜鳖甲煎丸。鳖甲煎丸方：鳖甲十二分（炙），乌扇三分（烧，即射干），黄芩三分，柴胡六分，鼠妇三分（熬），干姜、大黄、桂枝、石韦（去毛）、厚朴、紫葳（即凌霄）、半夏、阿胶各三分，芍药、牡丹（去心）、蟅虫、葶苈、人参各一分，瞿麦二分，蜂巢四分（炙），赤硝十二分，蜣螂六分（熬），桃仁二分（去皮尖，研）。

【发微】病疟之由，不外寒热，早用加减小柴胡汤，何至十五日、一月而始愈。况一月不差，结为癥瘕之说，尤不可信，此传写之误也。疟母之成，多在病愈之后，岂有疟未差而成疟母者。此痞或在心下，或在脐下，大小不等，惟鳖甲煎丸至为神妙，或半月而消尽，或匝月而消尽。予向治朱姓板箱学徒及沙姓小孩亲验之。盖此证以寒疟为多，胎疟亦间有之，他疟则否。北人谓疟为脾寒，南人谓无痰不成疟，二者兼有之。脾为统血之脏，脾寒则血寒，脾为湿脏，湿胜则痰多，痰与血并，乃成癥瘕。方中用桃仁、蟅虫、蜣螂、鼠妇之属以破血，葶苈以涤痰，君鳖甲以攻痞，而又参用小柴胡汤以清少阳，干姜、桂枝以温脾，阿胶、芍药以通血，大黄、厚朴以调胃，赤硝、瞿麦以利水而泄湿，疟母乃渐攻而渐消矣。细玩此节文义，当云："病疟结为癥瘕，如其不差当云何？"师曰："名曰疟母，当急治之，以月一日发，当十五日愈。设不差，当月尽解。宜鳖甲煎丸。"陈修园、黄坤载辈望文生训，殊欠分晓。

白虎加桂枝汤证治

【方证】温疟者，其脉如平，身无寒，但热，骨节烦疼，时呕，白虎加桂枝汤主之。白虎加桂枝汤方：知母六两，石膏一斤，甘草二两（炙），粳米二合，桂枝三两。

【发微】温疟之为病，太阳标热并入阳明之证也。太阳之气不宣，则阳明之热不去，此仲师用桂枝白虎汤之义也。外无水气压迫，故其脉不弦。一身无寒但热，骨节烦疼，及腰酸时呕，则诸疟并有之，不惟温疟为然。此于诊病时亲见之，但不如温疟之甚耳。独怪自来注家，多称"冬不藏精，水亏火盛"。若《内经·疟论》冬中风寒，气藏骨髓，遇大暑而发云云，尤为荒诞。治贵实验，安用此浮夸之言，使非阳明实热，何以温疟服桂枝白虎汤愈后，乃又有大承气汤证耶。

【治验】

余二十五岁时，能读医书，而尚不善于治病，随表兄陈尚白买舟赴南京，应秋试。陈夫妇同宿中舱，余宿前舱。天方溽暑，骄阳如炽。舟泊无锡，陈夫妇相偕登陆，赴浴惠泉，嘱余守舱中。余汗出浃背，又不便易衣，令其自干。饮食起居又不适，因是心恒悒悒然。舟泊五日，方启碇。又五日，乃抵镇江。下榻后，部署初定，即卧病矣。延医疏方，不外鲜藿香、鲜佩兰之属。服之数日，病反加剧。汗出，热不清，而恶寒无已。当夜乘轮赴京，时觉天昏地黑，不知人事。比抵石城，诸友扶住堂子巷寓所。每小便，辄血出，作殷红色，且觉头痛。时为八月初五日，距进场之期仅三天矣。是时，姻丈陈葆厚先生已先余到南京。丈精于医，诊脉一过，即亲出市药，及荷叶露三大瓶，生梨十余枚以归。并嘱先饮露，饮已，口即不干。顷之又渴，复啖生梨，梨皮不遑削，仅弃其心，顷刻尽十枚。迨药煎成，即进一大碗，心中顿觉清朗，倦极而睡。醒后，头已不痛，惟汗未出。

更进二煎，浓倍于前。服后，又睡。醒时，不觉周身汗出，先小汗，后大汗，竟至内衣、夹袄、被褥上下皆湿，急起更易，反被以盖。于是方觉诸恙悉除，腹中知饥，索热粥。侍者曰：粥已备，盖陈丈所预嘱者也。初啜一小碗，觉香甜逾恒。稍停，又续进，竟其夜，竟尽二大碗。初七日，即能进场。试期达九日夜，毫无倦容。余乃惊陈丈医术之神。叩其药，则桂枝、石膏二味同捣也。问其价，曰：适逢新开药铺，共费钱六文而已。遂相与大笑。

——《经方实验录·中卷》

蜀漆散证治

【方证】 疟多寒者，名曰牡疟。蜀漆散主之。蜀漆散方：蜀漆（洗去腥）、云石母（烧二日夜）、龙骨各等份。

【发微】 疟之所以多寒者，皮毛为水气所遏，阳气不得宣也。水气留于上膈，则浸成痰涎，故世俗有"无痰不成疟"之说。蜀漆为常山苗，能去湿痰，故用之以为君。云母石《本经》主治中风寒热，如在舟车，是为止眩晕镇风阳之品。龙骨当为牡蛎之误，《本经》牡蛎主治咳逆，并言治痰如神，水归其宅。可见蜀漆散方治，专为风痰眩晕而设。盖上膈之湿痰去，然后阳气得以外达，益可信无痰不成疟之说，为信而有征矣。

（四）中风历节病脉并治

中风病证治

防己地黄汤证治

【方证】 治病如狂状，妄行，独语不休，无寒热，其脉浮。防己、甘草各一分，桂枝、防风各三分。上四味，以酒一杯渍之，绞取汁。生地黄二斤，咬咀蒸之，如斗米饭，久以铜器盛药汁，更绞地黄汁和，分再服。

【发微】 不明病理者，不可与论古人之方治。盖风邪失表之证，往往随经而瘀热于里，太阳标热内陷，因致热伤血海，太阳证所以蓄血也。此节病由，曰"病如狂状，妄行，独语不休，无寒热，其脉浮"。此为中风而蓄血于下，与风吸百脉血窜脑部，舌难言而口吐涎者，正自不同。热结在里，故无表热。病在太阳之腑，故脉浮。如狂、喜、妄，在伤寒为蓄血之证。"独语如见鬼状"为热入血室，仲师成例具在，不可诬也。惟伤寒之蓄血为血实，故用抵当汤、桃核承气汤以下之，中风则本由血虚（《伤寒论》所谓"营弱卫强"），虚者不可重虚，故可用防己地黄汤。重用地黄汁，以清瘀血，防己以泄湿，防风以疏风，甘草、桂枝以扶脾而解肌，此法正与百合证用地黄汁同，服后中病亦当大便如漆，蓄血同也。

侯氏黑散证治

【方证】侯氏黑散：治大风，四肢烦重，心中恶寒，不足者。菊花四十分，白术、防风各十分，桔梗八分，黄芩五分，细辛、干姜、人参、茯苓、当归、川芎、牡蛎、矾石、桂枝各三分。

【发微】侯氏黑散一方，主治大风，四肢烦重，心中恶寒，不足者。四肢烦重，为风湿痹于外。心中恶寒不足为气血伤于里。脾阳不达于四肢，故烦重。血分虚而热度不充内脏，故心中恶寒，此病理之易明者也。桂枝为《伤寒论》中风主药，防风以祛风，菊花能清血分之热，黄芩能清肺热，白术、茯苓以祛湿；湿胜必生痰，故用桔梗以开肺，细辛、干姜、牡蛎以运化湿痰；但湿痰之生，由于气血两虚，故用人参以补气，当归、川芎以和血，此药味之可知者也。惟矾石一味，不甚了然，近代人张锡纯始发明为皂矾，按：皂矾色黑，能染黑布，主通燥粪而清内脏蕴湿，张三丰伐木丸用之以治黄疸，俾内脏蕴湿，从大便而解者，正为此也。然则方之所以名黑散者，实以皂矾色黑名之，如黑虎丹、黑锡丹之例。要知病属气血两虚，风湿痹于表里，方治实主疏通，而不主固涩。女劳疸腹胀，治以硝石矾石散，亦此意也。由此观之，方后所云"初服二十日，温酒调服"者，冀药力之通行脉络也。"禁一切鱼肉、大蒜"者，恐其更增湿热，为药力之障碍也。至如四十日常宜冷食以助药力，特以不用温酒言之。若四十日常食冷饭及粥，不病宿食，必病寒中。……盖皂矾热者速行，冷即缓下，所以欲药积腹中者，则以太阴蕴湿，有如油垢，非一过之水所能尽也。

风引汤证治

【方证】风引汤：治除热瘫痫。大黄、干姜、龙骨各四两，桂枝三两，甘草、牡蛎各二两，寒水石、滑石、赤石脂、白石脂、紫石英、石膏各六两。

【发微】本条云除热瘫痫，方后附列服法及主治。又云：治大人风引，小儿惊痫瘛疭日数发，医所不疗，除热方，病以风引为名，似当以半身不遂为主要，所谓"正气引邪，㖞僻不遂"者是也。但风起于四末，则为偏中风，中于头则为眩晕，以方治考之。治瘛疭必有验，治偏中必无济。所云"除瘫痫"者，不定以偏中言之也。血不过头，借如手上刀伤，以指捺伤处，按于颠顶，其血自止。惟风阳吸于上，则一身之气血，一时并入于脑，故有卒然晕倒，痰涎上涌而死者。热血菀于脑而脑膜为之暴裂也。血逆行于上，则百脉为之牵掣，小儿所以病瘛疭者，亦由于此。盖此类病证，胸中先有热痰，外风引之乃并热血而上入于脑，如风起水涌者然。方中大黄用以泄热，非以通滞，此与泻心汤治吐血同，所谓釜底抽薪也。……所以用龙骨、牡蛎者，此与《伤寒·太阳篇》误下烦惊谵语，用柴胡加龙骨、牡蛎，火迫劫之发为惊狂，桂枝去芍药加蜀漆、牡蛎、龙骨，及下后烧针烦躁主桂甘龙牡汤，用意略同。二味镇浮阳之冲脑，而牡蛎又有达痰下行之力也。所以用桂枝、甘草者，桂枝汤方治原所以祛邪风，而于本方风引之义，固未尽合。盖桂枝汤发脾阳之汗而出之肌理，原为营气不虚者而设。若营气本虚，阳气张发于上，冲气被吸引而上逆，非扶中土而厚其堤防，不足以制冲逆，而痰与热血将一时并入于脑。此即发汗过多，心下悸欲得按，主以桂枝甘草汤。脐下悸欲作奔豚，主以苓桂甘枣汤之例，欲其不能逾中脘而上冒也。其余所用寒水石、滑石、紫石英、石膏，不过清凉重镇，使诸脏百脉之气不受外风牵引而已。方中惟赤石脂、白石脂二味，至为夹杂不伦。……伤寒利在下焦之禹余粮汤、寒湿下利之桃花汤，赤石脂并为要药，可见其功用，全系止涩，与上用大黄之意，决然相反。故不用此方则已，若用此方，此二味究当除去，否则药不合病，且更生诸药之阻力也。

头风摩散证治

【方证】头风摩散。大附子一枚，盐等份。

【发微】此方之义不可知，只有近人所传偏头痛、目赤用食盐和水涂太阳穴，半日之间，其痛立止，其赤立消，当是此方遗意。加以附子善走，风阳之入脑者，当更易散，此与纳药鼻中同，不关于内脏者也。

历节病证治

桂枝芍药知母汤证治

【方证】诸肢节疼痛，身体尪羸，脚肿如脱，头眩，短气，温温欲吐，桂枝芍药知母汤主之。桂枝芍药知母汤方：桂枝四两，芍药三两，甘草、麻黄、附子（炮）各二两，白术、知母、防风各四两，生姜五两。

【发微】历节一证，大率起于皮毛肌腠，阳气不能外达，寒湿遂留于关节。此即肢节疼痛所由来，所谓不通则痛也。身体尪羸者，统血之脏久虚，不能营养分肉也。脚肿如脱者，寒湿下注之象也。头眩为血虚，气短为湿胜，独胃中尚有浮热，故温温欲吐。温温，如釜中冷水被炭火下迫，釜底时有一沤上浮，俗名胃泛。桂枝芍药知母汤方，惟知母一味主治欲吐，余则桂、芍、甘草、生姜以通阳而解肌，麻黄、附子、白术以开表而祛湿，防风以祛风，方治之妙不可言喻。

【治验】

案例1

予尝治一戴姓妇人亲验之，但病因与仲师所举大有不同，乃知肢节疼痛，仲师特下一"诸"字，正以其所包者广也。盖此妇妊娠八月为其夫病求医，抱而乘车，病人身重，将腹中小儿压毙。夫病愈而妻病腹痛，乃求医，医药而堕之，腐矣。妊妇本属血虚，死胎既下，因贫不能善后，湿毒留顿腹中，久乃旁溢肢节，死血与寒湿并居，因病历节手足拘挛，入夜手足节骱剧痛，旦日较缓，其为阴寒无疑，盖二年矣。予因用原方以每两折为二钱，用熟附块四钱，二剂不应；二诊改用生附子，汗乃大出。两剂，肢节便可屈伸，足肿亦小，独手发出大泡，有脓有水，将成溃烂。予用丁甘仁法，用大小蓟各五钱，丹皮一两，地骨皮四钱以清血热。二剂而痂成，四剂而痂脱，遂与未病时无异，以为可无患矣。忽然阴痒难忍，盖湿毒未尽而下注也。予因令其用蛇床子煎汤熏洗，良瘥。未几，入市购物，卒然昏倒，诸恙退而血虚之真象见。予乃用大熟地一两，潞党参五钱，川芎、当归各四钱，龙骨、牡蛎各一两，凡二十余剂而止，今已抱子矣。

——《金匮发微·中风历节病脉并治第五》

案例2

耿右，初诊（八月二十七日）：一身肢节疼痛，脚痛，足胫冷，日晡所发热，脉沉而滑，此为历节，宜桂枝芍药知母汤。瘰疬，从缓治。川桂枝（五钱），赤白芍（各三钱），生甘草（三钱），生麻黄（三钱），熟附块（五钱），生白术（五钱），肥知母（五钱），青防风（五钱），生姜（一块，打）。

二诊（九月一日）：服桂枝芍药知母汤，腰痛略减，日晡所热度较低，惟手足酸痛如故，仍宜前法。川桂枝（五钱），赤白芍（各五钱），生甘草（三钱），净麻黄（四钱），苍白术（各五钱），肥知母（五钱），青防风（四钱），生姜（一块，打），咸附子（三钱，生用，勿泡）。

曹颖甫曰：肢节疼痛，病名历节。此证起于风邪外感，汗出不畅，久久湿流关节，脉迟而滑，属寒湿。其微者用桂枝芍药知母汤，其剧者宜乌头汤。尝治一吴姓男病，予用净麻黄三钱，生白芍三钱，生绵芪三钱，炙甘草三钱，乌头二枚切片，用蜜糖一碗另煎，煎至半碗。盖悉本《金匮》法也。

——《经方实验录·下卷》

乌头汤证治

【方证】病历节不可屈伸，疼痛，乌头汤主之。乌头汤，亦治脚气疼痛，不可屈伸。麻黄、芍药、黄芪、甘草（炙）各三两，乌头五枚（㕮咀，以蜜二升，煎取一升，即出乌头）。

【发微】历节一证，大约寒湿痹于关节，阳气痹于肌表。阴痹而阳欲外泄，则热发而黄汗出。阳痹而寒湿阻于筋脉，则疼痛不可屈伸。此为阴寒重症，非桂枝芍药知母汤所能通治，故不得已而用乌头汤，亦犹蛔厥重症，乌梅丸所不能治，不得已而用甘草粉蜜汤也。按：乌头为附子之母，若芋婆然。其颗甚小，一枚约有今权三钱，五枚则一两半矣。然则麻黄、芍药、黄芪、炙草之各三两，不当如《日知录》折成七钱八分矣。……此方重用乌头，以历节足肿胫冷，确定为少阴寒湿而用之，与寒疝用大乌头煎同。

（五）血痹虚劳病脉证并治

血痹病证治

黄芪桂枝五物汤证治

【方证】血痹，阴阳俱微，寸口关上微，尺中小紧，外证身体不仁，如风痹状，黄芪桂枝五物汤主之。黄芪桂枝五物汤方：黄芪三两，芍药三两，桂枝三两，生姜六两，大枣十二枚。

【发微】寸口关上脉微，尺中小紧，阴血不充，阳气郁塞之脉证也。气血不通，故身体不仁，如风痹状，甚则两足痿弱，或更因阳气闭塞，不濡分肉，麻木不知痛处。此证治法，以宣达脾阳，俾风邪从肌肉外泄为主，故用解肌去风之桂枝汤，去甘草而用黄芪者，正以补里阴之虚，而达之表分也。

虚劳病证治

桂枝龙骨牡蛎汤证治

【方证】夫失精家，少腹弦急，阴头寒，目眩，发落。脉极虚芤迟，为清谷，亡血，失精。脉得诸芤动微紧，男子失精，女子梦交，桂枝龙骨牡蛎汤主之。桂枝龙骨牡蛎汤方：桂枝、芍药、生姜各三两，甘草二两，大枣十二枚，龙骨、牡蛎各三两。上七味，以水七升，煮取三升，分温三服。

【发微】失精之情不同，始则有梦而遗，是尚有相火也。至于不梦亦遗，而肾阳始败矣。又其甚则醒时亦遗，而肾阳益败矣。少腹弦急，浊阴下注而小便不利也。阴头寒，精气虚而寒湿下注宗筋也。目之瞳人，视脑气盈虚为出入，脑气以精血两竭而虚，故目眩（此与痰饮之眩、少阳病之眩不同）。此与历节之头眩同，精神恍惚，开目则诸物旋转，闭目则略定，世传防眩汤，间有特效，录之以为救急之助，方用党参、半夏各三钱，归、芍、熟地、白术各一两，川芎、山萸各五钱，天麻三钱，陈皮一钱，轻者四五剂，可以永久不发。予早年病此，嘉定秦芍龄师曾用之，惟多川芎三钱耳，至今三十年无此病，皆芍师之赐也。……发者血之余，故少年血盛则黑，老年血衰则白。至于肾脏虚寒，胞中血海之血，乃不能合督脉上行于脑，脑气不濡而发为之落。此正如高秋风燥，草木黄落者然。……脉失精则虚，亡血则芤，下利清谷则迟。劳之所以失精者，相火不能蛰藏也。所以失血者，阴气益虚，相火益炽，阳根拔于下，血海之血乃随之而上脱也。所以下利清谷者，人体精血日损，水分益寒，入胃之水饮以不得温化而下陷也。胆火下窜，真阴不守，在男子则为失精，在女子则为梦交，于是脉芤而见动，脉微而见紧，泄之愈甚，阴寒愈急，若更以滋阴降火之剂投之，则阳气愈不得升，阴液益无统摄，故用桂枝汤以扶脾阳，加牡蛎、龙骨以固肾阴。独怪近世医家，专用生地、石斛、麦冬、知母、玉竹、黄柏一切阴寒滋腻之品，吾不知其是何居心也。

【治验】

曹颖甫曰：此方不惟治遗精，并能治盗汗。十余年中，治愈甚众，但以数见不鲜，未录方案，并姓名居址而忘之矣。按：桂枝汤本方原为营弱卫强，脾阳不振，不能令汗出肌腠而设。故辛甘发散以助脾阳，令肌腠中发出之汗液，与皮毛中原有之汗液混合而出，然后营气和而自汗可止。盗汗常在夜分，营气夜行于阳，则其病当属肌腠不密，汗随营气而外泄。营病而卫不病，亦为卫不与营和，故用桂枝汤本方，以和营卫二气，加龙骨、牡蛎以收外浮之阳，故盗汗可止。若营卫未和，而漫事收敛，吾知其必无济也。（《经方实验录·中卷》）

案例1

周左，早年精气不固，两足乏力，头晕目花，证属虚劳，宜桂枝加龙骨牡蛎汤。川桂枝（三钱），生白芍（三钱），生甘草（二钱），龙骨（一两，先煎），左牡蛎（三两，先煎），大黑枣（十二枚），生姜（八片）。

——《经方实验录·中卷》

案例2

季左，十月十二日。夜寐喜盗汗，脉阳浮阴弱，宜桂枝加龙骨牡蛎汤。川桂枝（四钱），生白芍（三钱），生草（一钱），龙骨（四钱），左牡蛎（一两），生姜（八片），红枣（十二枚）。

——《经方实验录·中卷》

天雄散证治

【方证】脉弦而大，弦则为减，大则为芤，减则为寒，芤则为虚，虚寒相抟，此名为革，妇人则半产漏下，男子则亡血失精。天雄散方：天雄三两（炮），白术八两，桂枝六两，龙骨三两。

【发微】脉弦为阳气衰，脉大而芤为阴气夺；阳衰则中寒，阴夺则里虚；两脉并见，其名曰革。浮阳不降，则阳不摄阴，阴不抱阳，则精血寒陷。此条见《妇人杂病篇》，治妇人半产漏下，则有旋覆花汤，而男子亡血失精，独无方治，而补阳摄阴之法，要以天雄散为最胜。天雄以温下寒，龙骨以镇浮阳，白术、桂枝以扶中气，而坎离交济矣。黄坤载云："后世医法不传，治此乃用清凉滋润，中气崩败，水走火飞，百不一生，今之医士不可问也。"谅哉斯言。

小建中汤证治

【方证】虚劳里急，悸，衄，腹中痛，梦失精，四肢酸疼，手足烦热，咽干口燥，小建中汤主之。小建中汤方：桂枝三两，甘草二两，芍药六两，大枣十二枚，生姜三两，饴糖一升。

【发微】里急以下诸证，用小建中汤。此乃第一篇所谓治肝补脾之方治也。厥阴含少阳胆火，胆实则气壮而强，胆虚则气馁而悸。腹为足太阴部分，肝胆之火逆于太阴，则腹中痛。厥阴之脉络于阴器，胆火下泄，则梦失精。阴泄于下，脑应于上，则为衄。脾精不行于四肢，故四肢酸楚而手足烦热。脾精不上承，故咽干而口燥。其病在脾，致病之由则为肝胆，此证肝胆俱虚而不任泻，故特出建中汤以补脾，使肝脏不虚，则胆火潜藏，岂能泄肾阴而伤脾脏，故又云："肝虚则用此法也。"

黄芪建中汤证治

【方证】虚劳里急诸不足，黄芪建中汤主之。黄芪建中汤方，即小建中汤内加黄芪一两半，余依上法。若气短胸满者，加生姜。腹满者去枣加茯苓一两半，及疗肺虚损不足，补气加半夏三两。

【发微】虚劳一证，急者缓之以甘，不足者补之以温，上节小建中汤其主方也。但小建中汤于阳虚为宜，阴阳并虚者，恐不能收其全效。仲师因于本方外加黄芪以补阴液，而即以黄芪建中为主名，此外之加减不与焉。气短胸满加生姜者，阳气上虚，故气短，阴干阳位，故胸满，因加生姜以散之。腹满所以去枣加茯苓者，腹满为太阴湿聚，防其壅阻脾气也，因去大枣加茯苓以泄之，湿去而脾精上行，然后肺脏得滋溉之益，故肺之虚损亦主之。补气所以加半夏者，肺为主气之脏，水湿在膈上，则气虚而喘促，故纳半夏以去水，水湿下降，则肺气自调，其理甚明。陈修园以为匪夷所思，不免自矜神秘，盖彼第见俗工以补为补，而不知以泻为补，故自负读书得闲耳。

八味肾气丸证治

【方证】虚劳，腰痛，少腹拘急，小便不利者，八味肾气丸主之。

【发微】虚劳腰痛，少腹拘急，小便不利，此肾阳不充之证也。肾脏虚寒，则水湿不能化气，膨急于上则腰痛，膨急于下则少腹拘急。此证仲师主以崔氏八味丸，然予曾用之，决然不应，乃知陈修园易以天雄散为不刊之论也。原肾脏所以虚寒者，则以肾阳不藏之故。肾阳不藏，则三焦水道得温而气反升，水欲下泄，虚阳吸之，此水道所以不通也，方用龙骨、天雄以收散亡之阳，白术补中以制逆行之水，桂枝通阳以破阴霾之寒，于是天晴云散，水归其壑矣。

薯蓣丸证治

【方证】虚劳，诸不足，风气百疾，薯蓣丸主之。薯蓣丸方：薯蓣三十分，人参七分，白术六分，茯苓五分，甘草二十八分，当归十分，干地黄十分，川芎六分，麦冬六分，阿胶七分，干姜三分，大枣百枚（为膏），桔梗五分，杏仁六分，桂枝十分，防风六分，神曲十分，豆黄卷十分，柴胡五分，白蔹二分。

【发微】虚劳诸不足，是为正虚。风气百疾是为邪实。正虚则不胜表散，邪实则不应调补，此尽人之所知也。若正虚而不妨达邪，邪实而仍应补正，则非尽人之所知也。仲师《虚劳篇》于黄芪建中、八味肾气丸已举其例，复于气血两虚，外感风邪者，出薯蓣丸统治之方。所用补虚凡十二味，舍薯蓣、麦冬、阿胶、大枣外，实为后人八珍汤所自出；去风气百疾者凡九味，白蔹能散结气，治痈疽疮肿，敛疮口，愈冻疮，出箭镞，止痛，大率能通血络壅塞而排泄之力为多。盖风之中人，肌腠外闭而脾阳内停，方中用白蔹，所以助桂枝之解肌也。风中皮毛，则肺受之，肺气被阻，咳嗽乃作，方中用桔梗、杏仁所以开肺也。气血两虚，则血分热度愈低，因生里寒，方中用干姜，所以温里也。风气外解必须表汗，然其人血虚，设用麻黄以发之，必致亡阳之变，故但用防风、柴胡、豆卷以泄之。且风着肌肉，脾阳内停，胃中不无宿垢，胃纳日减，不胜大黄、枳实，故但用神曲以导之。要之补虚用重药，惧不胜邪也。开表和里用轻药，惧伤正也，可以识立方之旨矣。

酸枣仁汤证治

【方证】虚劳、虚烦不得眠，酸枣仁汤主之。酸枣仁汤方：酸枣仁二升，甘草一两，知母、茯苓各二两，川芎一两。

【发微】酸枣仁汤之治虚烦不寐，予既屡试而亲验之矣。特其所以然，正未易明也。胃不和者，寐不安，故用甘草、知母以清胃热。藏血之脏不足，肝阴虚而浊气不能归心，心阳为之不敛，故用酸枣仁以为君。夫少年血盛，则早眠而晏起，老年血气衰，则晚眠而晨兴，酸枣仁能养肝阴，即所以安魂神而使不外驰也，此其易知者也。惟茯苓、川芎二味，殊难解说。盖虚劳之证，每兼失精亡血，失精者留湿，亡血者留瘀。湿不甚，故仅用茯苓（茯苓无真者，予每用猪苓、泽泻以代之，取其利湿也）。瘀不甚，故仅用川芎。此病后调摄之方治也。

大黄䗪虫丸证治

【方证】五劳虚极羸瘦，腹满不能饮食，食伤、忧伤、饮伤、房室伤、饥伤、劳伤、经络营卫气伤，内有干血，肌肤甲错，两目黯黑，缓中补虚，大黄䗪虫丸主之。大黄䗪虫丸方：大黄十分（蒸），黄芩二两，甘草三两，桃仁一升，杏仁一升，芍药四两，干地黄十两，干漆一两（烧令烟尽），虻虫一升（去翅足熬），水蛭百枚（熬），蛴螬百枚（熬），䗪虫半升（熬）。

【发微】大黄䗪虫丸主治，为五劳虚极，羸瘦腹满，不能饮食，外证则因内有干血，肌肤甲错，两目黯黑。立方之意，则曰缓中补虚。夫桃仁、芍药、干漆，所以破干血（芍药破血，人多不信，试问外科用京赤芍何意），加以虻虫、水蛭、蛴螬、䗪虫诸物之攻瘀（䗪虫俗名地鳖虫，多生灶下垃圾中，伤药中用之，以攻瘀血，今药肆所用硬壳黑虫非是）。有实也，大黄以泻之。有热也，杏仁、黄芩以清之。其中，惟甘草缓中，干地黄滋养营血。统计全方，似攻邪者多而补正者少。仲师乃曰："缓中补虚。"是有说焉，譬之强寇在境，不痛加剿除，则人民无安居之日，设漫为招抚，适足以养疽遗患。是攻瘀即所以缓中，缓中即所以补虚也。今有患阳明实热者，用大承气汤不死，用滋阴清热之药者，终不免于死，则本方作用，可以比例而得之矣。

（六）肺痿肺痈咳嗽上气病脉证治

肺痿病证治

甘草干姜汤证治

【方证】肺痿，吐涎沫而不咳者，其人不渴，必遗尿，小便数，所以然者，以上虚不能制下故也。此为肺中冷，必眩，多涎唾，甘草干姜汤以温之。若服汤已，渴者，属消渴。甘草干姜汤方：甘草四两（炙），干姜二两（炮*）。

【发微】痿之言萎，若草木然，烈日暴之，则燥而萎，水泽渍之，则腐而萎。本条吐涎沫而不渴之肺痿，与上燥热之肺痿，要自不同。所谓"不渴必遗尿，小便数"者，上无气而不能摄水也。气有余即是火，气不摄水，则肺中无热可知。然则仲师所谓肺中冷，实为肺寒。眩为水气上冒。多涎唾，则寒湿在上也。故宜甘草干姜汤以温之。陈修园以为冷淡之冷，不可从，不然服汤已而渴者，何以属燥热之消渴耶！便可知甘草干姜方治专为寒肺痿设矣。又按：《伤寒·太阳篇》干姜甘草汤治误用桂枝汤发汗，伤其脾阳，而手足见厥冷而设，故作干姜甘草汤以复其阳，便当厥愈足温，但治厥倍干姜，治痿倍甘草耳，此亦虚寒用温药之明证也。（此方治寒肺痿，要为升发脾精，上滋肺脏而设。章次公云）

肺痈证治

葶苈大枣泻肺汤证治

【方证】肺痈，喘不得卧，葶苈大枣泻肺汤主之。葶苈大枣泻肺汤方：葶苈（熬令黄色，捣丸，如弹子大），大枣十二枚。

【发微】肺为主气之脏，风热壅阻肺窍，吸气不纳，呼气不出，则喘。喘急则欲卧不得，叠被而倚息，证情与但坐不得眠之咳逆上气者相近，但不吐浊耳。痈脓未成，但见胀满，故气机内闭而不顺，此证与支饮不得息者，同为肺满气闭，故宜葶苈大枣泻肺汤，直破肺脏之郁结。用大枣者，恐葶苈猛峻，伤及脾胃也。

桔梗汤证治

【方证】咳而胸满，振寒，脉数，咽干，不渴，时出浊唾腥臭，久久吐脓如米粥者，为肺痈，桔梗汤主之。桔梗汤方：桔梗一两，甘草二两。

【发微】至如咳而胸满，盖即喘不得卧之证，见于内脏者。热郁于肺，皮毛开而恶风，故振寒。血热内炽，故脉数。肺液被风热灼烁，故咽干。口多涎沫，故不渴。要其始萌，胸中便隐隐作痛，时出浊唾腥臭，至于失时不治，吐脓如米粥，则肺痈已成。桔梗汤方治，桔梗开泄肺气，兼具滑泽之碱性，以去滋垢，倍甘草以消毒，使脓易吐出，而痈自愈矣。排脓汤之用桔梗，亦即此意。剧者赤小豆（此即杂粮市中赤豆）当归散，亦可用之。热重者，千金苇茎汤亦可用之。苇茎即芦根。瓜瓣不知何物，许半龙、章次公俱以冬瓜仁代之，亦通。盖冬瓜仁在肠痈大黄牡丹汤方治中，为保肺泄肠之品也。惟犀黄丸一方，最为消毒上品，初起时服之一料，无不愈者。方用犀黄五分，元寸五分，净乳香、没药各二两，先将乳、没研细，然后和入犀黄、元寸，加糯米粉五钱，捣和为丸，如秫米大，每服三钱。又有俗传单方，用来年咸芥卤，每日半杯，和豆腐浆饮之，胸中梗塞，顷之吐出脓血，日进一服，吐至无脓为度，而痈即愈矣。此皆补经方所未备，俾济世者资采择焉。

【治验】

陈左（住浦东陆家渡），初诊（七月十二日）：肺痈，咳嗽，胸中痛，上连缺盆，而所吐绝非涎沫，此与悬饮内痛者，固自不同，宜桔梗甘草汤。桔梗（五钱），甘草（五钱）。

二诊（七月十八日）：五进桔梗汤，胸中痛止，而左缺盆痛。此肺脏壅阻不通也，宜葶苈大枣泻肺汤。葶苈子（五钱），黑大枣（十二枚，先煎）。

三诊（七月二十四日）：五进泻肺汤，左缺盆痛止。痰黄厚，时见腥臭，及如米粥者。此湿邪去，而燥气胜也。宜《千金》苇茎汤。鲜芦根（四两），生薏仁（一两），桃仁（五十粒），冬瓜子（五钱）。

四诊（七月二十九日）：服《千金》苇茎汤五剂后，咯出之痰腥臭止，而如米粒者亦除。惟痰尚黄厚，肺痈消，而胃热尚盛也。右三部脉浮滑，不复见沉弦之象，可以无后患矣。粉前胡（三钱），生苡仁（一两），桔梗（三钱），生草（三钱），冬瓜子（八十粒），桃仁（三钱），杜赤豆（六钱），大小蓟（各三钱），海藻（二钱），芦根（五两）。

拙巢注：服此二三日，全愈。

续发初诊（九月二日）：肺痈愈后，复发。咯痰腥臭，见血，心下痛，咳时气从中脘上冲。宜清胆胃之火，防其乘肺。柴胡（三钱），生石膏（二两），生甘草（三钱），淡芩（三钱），肥知母（五钱），生苡仁（一两），芦根（四两），冬瓜仁（一两），桃仁（三钱），杜赤豆（一两），全当归（四钱）。

二诊（九月十日）：肺痈未能断根，咯痰腥臭如昔，但不似米粥耳。痰不黄而色绿，味酸，咳不甚，脉细数，仍宜桔梗甘草汤，不当攻伐，佐以消毒，以清病原。桔梗（一两），生甘草（五钱），冬瓜仁（一两），昆布（一钱五分），海藻（二钱），前胡（三钱），大小蓟（各钱五分），犀黄醒消丸（三钱，另服）。

拙巢注：后不复服药，专服犀黄醒消丸，愈。醒消丸系王鸿绪法，马培之颇非议之。然用之而效，则马说不足信也。

——《经方实验录·下卷》

咳嗽上气病证治

射干麻黄汤证治

【方证】咳而上气，喉中水鸡声，射干麻黄汤主之。射干麻黄汤方：射干三两，麻黄、生姜各四两，细辛、紫菀、款冬花各三两，大枣七枚，半夏半升，五味子半升。

【发微】太阳水气，不能作汗外泄，则留着胸膈而成寒饮，饮邪上冒则为咳。胸有留饮，吸入之气不顺，则为上气。呼吸之气引胸膈之水痰出纳喉间，故喉中如水鸡声，格格而不能止，此固当以温药和之者也。故射干麻黄汤方治，麻黄、细辛、半夏、五味子并同小青龙汤，惟降逆之射干，利水之紫菀（《本草汇》云：能通小便），散寒之生姜，止咳之款冬，和中之大枣，则与小青龙汤异。究其所以然，咳而上气之证，究为新病，不似痰饮之为痼疾，及时降气泄水，开肺散寒，尚不至浸成痰饮。外此，若细辛之治咳，五味之治气冲，生麻黄之散寒，生半夏之去水，不惟与小青龙汤同，并与苓甘五味姜辛半夏汤同，可以识立方之旨矣。

【治验】

冯仕觉（七月二十一日），自去年初冬始病咳逆，倚息，吐涎沫，自以为痰饮。今诊得两脉浮弦而大，舌苔腻，喘息时胸部间作水鸣之声。肺气不得舒畅，当无可疑。昔人以麻黄为定喘要药，今拟用射干麻黄汤。射干（四钱），净麻黄（三钱），款冬花（三钱），紫菀（三钱），北细辛（二钱），制半夏（三钱），五味子（二钱），生姜（三片），红枣（七枚），生远志（四钱），桔梗（五钱）。

拙巢注：愈。

曹颖甫曰：有张大元者向患痰饮，初，每日夜咯痰达数升，后咯痰较少，而胸中常觉出气短促，夜卧则喉中如水鸡声，彻夜不息。当从《金匮》例投射干麻黄汤，寻愈。又有杨姓妇素患痰喘之证，以凉水浣衣即发，发时咽中常如水鸡声，亦用《金匮》射干麻黄汤应手辄效，又当其剧时，痰涎上壅，气机有升无降，则当先服控涎丹数分，以破痰浊，续投射干麻黄汤，此又变通之法也。

——《经方实验录·中卷》

皂荚丸证治

【方证】咳逆上气，时时吐浊，但坐不得眠，皂荚丸主之。皂荚丸方：皂荚八两（刮去皮，酥炙）。

【发微】上节云："咳而上气"，是不咳之时，其气未必上冲也。若夫咳逆上气，则喘息而不可止矣。此证惟背拥叠被六七层，尚能垂头而睡，倘叠被较少，则终夜呛咳，所吐之痰，黄浊胶黏。

【治验】

案例1

此证予于宣统二年，侍先妣邢太安人病亲见之。先妣平时喜食厚味，又有烟癖，厚味被火气熏灼，因变浊痰，气吸于上，大小便不通。予不得已，自制皂荚丸进之，长女昭华煎枣膏汤，如法昼夜四服。以其不易下咽也，改丸如豆大，每服九丸，凡四服，浃晨而大小便通，可以去被安睡矣。（后一年，闻晋乡城北朱姓老妇，以此证坐一月而死。可惜也）

——《金匮发微·肺痿肺痈咳嗽上气病脉证治第七》

案例2

曹颖甫曰：有黄松涛者，住城内广福寺左近，开设玉器店，其母年七旬许，素有痰饮宿疾，数年未发，体甚健。某秋，忽咳嗽大作，浊痰稠黏，痛牵胸胁，夜不能卧，卧则咳吐，胀痛更甚，前所未见。病发三日，乃延余诊，其脉弦数，气急促，大便三日未行，力惫声嘶，喘不能续，证已危险。余乃告其家人曰，此属痰饮重证，势将脱，君不急救，再延片刻，无能为矣。于是急取控涎丹一钱五分，以开水冲元明粉三钱吞送。不久，咳减，气急稍定。至晚，大便下，作黑色，能安眠。达旦，诸恙尽失。于是始知控涎丹系十枣汤变其体制，用以备急者也。然考此病本皂荚丸证。《金匮》所谓咳逆上气，时时吐浊，但坐不得眠，皂荚丸主之是也。但此证来势暴厉，病体已不支，恐皂荚丸性缓，尚不足以济急耳。

——《经方实验录·中卷》

案例3

门人卢扶摇之师曹殿光，芜湖人，年五十所，患痰饮宿疾，病逾十载，扶摇不能治，使来求诊。其证心下坚满，痛引胸胁，时复喘促，咳则连声不已，时时吐浊痰，稠凝非常，剧则不得卧。余谓其喘咳属支饮，与《伤寒论》之心下有水气，《痰饮篇》之咳逆不得卧，证情相类，因投以小青龙汤，不效。更投以射干麻黄汤合小半夏汤，又不效。而咳逆反甚，心殊焦急。更思以十枣汤攻之，而十枣又为胸胁悬饮之方。思以葶苈大枣降之，而泻肺系为肺胀肺痈而设，皆非的对之剂，纵投之，徒伤元气，于病何补？因念其时吐痰浊，剧则不得卧，与《金匮》所载皂荚丸证，大旨相同。遂以皂荚炙末四两，以赤砂糖代枣和汤，与射干麻黄汤间服之。共八剂，痰除喘平，诸恙尽退。

——《经方实验录·中卷》

案例 4

余尝自病痰饮，喘咳，吐浊，痛连胸胁，以皂荚大者四枚炙末，盛碗中，调赤砂糖，间日一服。连服四次，下利日二三度，痰涎与粪俱下，有时竟全是痰液。病愈后，体亦大亏。于是知皂荚之攻消甚猛，全赖枣膏调剂也。夫甘遂之破水饮，葶苈之泻痈胀，与皂荚之消胶痰，可称鼎足而三。惟近人不察，恒视若鸩毒，弃良药而不用，伊谁之过欤？

——《经方实验录·中卷》

案例 5

余治张大元喘咳，不得卧，亦用控涎丹法，一下而愈。近数年来大元染有烟癖，浓痰和水而出，一夜得一大玻璃杯。诸痰饮方绝无功用，皂荚灰亦无济。大约水气太甚者，既不当用涤除油垢之法，而中有浓痰者又非温药所能治乎？

——《经方实验录·中卷》

案例 6

郑左，住方浜路口，年八十二岁。湿痰之体，咳嗽，四肢浮肿，病情属溢饮，原当发汗利小便，但以浊痰阻于胸膈，咳而上气，但坐不眠，痰甚浓厚。病急则治其标，法当先用皂荚丸以下胸膈之痰，俾大小便畅行，得以安睡，方是转机。今按两脉结代，结代之脉，仲景原以为难治。药有小效，方议正治。土皂荚（去黑皮，去子，去弦，酥炙，研细，蜜丸如桐子大；每服三丸，日三服，以黑枣二十枚，浓煎，去渣送丸）。

拙巢注：病家将此方询诸他医，医以剂峻，劝勿服。其后究竟如何，不可得而知矣。

——《经方实验录·中卷》

厚朴麻黄汤证治

【方证】咳而脉浮者，厚朴麻黄汤主之。厚朴麻黄汤方：厚朴五两，麻黄四两，石膏如鸡子大，杏仁半升，半夏半升，干姜、细辛各二两，小麦一升，五味子半升。

【发微】咳而脉浮，水气在胸膈间，病情与痰饮同。咳而脉沉，水气在胁下，病情与痰饮异。惟病原等于痰饮，故厚朴麻黄汤方治，略同小青龙汤，所以去桂枝、芍药、甘草者，桂、芍、甘草为桂枝汤方治，在《伤寒论》中，原所以扶脾阳而泄肌腠。中医所谓脾，即西医所谓脾，在胃底，为吸收小肠水气发舒津液作用，属中焦。此证咳而脉浮，水气留于胸膈。胸中行气发水作用，西医谓之淋巴干，中含乳糜，属上焦。去桂、芍、甘草加厚朴者，正以厚朴祛湿宽胸，能疏达上焦太多之乳糜故也。人体之中，胃本燥热，加以胸膈留饮，遏而愈炽，所以加石膏者，清中脘之热，则肺气之下行者顺也。所以加小麦者，咳则伤肺，饮食入胃，由脾津上输于肺，小麦之益脾精，正所以滋肺阴也。（妇人脏躁，悲伤欲哭，用甘、麦、大枣。悲伤欲哭，属肺虚，三味皆补脾之药，可为明证也）此厚朴麻黄汤大旨，以开表蠲饮为主治者也。

泽漆汤证治

【方证】咳而脉沉者，泽漆汤主之。泽漆汤方：半夏半升，紫参（一本作紫菀）、生姜、白前各五两，甘草、黄芩、人参、桂枝各三两，泽漆三升（以东流水五斗煮取一斗五升）。

【发微】泽漆即大戟苗，性味功用与大戟相同，今沪上药肆无此药，即用大戟可也。上九味，咬咀，内泽漆汤中，煮取五升，温服五合，至夜尽。……惟病原异于痰饮，故泽漆汤方治，君行水之泽漆（《本草》：利大小肠，治大腹水肿），而去水之生半夏、利水之紫菀佐之（原作紫参，非）。咳在上则肺热不降，故用黄芩以清之，白前以降之。水在下则脾脏有寒，故用生姜以散之，桂枝以达之。水气在下则胃气不濡，故用人参、甘草以益之。此泽漆汤大旨，以祛水肃肺和胃为主治者也。

麦门冬汤证治

【方证】火逆上气，咽喉不利，止逆下气，麦门冬汤主之。麦门冬汤方：麦门冬七升，半夏一升，人参、甘草各二两，粳米三合，大枣十二枚。

【发微】火逆　证，为阳盛劫阴，《太阳篇》所谓"误下烧针，因致烦躁"之证也。盖此证胃中津液先亏，燥气上逆，伤及肺脏，因见火逆上气。胃中液亏，则咽中燥。肺脏阴伤，则喉中梗塞，咽喉所以不利也。麦门冬汤，麦冬、半夏以润肺而降逆，人参、甘草、粳米、大枣以和胃而增液，而火逆可愈。喻嘉言不知肺胃同治之法，漫增清燥救肺汤，则不读书之过也。

越婢加半夏汤证治

【方证】咳而上气，此为肺胀，其人喘，目如脱状，脉浮大者，越婢加半夏汤主之。越婢加半夏汤方：麻黄六两，石膏半斤，生姜三两，大枣十五枚，甘草二两，半夏半升。

【发微】咳而上气，为心下有水，为咳嗽吸引而上冲，不咳之时则其气如平，与咳逆上气之全系燥热不同，前条已详辨之。……惟水气所从来，则起于太阳失表，汗液留积胸膈间，暴感则为肺胀，浸久即成痰饮。使其内脏无热，则虽不免于咳，必兼见恶寒之象。惟其里热与水气相抟，乃有喘咳，目如脱状，或喘而并见烦躁。要之脉浮者，当以汗解，浮而大，则里热甚于水气，故用越婢加半夏汤，重用石膏以清里而定喘。

小青龙加石膏汤证治

【方证】肺胀，咳而上气，烦躁而喘，脉浮者，心下有水，小青龙加石膏汤主之。小青龙加石膏汤方：麻黄、芍药、桂枝、细辛、干姜、甘草各三两，五味子、半夏各半升，石膏二两。

【发微】脉但浮，则水气甚于里热，故用蠲饮之小青龙汤加石膏以定喘，重用麻、桂、姜、辛，以开表温里，而石膏之剂量独轻。

（七）奔豚气病证治

奔豚汤证治

【方证】师曰："奔豚病从少腹上冲咽喉，发作欲死，复还止，皆从惊恐得之。"奔豚气上冲胸，腹痛，往来寒热，奔豚汤主之。奔豚汤方：甘草、川芎、当归、黄芩、芍药各二两，半夏、生姜各四两，生葛五两，甘李根白皮一升。

【发微】奔豚之病，少腹有块坟起，发作从下上冲，或一块，或二三块，大小不等，或并而为一。方其上冲，气促而痛，及其下行，其块仍留少腹，气平而痛亦定。但仲师言从惊恐得之，最为精确，与《难经》所云："从季冬壬癸日得之者"，奚啻郑昭宋聋之别。

【治验】

予尝治平姓妇，其人新产，会有仇家到门寻衅，毁物谩骂，恶声达户外，妇大惊怖，嗣是少腹即有一块，数日后，大小二块，时上时下，腹中剧痛不可忍，日暮即有寒热。予初投以炮姜、熟附、当归、川芎、白芍，二剂稍愈，后投以奔豚汤二剂而消；惟李根白皮，为药肆所无，其人于谢姓园中得之，竟得痊可，盖亦有天幸焉。

——《金匮发微·奔豚气病脉证第八》

桂枝加桂汤证治

【方证】烧针令其汗，针处被寒，核起而赤者，必发奔豚，气从少腹上至心，灸其核上各一壮，与桂枝加桂汤主之。桂枝五两，芍药、生姜各三两，甘草二两（炙），大枣十二枚。

【发微】烧针令发汗，本桂枝汤证，先服桂枝汤不解，刺风池、风府，却与桂枝汤则愈之证，乃针后不用桂枝汤，风邪未能外泄，寒气乘虚而闭针孔。夫风池本少阳之穴，风府以督脉之穴而属少阴，二穴为寒邪所遏，则少阳抗热，挟少阴冲气，一时暴奔而上，此所以针处核起而赤，必发奔豚也。故仲师救逆之法先灸核上，与桂枝加桂汤，此即先刺风池、风府，却与桂枝汤之成例，所以汗而泄之，不令气机闭塞，吸而上冲也。

茯苓桂枝甘草大枣汤证治

【方证】发汗后，脐下悸者，欲作奔豚，茯苓桂枝甘草大枣汤主之。茯苓桂枝甘草大枣汤方：茯苓半斤，甘草二两，大枣十五枚，桂枝四两。

【发微】发汗则伤阳，阳虚而水气上凌，则脐下悸。欲作奔豚者，不过水气为浮阳吸引，而非实有癥瘕也。故仲师苓桂甘枣汤方治，用茯苓以抑水，桂枝以通阳，甘草、大枣培中气而厚堤防，使水邪不得上僭，复煎以甘澜水，扬之至轻，使不助水邪之上僭，脐下之悸平，奔豚可以不作矣。余详《伤寒·太阳篇》，兹不赘。

（八）胸痹心痛短气病脉证治

栝楼薤白白酒汤证治

【方证】胸痹之病，喘息，咳唾，胸背痛，短气，寸口脉沉而迟，关上小紧数，栝楼薤白白酒汤主之。栝楼薤白白酒汤方：栝楼实一枚（捣），薤白半斤，白酒七升。

【发微】凡人劳力则伤阳，耐夜则寒袭。然而，采芙蓉膏泽，一榻明灯；冒城郭星霜，五更寒柝。卒不病此者，盖以卧者，阳不散；行者，阳独张也。惟劳力伛偻之人，往往病此。

【治验】

案例1

予向者在同仁辅元堂亲见之，病者但言胸背痛，脉之沉而涩，尺至关上紧，虽无喘息咳吐，其为胸痹，则确然无疑，问其业，则为缝工，问其病因，则为寒夜伛偻制裘，裘成稍觉胸闷，久乃作痛，予即书栝楼薤白白酒汤授之。方用栝楼五钱，薤白三钱，高粱酒一小杯，二剂而痛止。翌日复有胸痛者求诊，右脉沉迟，左脉弦急，气短，问其业，则亦缝工，其业同其病同，脉则大同而小异。予授以前方，亦二剂而瘥。盖伛偻则胸膈气凝，用力则背毛汗泄，阳气虚而阴气从之也。惟本条所举喘息咳唾，所见二证皆无之，当移后节不得卧上，为其兼有痰饮也。

——《金匮发微·胸痹心痛短气病脉证治第九》

案例2

程左，十月二十二日（斜桥）。胸脾有如石压，宜栝楼薤白白酒汤，此《金匮》之法也。全栝楼八钱，薤白头六钱、酒炒，老白酒一杯冲服。

二诊：胸痹已去十二，背微痛，苔厚腻，宜前方加味。全栝楼八钱，川桂枝四钱，枳实三钱，薤白头八钱、酒炒，制川朴三钱，陈皮三钱，佛手三钱，仙半夏四钱，老白酒一大杯冲服。

佐景按：三日老人复来请诊，喜溢眉宇，询之，背痛悉除，痹痞大减，身能直立，衣可覆胸，不复如前之伛偻袒兄矣。

三诊：胸痹已去十之六七，背微痛悉除，舌苔转淡而薄，前方得效，不宜减轻。方同二诊。

——《经方实验录》

栝楼薤白半夏汤证治

【方证】 胸痹，不得卧，心痛彻背者，栝楼薤白半夏汤主之。栝楼实一枚（捣），薤白三两，半夏半升，白酒一斗。

【发微】 咳而上气，时吐浊，但从不得眠，与此证不得卧相似，惟不见黄厚胶痰，则非皂荚丸证可知。咳逆倚息不得卧为风寒外阻，吸起痰饮，与此证不得卧同，而心痛彻背为独异，则非小青龙汤证可知。夫肺与皮毛，束于表寒，则浸成留饮，甚至倚息不得卧，惟胸背痛为胸痹的证，固当从本证论治，特于前方加生半夏以蠲饮，所以别于前证也。

枳实薤白桂枝汤、人参汤证治

【方证】胸痹，心中痞气，气结在胸，胸满，胁下逆抢心，枳实薤白桂枝汤主之，人参汤亦主之。枳实薤白桂枝汤方：枳实四枚，薤白半斤，桂枝一两，厚朴四两，栝楼实一枚、捣。

人参汤方：人参、甘草、干姜、白术各三两。

【发微】寒缚于表，而肺气内停，清阳之位固已为阴霾所据，日久遂变痰涎，痰积于上，故胸中痞气，留积不散。胸中为上焦，发水行气之道路，下焦水道，由肾下接膀胱，肾、膀并在胁下，胸中阻塞，胁下水气为阴霾所吸，乃从胁下逆行，冲迫心下。尝见土润溽暑之时，云阴昼晦，地中水气，为在上蒸气吸引，暴奔于上，俗名挂龙。自非雷以动之，风以散之，雨以降之，安在于顷刻之间，俾天光下济。枳实、栝楼实达痰下行，譬之雨；薤白通阳，譬之雷；厚朴燥湿，譬之风，而胸中阴霾之气乃一泄无余矣。上无所引，则下无所吸，但得胸满一去，而胁下之逆抢自定。至于人参汤一方，乃服汤后调摄之方，而非胸痹正治，明者辨之。

茯苓杏仁甘草汤、橘枳生姜汤证治

【方证】胸痹，胸中气塞，短气，茯苓杏仁甘草汤主之，橘枳生姜汤亦主之。茯苓杏仁甘草汤方：茯苓三两，杏仁五十个，甘草一两。

橘枳生姜汤方：橘皮一斤，枳实三两，生姜半斤。

【发微】胸中气塞，其源有二，一由水停伤气，一由湿痰阻气。水停伤气，以利水为主，而用茯苓为君，佐杏仁以开肺，甘草以和中，而气自顺。湿痰阻气，以疏气为主，而君橘皮、枳实以祛痰，生姜以散寒，而气自畅，证固寻常，方亦平近，初无深意者也。

薏苡附子散证治

【方证】 胸痹，缓急者，薏苡附子散主之。薏苡附子散方：薏苡仁十五两，大附子十枚（炮）。

【发微】 胸痹缓急，仲师以薏苡附子散为主治之方。薏苡祛湿，附子散寒，此固尽人能言之，但"缓急"二字，毕竟当作何解，病状未知而妄议方治，恐亦误人不浅也。盖胸为太阳出入之道路，湿痹则痛，平时痛缓，遇寒则痛急，故谓之缓急，方用薏苡以祛湿，大附子以散寒，欲药力之厚，故散而服之，病不可以急攻，故缓而进之。方中薏苡用至十五两，大附子十枚，以今权量计，大附子每枚当得一两半，则十枚亦得十五两矣，谁谓古今权量之不同耶。

桂枝生姜枳实汤证治

【方证】 心中痞，诸逆，心悬痛，桂枝生姜枳实汤主之。桂枝生姜枳实汤方：桂枝、生姜各三两，枳实五两。

【发微】 湿痰阻于膈上，则心阳以不达而痞，心阳不达，则胸中之阳气虚，阳虚于上，肾邪凌之，冲气逆之，而心为之悬痛。治之者当伏其所主，扶心阳，破湿痰，则痞去而痛止矣。此用桂枝枳实生姜之意也。

乌头赤石脂丸证治

【方证】 心痛彻背，背痛彻心，乌头赤石脂丸主之。乌头赤石脂丸方：乌头一分（炮），蜀椒、干姜各一两，附子半两，赤石脂一两。

【发微】 前证心痛彻背，既出栝楼薤白半夏汤方治矣，此并见背痛彻心之证，其不当以前方混治，固不待言。按《五脏风寒积聚篇》云：心中寒者，其人苦病心如啖蒜状，剧者心痛彻背，背痛彻心，譬如虫注。脉浮者，自吐乃愈。然心何以中寒，何以如啖蒜状，痛何以如虫注，何以自吐乃愈，与乌头赤石脂丸证，是一是二，是皆不可知也。盖此证与胸痹同，阳微于上，阴乘于下也，如啖蒜者，形容无可奈何之状，谚所谓猢狲吃辣胡椒也。注之言窜，背方痛而已窜于心，心方痛而又窜于背，一似虫之窜于前后，故如虫注。心阳衰微，阴寒乘之，自生湿痰，自吐乃愈者。吐其湿痰，心阳始不受困也。盖此即乌头赤石脂丸证，以肾邪之凌心也，故用乌头、附子。以其如虫注也，故用蜀椒（湿痰有虫，蜀椒有杀虫之功，而并温化湿痰）。以其寒也，故用干姜。以水邪之上僭也，故用止涩之赤石脂（观桃花汤及赤石脂禹余粮汤，可见止水功用）。方中乌头炮用，附子生用，一以固表阳，一以去肾寒，其中皆有深意，独怪近日药肆，至于不备生附子，有书于方笺者，反以为怪，则庸工之教也。（脉浮者能吐，故无方治。此证脉必沉紧，故别出方治如此）

（九）腹满寒疝宿食病脉证治

腹满证治

厚朴七物汤证治

【**方证**】病腹满，发热十日，脉浮而数，饮食如故，厚朴七物汤主之。厚朴七物汤方：厚朴半斤，甘草、大黄各三两，大枣十枚，枳实五枚，桂枝二两，生姜五两。

【**发微**】解外与攻里同治，此俗医所诃，悬为厉禁者也。病见腹满发热，是为表里同病。十日脉浮数，饮食如故，则里实未甚，而表邪未去。表邪为风，故用中风证之桂枝汤而去芍药。里实为大便硬，故用和燥气之小承气汤。此仲师参变方治，不从先表后里之例者也。

【**治验**】

辛未秋七月，予治虹庙弄吴姓小儿，曾用此方，下后热退腹减，拟用补脾温中法，病家不信，后仍见虚肿，延至八月而死，可惜也。（下后脾虚，则气易胀，虚而寒气乘之，则寒亦能胀）

——《金匮发微·腹满寒疝宿食病脉证治第十》

寒疝病证治

附子粳米汤证治

【方证】腹中寒气，雷鸣切痛，胸胁逆满，呕吐，附子粳米汤主之。

附子粳米汤方：附子一枚（炮），半夏、粳米各半斤，甘草一两，大枣十枚。

【发微】此中阳将败，水寒上逆之证也。寒乘中气之虚，故曰寒气。水走肠间，故雷鸣。寒气结于太阴部分，故切痛。切痛者，沉着而不浮也。胸胁逆满而呕吐者，阳虚于上而肾脏虚寒，乘中阳之虚而上僭也。附子粳米汤，用炮附子一枚以回肾阳，用粳米、甘草、大枣以扶中气，复加半夏以降冲逆。肾阳复则虚寒之上逆者息矣。中气实则雷鸣切痛止矣。冲逆降则胸胁逆满呕吐平矣。或谓腹中雷鸣为有水，故纳生半夏以去水，寒气在腹，故切痛，故用附子以定痛。说殊有理，并存之。

厚朴三物汤证治

【方证】痛而闭者，厚朴三物汤主之。厚朴三物汤方：厚朴八两，大黄四两，枳实五枚。

【发微】病腹满发热，为表里同病，故参用桂枝汤以解外。若但见腹痛便闭而不发热，厚朴三物汤已足通大便之闭，一下而腹痛自止矣。

大柴胡汤证治

【方证】按之心下满痛者，此为实也。当下之，宜大柴胡汤。大柴胡汤方：柴胡半斤，黄芩、芍药各三两，半夏半斤，枳实四枚，大黄二两，大枣十二枚，生姜五两。

【发微】今日之医家，莫不知大柴胡汤为少阳阳明合病方治，而仲师乃以治心下满痛，心下当胃之上口，满痛为胃家实，非必尽关少阳，此大可疑也。不知小柴胡汤本属太阳标阳下陷方治，按：《伤寒》之例"太阳病，汗下利小便，亡其津液，则转属阳明；汗出不彻者，亦转属阳明"，一为寒水发泄太尽，一为标热下陷。故心下支结，外证未去者，柴胡桂枝汤主之。发热汗出，心下痞硬，呕吐下利者，大柴胡汤主之。可见太阳将传阳明，其病必见于心下矣。此心下满痛所以宜大柴胡汤，亦犹心下痞硬，呕吐下利者之宜大柴胡汤，皆为标热下陷而设，初不关于少阳也。

大承气汤证治

【方证】腹满不减，减不足言，当下之，宜大承气汤。

【发微】"惟腹满不减则为实，按之必剧痛，即或大小溲时通，有时略减，特减亦甚微，不足言减。宿食之停贮大小肠者，则固依然不去，故宜大承气以下之，而病根始拔"。(《伤寒发微·阳明篇》)

【治验】

予曾与丁济华治肉铺范姓一证，始病喜按，既服四逆汤而愈矣。翌日剧痛，按之益甚，济华决为大承气证，书方授之，明日问其侄，愈矣。又与陈中权、黄彝鼎诊叶姓女孩，始病腹满不食，渴饮不寐，既下而愈矣。翌日病者热甚，予乘夜往诊，脉虚弦而面戴阳，乃用附子理中汤，一剂而瘥。可见腹满一证，固有始病虚寒得温药而转实者，亦有本为实证，下后阴寒乘虚而上僭者，倘执而不化，正恐误人不浅也。至于舌苔黄厚或焦黑，大承气一下即愈，此庸工能知之，不具论。

——《金匮发微·腹满寒疝宿食病脉证治第十》

大建中汤证治

【方证】心胸中大寒痛，呕不能饮食，腹中满，上冲皮起，出见有头足，上下痛而不可触近者，大建中汤主之。大建中汤方：蜀椒二合（炒去汁），干姜四两，人参一两。

【发微】阳气痹于上，则阴寒乘于下。心胸本清阳之位，阳气衰而寒气从之，因而作痛。寒入于胃，则呕而不能饮食。寒入太阴，则腹中满。寒气结于少腹，一似天寒，瓶水冻而欲裂，于是上冲皮起，见有头足，上下俱痛而不可触近。此病于脾胃特重，故用大建中汤。干姜以温脾，人参以滋胃，加饴糖以缓痛，饮热粥以和中，特君蜀椒以消下寒，不待附子、乌头，便已如东风解冻矣。

大黄附子汤证治

【方证】 胁下偏痛，发热，其脉紧弦，此寒也，以温药下之，宜大黄附子汤。大黄附子汤方：大黄三两，附子三枚，细辛二两。

【发微】 弦为阴脉，主肾虚而寒动于中。寒水上逆，则为水气，为饮邪。阳虚于上，阴乘于下，则为胸痹，为腹满、寒疝。本条云："胁下偏痛，发热，其脉紧弦，此寒也，以温药下之，宜大黄附子汤。" 夫胁下偏痛，何以知为寒水凝结？发热似有表证，何以知其当下？诊病者要不可无定识也。胁下为肾，属中下二焦水道之关键。（由中焦而上出胸中，上接肺阴，出皮毛为汗，肺气下行，津液还入胃中，滋溉大肠，余则由胁下肾脏走下焦，输泄膀胱为溺）水道阻于关键，故胁下痛。伤寒误下成痞，足为旁证。卧者平时偏着之处，即为痛处，所以然者，著则气凝也。阴寒内据，则浮阳外越；阴寒不破，则孤阳无归，且其脉紧弦，发热则见数，用大黄附子汤者，后文所谓脉弦数者当下其寒也。方中附子、细辛以去寒而降逆，行水而止痛，更得大黄以利之，则寒之凝瘀者破，而胁下水道通矣。

赤丸证治

【方证】 寒气厥逆，赤丸主之。赤丸方：乌头三两（炮），茯苓四两，细辛一两，半夏四两。

【发微】 寒气厥逆，此四逆汤证也。然则仲师何以不用四逆汤而用赤丸，知此意者，方可与论赤丸功用。盖汤剂过而不留，可治新病，不可以治痼疾，且同一厥逆，四逆汤证脉必微细，赤丸证脉必沉弦，所以然者，伤寒太阴、少阴不必皆有水气，而寒气厥逆即从水气得之。肾虚于下，寒水迫于上，因病腹满。阳气不达四肢，乃一变而为厥逆。方用炮乌头二两，茯苓四两（茯苓无真者，惟浙苓为野山所产，但不出省，云南产更少），细辛一两，生半夏四两，朱砂为色，取其多，炼蜜成丸，取其不滑肠；无分量者，但取其足用也。方治重在利水降逆，便可知厥逆由于水寒，即乌头、细辛有回阳功用，实亦足以行水而下痰。朱砂含有铁质，足以补血镇心，使水气不得上僭。丸之分量不可知，如麻子大则甚小，每服三丸，日再服，夜一服者，欲其缓以留中，使得渐拔病根也。此则用丸之旨也。

大乌头煎证治

【方证】腹满，脉弦而紧，弦则卫气不行，即恶寒，紧则不欲食，邪正相抟，即为寒疝。寒疝绕脐痛，若发则白津出，手足厥冷，其脉沉紧者，大乌头煎主之。大乌头煎方：乌头（大者五枚，熬去皮，不必咀）。

【发微】今人用附子，熟者能用一钱，已为彼善于此，至于生附用至三钱，已令人咋舌，况在乌头？脱遇重证，有坐视其死耳，又其甚者，已不能用，而又禁病者之服，非惟寡识，抑又不仁。予读《金匮》，至大乌头煎及乌头桂枝汤，为之废书三叹。乌头药力，大于附子，干者小于附子。一枚合今权三钱有奇，五枚当得今权一两半，以水三升煮取一升，去滓，纳蜜二升，煎令水气尽，取二升，乌头之膏液，固已尽入于蜜，强人服七合，则为三之一，弱人五合则为四之一，不瘥者，明日更服，何尝不慎之又慎。仲师卒毅然用此者，正以危急之证，非此不能救死也。夫寒疝所由成，大率表阳不达，而阴寒内乘。阳衰于外，故恶寒而脉弦。阴乘于内，故不欲食而脉紧。表寒与里寒并居，然后绕脐急痛，发为寒疝。阴寒内迫，至于白津下泄。剥之上九，几不得硕果之孤悬，设非大破阴寒，此证将成不救，此予所以苦口相告，愿天下有心人奉仲师为瓣香者也。

当归生姜羊肉汤证治

【方证】寒疝，腹中痛及胁痛里急者，当归生姜羊肉汤主之。当归生姜羊肉汤方：当归三两，生姜五两，羊肉一斤。

【发微】人体血分多则生热，水分多则生寒。腹为足太阴部分，脾为统血之脏，水胜血寒则腹痛。胁下，足少阴部分。肾为寒水之脏，水气太盛，则胁痛而里急。当归生姜羊肉汤，当归、羊肉以补血，生姜以散寒而其痛自止。虚寒甚者，可于本方加生附子一枚，不但如仲师方后所载，痛多而呕者加橘皮、白术已也。（此为妇科温经补血良剂，另详）

乌头桂枝汤证治

【方证】寒疝，腹中痛，逆冷，手足不仁，若身疼痛，灸刺诸药不能治，抵当乌头桂枝汤主之。乌头桂枝汤方：乌头五枚。

【发微】腹痛逆冷，手足不仁，身疼痛，视大乌头煎一证，似为稍缓。按《伤寒论》，凡身疼痛而无里证者，用麻黄汤以解表，兼里证而欲使之外达者，则用桂枝汤以解肌。乌头桂枝汤用乌头煎以回里阳，复加桂枝汤以救表阳，以蜜二升煎减半者，煎去蜜之半而止，复减其半，而取桂枝汤之半数相加，合得一升而又仅服五合，不知更服三合，又不知，更服五合，岂不慎之又慎。最后却云："其知者如醉状，得吐者为中病。"此非亲验者不能言，盖乌头性同附子，麻醉甚于附子，服后遍身麻木，欲言不得，欲坐不得，欲卧不得，胸中跳荡不宁，神智沉冥，如中酒状。顷之，寒痰从口一涌而出，胸膈便舒，手足温而身痛止矣。服生附子者，往往有此见象。

【验案】

予与长女昭华，俱以亲试而识之，但昭华因痰饮服之，则呕痰而愈，予以寒利服之，则大泄而愈，要其为麻醉则一也。

——《金匮发微·腹满寒疝宿食病脉证治第十》

宿食病证治

大承气汤证治

【方证】问曰："人病有宿食，何以别之？"师曰："寸口脉浮而大，按之反涩，尺中亦微而涩，故知有宿食，大承气汤主之。脉数而滑者实也，此有宿食，下之愈，宜大承气汤。下利不欲食者，此有宿食，当下之，宜大承气汤。"（大承气汤方见《伤寒发微·阳明篇》，又见"痉病"）

【发微】凡人胸腹上下有凝滞之处，其脉必滑，是故湿痰多者其脉滑，妊娠者其脉滑，中有所阻，而气反有余也。下利不欲食，其人必有渴饮，阙上痛，不寐，或心痞闷及腹痛拒按诸证。惟寸口浮大，按之反涩，尺中微而涩者，最为难辨。盖浊阴不降，阳气不宣，故脉涩。寸口脉大者，肺与大肠为表里，腑气不通，肺中吸入之气格而不受，故寸口独大，此可见吸气必促。涩者，凝滞之象，按之反涩，即可见腑滞不行，合之尺中之微而涩，益可决为当下之证矣。按：《伤寒·阳明篇》有谵语，潮热，脉滑疾，服小承气汤；不转矢气，脉反微涩者为难治，彼惟不见浮大，而但见微涩，故为里虚，此则寸口浮大，气不下达，故知为宿食也。

瓜蒂散证治

【方证】宿食在上脘，当吐之，宜瓜蒂散。瓜蒂一分（熬黄），赤小豆二分（煮）。

【发微】宿食在上脘，其气痞闷而不通，下不入于小肠，留积中脘，梗塞而不能下，非引而越之，使之倾吐而出，则胃气不降而新谷不纳，故宜瓜蒂散以吐之。盖此证必有寒痰，故《伤寒论》谓之胸有寒，可见宿食所以留积上脘者，为湿痰所格故也。

（十）五脏风寒积聚病脉证并治

旋覆花汤证治

【方证】肝着，其人常欲蹈其胸上，先未苦时，但欲饮热，旋覆花汤主之。旋覆花汤方：旋覆花三两（即金沸草），葱十四茎，新绛少许。

【发微】肝着之病，胸中气机阻塞，以手按其胸则稍舒，此肝乘肺之证也。胸中阳气不舒，故未病时当引热以自救。旋覆花汤方用葱十四茎，以通阳而和肝，旋覆花三两以助肺，新绛以通络，而肝着愈矣。

麻仁丸证治

【方证】 趺阳脉浮而涩，浮则胃气强，涩则小便数，浮涩相抟，大便则坚，其脾为约，麻仁丸主之。麻仁丸方：麻仁二升，芍药半斤，大黄一斤（去皮），枳实半斤，厚朴一斤（去皮），杏仁一升（去皮尖，熬，别作脂）。

【发微】 此条见《伤寒·阳明篇》，趺阳脉在足背，为胃脉之根，浮则胃气上盛，涩则阴液下消。胃热盛而小便数，乃见浮涩相抟之脉。抟之为言，合也（抟，合也，义如抟沙为人之抟，言合两为一也，今本皆误搏。搏之为言，击也，义如搏而跃之之搏。按之文义，殊不可通，今订正之）。胃液日涸，遂成脾约，此脾约麻仁丸方治，所以为阳明证也。

甘草干姜茯苓白术汤（肾着汤）证治

【方证】 肾着之病，其人身体重，腰中冷，如坐水中，形如水状，反不渴，小便自利，饮食如故，病属下焦。身劳汗出，衣里冷湿，久久得之，腰以下冷痛，腹重如带五千钱，甘姜苓术汤主之。甘草干姜茯苓白术汤方：甘草、白术各二两，干姜、茯苓各四两。

【发微】 由肾达膀胱，为水道所自出，古人谓之下焦……即以肾着一证言之，仲师言：其人身体重，腰中冷，如坐水中，反不渴，小便利，饮食如故，病属下焦。身体重，为水湿泛滥，渗入肌肉，肌肉着湿，故体重。腰中冷，如坐水中，形如水状，则寒湿壅阻寒水之脏也。水气阻于腰以下，则津不上承而当渴，小便当不利，而反见口中不渴，小便自利，里脏无阳热，则小便色白，不言可知。曰饮食如故，病在下焦者，明其病在水道也。原其得病之始，则以身劳汗出，里衣冷湿，久久得之。盖上焦在胸中……为发抒气水作汗之枢机。汗出而里衣沾渍，则毛孔闭塞，而水气内积，下注寒水之脏，则腰以下冷痛。水道虽通于下，而水之上源，不能化气外出，则积日并趋于下……水乃溢入腹部与湿并居，故黏滞不下利而腹重如带五千钱。师主以甘草干姜茯苓白术汤者，作用只在温脾去湿，盖以腹为足太阴部分，腹部之寒湿去，不待生附走水，而腰部当温也。

（十一）痰饮咳嗽病脉证治

苓桂术甘汤证治

【方证】心下有痰饮，胸胁支满，目眩，苓桂术甘汤主之。苓桂术甘汤方：茯苓、桂枝、白术各三两，甘草二两……

夫短气有微饮，当从小便去之，苓桂术甘汤主之，肾气丸亦主之。

【发微】此二节，为"支饮脉平，肺饮不弦"者出其方治也。夫胸胁支满，属手少阳三焦，三焦水道不通，乃病支饮。目眩者，水饮上冒而眩晕不定也。起于心下，由胸连胁，冲气上逆，喘不能卧，故曰支饮。下焦水道不通，肺脏吸入之气不能顺受而病短气，故曰肺饮。仲师所出方治，皆用苓桂术甘汤者，则以饮邪初起，水气仅在三焦而不及内脏，故但扶脾脏以通阳气，使上焦气散，无吸水之力，而水道自通，水道通而饮邪去矣。但苦短气之肺饮，亦主以肾气丸者，或病在寒水之脏，不能纳气，如《妇人杂病篇》不得卧而反倚息之证，故同一利小便，而方治固自不同也。按：此二方，但可治痰饮之初病，若饮邪既盛，往往失效。

甘遂半夏汤证治

【方证】病者脉伏，其人欲自利，利反快，虽利，心下续坚满，此为留饮欲去故也。甘遂半夏汤主之。甘遂半夏汤方：甘遂（大者三枚），半夏（十二枚，以水一升，煮取半升，去滓），芍药（五枚），甘草（如指大一枚，炙）。

【发微】卒病、宿疾之不同，一辨于脉，一辨于证。如本条所云"其人欲自利，利反快，此为留饮欲去"，其与系在太阴之"暴烦下利，日十余行，脾家实，腐积当去"者何异？然何以下利之太阴证，不治而自止？此何以虽利而心下续坚满？且太阴自利之证，其脉浮缓，此证何以脉伏？要不可不辨也。盖湿本黏滞之物，太阳寒水与太阴寒湿并居，虽为痰饮所同，而太阳伤寒内传太阴为日未久，其病根浅，故脉见浮缓。痰饮之病，以积日而后成，其病根深，故其脉见伏，伏之言沉也。病根浅者，但见下利，水湿已并入大肠，故不治而自愈。病根深者，当下利而水湿之留于膈上者，复趋心下，故心下续见坚满，而必待甘遂半夏汤以因势而利导之。方中甘遂三枚、半夏十二枚，所以去水，芍药五枚、炙甘草一枚，所以疏通血络而起沉伏之脉。盖脉伏者，水胜而血负也。药去滓而和蜜者，欲其缓以留中，使药力无微不达，并取其润下之性，使内脏积垢易去也，此甘遂半夏汤之义也。

十枣汤证治

【方证】脉浮而细滑，伤饮。脉弦数，有寒饮，冬夏难治。脉沉而弦者，悬饮内痛。病悬饮者，十枣汤主之。十枣汤方：芫花（熬）、甘遂、大戟各等份。

【发微】此节发明悬饮之积渐，欲学者明辨而施治也。其始由太阳传入太阴，故脉浮而并见细滑。滑者，湿象也。太阳失表，汗液不泄，水气乃内陷胸膈，与湿并居，即为伤饮。水邪不去，由胸及胁，乃见弦脉，是为寒饮。饮邪内陷，阳气郁伏，脉转弦数。寒饮则须温药，伏热尤须凉剂，二者不可兼顾，故冬夏难治，若夫脉沉而弦，沉则为水，弦则为痛，故悬饮而内痛。悬饮者，痰囊系于内脏，水饮蓄焉，故非破囊抉水，病必不愈。此芫花、甘遂、大戟，所以为救死之方治也。

【方证】咳家，其脉弦，为有水，十枣汤主之。

【发微】水力至强，体柔而性刚，滴石则石穿，冲堤则堤坏，故病水者，其脉多弦。弦者，沉紧而搏指也。水胜则血负，血分热度日减则蒸化力弱，而卫阳虚微，故仲师以弦为减，谓阳气减也。但水势下趋，似不应上逆为咳，不知痰湿黏滞下游，水道不通，则高原泛滥日甚，是非破东南之壅塞，则西北之泽洞无归。此十枣汤一方，所以尽抉排疏瀹之能也。予每见病痰饮者，大小便往往不通，此即下游壅塞之明证，所以用十枣者，一因药力猛峻，恐伤脾胃，一因痰涎未易浣濯，用甘味之十枣，以缓芫花、大戟、甘遂之力，使如碱皂之去油垢，在渐渍，不在冲激也。

【方证】夫有支饮家，咳烦，胸中痛者，不卒死，至一百日，或一岁，宜以十枣汤。

【发微】水气支撑胸膈，故名支饮。此证大便不通，上湿下燥。肠胃之热上攻，则咳而心烦。痰积胸中，故胸中痛。不卒死者，谓不猝然而死也。然死机已伏，故有百日而死者，有经一载而死者。尝见大小便不通，气喘不得卧，卧即咳逆不得息，叠被而倚之，此一月、十五日而死者也。亦有大小便时通，发时则三五日不通，咳则目睛突出，气出不续，过即如故，但膈间留饮，愈积愈厚，则愈发愈勤，此一岁而死者也。知死之所由去，即知生之所从来，盖非猛峻之十枣汤，驱水入大肠，以抉荡肠中燥气，病不必治。

【治验】

案例1

宋子载之妻年已望五，素病胸膈胀痛，或五六日不得大解，夜睡初醒，则咽燥舌干。医家或以为浮火，或指为肝气，花粉、连翘、玉竹、麦冬、山栀之属，多至三十余剂。沉香、青皮、木香、白芍之属，亦不下十余方。二年以来，迄无小效。去年四月，延余诊治。余诊其脉双弦，曰：此痰饮也。因用细辛、干姜等，以副仲师温药和之义。宋见方甚为迟疑。曰：前医用清润之品，尚不免咽中干燥，况于温药？余曰：服此当反不渴。宋口应而心疑之。其妻毅然购药，一剂而渴止，惟胸膈胀痛如故，余因《金匮》悬饮内痛者用十枣汤下之，遂书：制甘遂（一钱），大戟（一钱），炙芫花（一钱）。用十枣浓煎为汤，去滓令服，如《金匮》法，并开明每服一钱。医家郑仰山与之同居，见方力阻，不听，令减半服之，不下，明日延余复诊。知其未下，因令再进一钱，日晡始下，胸膈稍宽，然大便干燥，蓄痰未下。因令加芒硝三钱，使于明早如法服之。

三日后，复延余复诊，知其下甚畅，粪中多痰涎。遂令暂行停药，日饮糜粥以养之。此时病者眠食安适，步履轻捷，不复如从前之蹒跚矣。后一月，宋又延余诊治，且曰：大便常五六日不行，头面手足乳房俱肿。余曰：痰浊既行，空隙之处，卫气不充，而水饮聚之。《金匮》原有发汗利小便之法以通阳气。今因其上膈壅阻特甚，且两乳胀痛，不得更用缓攻之剂，方用：制甘遂（一钱），大戟末（一钱），王不留行（二钱），生大黄（三钱），芒硝（三钱）。一泻而胀痛俱止。宋因询善后之法，余因书：苍术（一两），白术（一两），炙甘草（五钱），生麻黄（一钱），杏仁（三钱）。令煎汤代茶，汗及小便俱畅。即去麻杏，一剂之后，永不复发云。余按：十枣汤一方，医家多畏其猛峻，然余用之屡效，今存此案，非惟表经方之功，亦以启世俗之蔽也。

——《经方实验录·下卷》

案例2

予先慈邢太安人病支饮，有年矣。丙寅春，忽然昏迷若癫状，延医诊治，皆曰危在旦夕，予不得已，制十枣汤进之，夜半而利，下痰无算，明旦清醒如平人矣。

——《金匮发微·痰饮咳嗽病脉证治第十二》

案例3

后至上海恽禹九家，其孙祥官，同乡张尔常门人也。本无病，尔常以其累逃塾，使予诊之。予诊其脉，左脉弦，问所苦，则曰胸中痛。予曰真病也，以十枣汤方付之，明旦大下痰涎，冷甚，以为愈矣。翌日来诊，脉弦如故，仍令服前方，下痰更多，继以姜、辛、五味而愈，不更病矣。

——《金匮发微·痰饮咳嗽病脉证治第十二》

案例4

丙辰冬，无锡强鸿培病，人皆目为肺劳，咳而上气，胸中满痛，无大小便，叠被而倚息，喘声达户外。予诊其脉，沉伏而弦急，因令服十枣汤，每服六分，日一服。每进一服，其痛渐移而下；服至四剂始下，冲气乃平。又能治小儿痰饮，俗称马脾风，七日见血即死。予尝治其寿侄，时方三岁。又治潘姓小儿，名阿煦者，皆以痰泻得愈。沈石顽自治痰饮，每服药末一钱半，两服而瘥，可见峻猛之药，益人甚于参、苓也。

——《金匮发微·痰饮咳嗽病脉证治第十二》

案例5

张任夫（劳神父路仁兴里六号），初诊（二十四年四月四日）：水气凌心则悸，积于胁下则胁下痛，冒于上膈则胸中胀，脉来双弦，证属饮家，兼之干呕短气，其为十枣汤证无疑。炙芫花（五分），制甘遂（五分），大戟（五分），研细末分作两服。先用黑枣十枚煎烂，去渣，入药末，略煎和服。

二诊（四月六日）：两进十枣汤，胁下水气减去大半，惟胸中尚觉胀瀯，背酸，行步则两胁尚痛，脉沉弦，水象也。下后，不宜再下，当从温化。姜半夏（五钱），北细辛（二钱），干姜（三钱），熟附块（三钱），炙甘草（五钱），菟丝子（四钱），杜仲（五钱），椒目（三钱），防己（四钱）。

三诊（四月八日）：前因腰酸胁痛，用温化法，会天时阳气张发，腰胁虽定，而胸中胀瀯，左胁微觉不舒。但脉之沉弦者渐转浮弦。病根渐除，惟大便颇艰，兼之热犯脑部，目脉为赤，当于胸胁着想，用大柴胡汤加厚朴、芒硝。软柴胡（三钱），淡黄芩（三钱），制半夏（三钱），生川军（三钱，后下），枳实（三钱），厚朴（二钱），芒硝（钱半，冲）。

曹颖甫曰：凡胸胁之病多系柴胡证，《伤寒论·太阳篇》中累出。盖胸中属上焦，胁下则由中焦而达下焦，为下焦水道所从出，故胁下水道瘀塞即病悬饮内痛，而为十枣汤证。胸中水痰阻滞，上湿而下燥不和，则为大陷胸汤证。若胸中但有微薄水气，则宜小柴胡汤以汗之。胁下水气既除，转生燥热，则宜大柴胡汤以下之，可以观其通矣。

——《经方实验录·下卷》

大青龙汤、小青龙汤证治

【方证】病溢饮者，当发其汗，大青龙汤主之，小青龙汤亦主之。大青龙汤方：麻黄六两，桂枝、甘草各二两，生姜三两，杏仁四十个，大枣十二枚，石膏如鸡子大一枚。

小青龙汤方：麻黄（去节）、芍药、干姜、甘草（炙）、细辛、桂枝、五味子、半夏各半升。

【发微】溢饮一证，以水气旁溢四肢而作，识其病之所从来，便可知病之所由去，所谓解铃须问系铃人也。盖肺主皮毛，肺脏呼吸，即周身毛孔为之张弛，殆有登高一呼，群山皆应之意。皮毛闭塞于外，即内脏之呼吸不灵，发为喘咳。皮毛一日不从汗解，即咳逆一日不平，水气流溢于四肢者一日不去。此病溢饮者，所以宜大、小青龙汤也。但大青龙汤方治，为表汗里热而设，即麻杏石甘汤加桂枝、姜、枣耳。溢饮发汗用此方或用小青龙汤，其旨安在？盖脾主四肢，胃亦主四肢，中脘有热，逼内脏之水旁溢四肢者，故主以大青龙汤。水饮太甚，内脏不能相容，自行流溢四肢者，故主以小青龙汤。要其为发汗则一也。

【方证】咳逆倚息，不得卧，小青龙汤主之。

【发微】咳逆则气出不续。倚息不得卧，则终夜叠被而倚之，不得平卧也。寒气郁于表，饮邪被遏，则激而上冲，固应解表温里，俾外寒与里水双解。此小青龙汤方治，所以为蠲饮之主方也。

木防己汤、木防己汤去石膏加茯苓芒硝汤证治

【方证】膈间支饮，其人喘满，心下痞坚，面色黧黑，其脉沉紧，得之数十日，医吐下之不愈，木防己汤主之。虚者即愈，实者三日复发，复与不愈者，宜木防己汤去石膏加茯苓芒硝汤主之。木防己汤方：木防己、桂枝各三两，人参四两，石膏如鸡子大二枚（一本十二枚）。

木防己汤去石膏加茯苓芒硝汤方：木防己、桂枝各三两，茯苓四两，人参四两，芒硝三合。

【发微】饮邪留于膈间，支撑无已，肺气伤于水，太阳阳气不得外达则喘。胸中阳痹，水液内停则满，由胸及于心下，则心下痞坚。寒湿在上，阻遏三阳之络，血色不荣于面，故其色黧黑，此与湿家身色如熏黄同。水盛于上，血分热度愈低，故其脉沉紧。得之数十日，病根渐深，医以为水在上也，而用瓜蒂散以吐之，吐之不愈，又以心下痞坚，而用泻心汤以下之，若仍不愈，医者之术穷矣。不知寒湿久郁，则生里热，胃热合胆火上抗，因病喘逆。饮邪留积不去，则上满而下痞坚，故宜苦寒之防己以泄下焦，甘寒体重之石膏以清胃热。又以心阳之不达也，用桂枝以通之。以津液之伤于吐下也，用人参以益之，此仲师用木防己汤意也。但此证，胃中无宿垢，但有胃热上冲，阻水饮下行之路，而喘满痞坚者为虚，故但于方剂中用石膏以清胃热，中脘已无阻碍，盖即阳明虚热用白虎汤之义也。若胃中有宿垢，虽经石膏清热，上冲之气稍平，但一经复发，此方即无效力，故必去清虚热之石膏加茯苓以利水道，芒硝以通腑滞，膈间支饮乃得由胃中下走小肠、大肠，而一泄无余，盖阳明实热用大承气汤之义也。此虚实之辨也。

泽泻汤证治

【方证】心下有支饮，其人苦冒眩，泽泻汤主之。泽泻汤方：泽泻五两，白术二两。

【发微】此承上加茯苓芒硝而别出其方治也。水在心下，静则为心悸，动则为冒眩，欲遏水邪之上泛，为木防己汤加茯苓所不能治，仲师因别出泽泻汤，所以抉泛滥之水而厚其堤防也。

【治验】

管右（住南阳桥花场，九月一日），咳吐沫，业经多年，时眩冒，冒则呕吐，大便燥，小溲少，咳则胸满，此为支饮，宜泽泻汤。泽泻（一两三钱），生白术（六钱）。

——《经方实验录·中卷》

厚朴大黄汤证治

【方证】支饮，胸满者，厚朴大黄汤主之。厚朴大黄汤方：厚朴一尺，大黄六两，枳实四枚。

【发微】胃中燥热，逼水上逆，则病胸满，木防己汤加芒硝所不能治，仲师因别出厚朴大黄汤方，所以破中脘之阻隔，开水饮下行之路也。

小半夏汤证治

【方证】呕家本渴，渴者为欲解，今反不渴，心下有支饮故也，小半夏汤主之。小半夏汤方：半夏一升（一本五钱），生姜半斤（一本四钱）。

【发微】本书之例，呕而不吐者为干呕。凡言呕皆兼吐言之，故吐水及痰涎，皆谓之呕。胃底胆汁不能容水，胆汁苦燥，与膈上水气相拒，则为呕吐，少阳所以善呕也。但既呕之后，胃中转燥，因而病渴，渴则水邪已去，故为欲解。今反不渴，则以心下支饮方盛，胃底胆火不炀，故以生半夏以去水，生姜以散寒，而心下之支饮当去。此证水停心下，阻其胃之上口，势必不能纳谷，《呕吐哕下利篇》云：诸呕吐，谷不得下者，小半夏汤主之。即此证也。

己椒苈黄丸证治

【方证】腹满，口舌干燥，此肠间有水气，己椒苈黄丸主之。己椒苈黄丸方：防己、椒目、葶苈、大黄各一两。

【发微】腹满一证，以时减为太阴虚寒；不减为阳明实热。虚寒当温，实热当泻，此其易知者也。若绕脐剧痛之寒疝，当用大乌头煎者，已易与大实满之大承气证淆混。若夫水在肠间之腹满，抑又难以辨别，师但言腹满，口舌干燥，又不言脉之何似，几令人疑为阳明燥实。要知太阳水气，不能由肺外出皮毛，留于膈间心下，久乃与太阴之湿混杂。湿本黏腻，与水相杂，遂变水痰。肺与大肠为表里，由表入里，水痰并走肠间，因病腹满，且腹未满之时，肠中先辘辘有声，权其巅末，即可知口舌干燥，为里寒不能化气与液，其脉必见沉弦，仲师以己椒苈黄丸者，防己、椒目以行水，葶苈、大黄兼泄肺与大肠也。所以先食饭而服者，则以水邪在下部故也。

小半夏加茯苓汤证治

【方证】卒呕吐，心下痞，膈间有水，眩悸者，小半夏加茯苓汤主之。

小半夏加茯苓汤方：半夏一升，生姜半升，茯苓四两。

【发微】痰饮之未成者，始于水。水因寒而停，则为饮。水与膏液混杂，则为痰。水盛则痰浮而上阻胸膈，胆胃被郁，与水冲激则卒然呕吐。痰在膈间，则心下痞痛。水气冲脑则眩。水气凌心则悸。生半夏能去至高之水，生姜能散膈上之寒，加茯苓能决排水道，此可知仲师出小半夏加茯苓方治，正所以抑在上之水，以逆而折之也。（茯苓，和面伪造，云产固不易得，浙产亦不出省，似不如改用猪苓）

【方证】先渴后呕为水停心下，此属饮家，小半夏加茯苓汤主之。

【发微】心下有水，脾精不得挟胃中谷气上溉肺脏而润喉舌，因而渴饮，但胃底含有苦燥之胆汁，胃中热如炽炭，不能容水，水在胃之上口，胃热出而相抗，乃病呕吐，此其所以先渴后呕也。按：此节合"呕家本渴"节，并见下《呕吐哕下利篇》，以其治属饮家，故本条独出方治也。

五苓散证治

【方证】假令瘦人脐下有悸，吐涎沫而颠眩，此水也，五苓散主之。五苓散方：泽泻一两六铢，猪苓、茯苓、白术各十八铢，桂枝半两。

【发微】语云：肥人多痰。瘦人似不当有痰，为其肌肉皮毛中所含水分少也。水分多者，心下有水，则心下悸。水分少者，水在脐下，则脐下亦悸。水气微薄，虽不至卒然呕吐，然引动上焦亦必吐涎沫而头目眩晕。此可见仲师出五苓散方治，正所以泄在下之水以顺而导之也。此上下之辨也。

苓桂五味甘草汤证治

【方证】青龙汤下已，多唾口燥，寸脉沉，尺脉微，手足厥逆，气从小腹上冲胸咽，手足痹，其面翕热如醉状，因复下流阴股，小便难，时复冒者，与茯苓桂枝五味甘草汤，治其气冲。苓桂五味甘草汤方：桂枝、茯苓各四两，五味半升，甘草三两（炙）。

【发微】阳气张于上，则冲气动于下，小青龙汤发其阳气太甚，则口多浊唾而燥。寸脉沉为有水，尺脉微为阴虚。手足厥逆者，中阳痹也。气从小腹上冲胸咽者，以麻黄、细辛之开泄太甚，少阴水气，被吸而上僭也。中阳既痹，故手足不仁。虚阳上浮，故其面翕热如醉状。且浮阳之上冒者，复下流阴股而吸其水道，致小水不利，阳不归根，故时上冒颠顶，方用苓桂五味甘草汤，与《伤寒·太阳篇》"发汗后，欲作奔豚"之苓桂大枣甘草汤略同。但彼为脾阳因汗后而虚，不能厚中道之堤防，故用大枣。此为肾气被热药牵引，不能摄下焦之浮阳，故用五味。要其为降冲逆则一也。

苓甘五味姜辛汤证治

【方证】冲气即低，而反更咳，胸满者，用桂苓五味甘草汤去桂加干姜、细辛，以治其咳满。苓甘五味姜辛汤方：茯苓四两，甘草、干姜三两，细辛三两，五味子半升。

【发微】降冲气而冲气低，则上冒之浮阳当息，而咳逆可止矣。而反更咳胸满，似前方失之太轻。是不然，盖前用小青龙汤，麻黄开泄太甚，迫其汗液，而阳气暴张，小腹之客气，因而上逆。中阳既痹，始则手足厥逆，继而手足痹，甚至上下颠倒，浮阳窜乱，一似电光石火，闪烁无定。此时若以温药化饮，不免助浮阳外抗，于是不得已用苓桂五味甘草汤，以收散亡之阳。盖必冲气渐低，然后可进温药，师于是有苓甘五味姜辛汤方治，以发抒胸中阳气，而除其咳满。此先标后本之治也。

苓甘五味姜辛半夏汤证治

【方证】咳满即止，而更复渴，冲气复发者，以细辛、干姜为热药也。服之当遂渴，而渴反止者，为支饮也。支饮者法当冒，冒者必呕，呕者，复内半夏以去其水。苓甘五味姜辛半夏汤方：茯苓四两，甘草二两，细辛二两，干姜二两，半夏半升，五味半升。

【发微】此节大旨，谓咳满止后，上膈气机已疏，当不复病，然亦有咳满方止，冲气复发者，倘因干姜、细辛为热药而发其冲气，服后当立见燥渴。乃本病燥渴，服干姜、细辛而渴反止，则前此之渴，实为支饮隔塞在胸，津液不得上承喉舌，而初非真燥。

【治验】

此证予寓小北门时，治宋姓妇人亲见之。病者平时常患口燥，所服方剂，大率不外生地、石斛、麦冬、玉竹、知母、花粉、西洋参之类，予见其咳吐涎沫，脉弦而体肥，决为痰饮，授以此方，服后终日不曾饮水，略无所苦，乃知仲师渴反止为支饮之说，信而有征也。（此证后以咳逆不得卧，乳中胀痛，用十枣汤加王不留行，大下水痰而愈）但支饮在胸膈间，中脘阳气被遏，必见郁冒。冒者，胃底胆汁不能容水，冲激而上逆也，故仲师言冒家必呕。盖中阳与支饮相拒，轻则虚阳上浮，甚则卒然呕吐清水痰涎，可知热药实为对病，故治法特于前方中加生半夏以去水，不更忌细辛、干姜也。

——《金匮发微·痰饮咳嗽病脉证治第十二》

苓甘五味加姜辛半夏杏仁汤证治

【方证】水去呕止，其人形肿者，加杏仁主之，其证应内麻黄，以其人遂痹，故不内之。若逆而内之者，必厥。所以然者，以其人血虚，麻黄发其阳故也。苓甘五味加姜辛半夏杏仁汤方：茯苓四两，甘草、干姜、细辛各三两，五味、半夏、杏仁各半升。

【发微】前方内半夏以去水，则心下之水气当去。水邪去，则胆胃之火不复上冲，而呕亦当止。但水方止贮中脘，气不外散，一旦决而去之，未尽之水气不能从表汗外泄，或转留皮毛之里，变为形肿。按：水气病，一身面目黄肿者，则越婢加术汤主之；一身悉肿，则越婢汤主之，此水气甚而形肿，药剂中应纳麻黄之证也。但此证业经半夏去水，水气不甚，则形肿当属虚胀。《水气篇》又云：虚胀者为气水，发其汗即已，脉沉者，宜麻黄附子甘草汤，此又水气不甚而形肿，药剂中应纳麻黄之证也。故仲师既于前方中加杏仁以利肺气而泄皮毛，复申之曰：其证应内麻黄，以其人遂痹，故不内之。若逆而内之，必厥。所以然者，以其人血虚，麻黄发其阳故也。夫此证之应内麻黄，仲师既言之矣，但何以见此证血虚？何以见形肿之为痹？何以见麻黄发汗之必厥？历来注释家，固未有能言其意者。盖水盛则血寒，血中热度既低，则吸收力薄，精液不能贯输脉道而络脉益虚，水病所以血虚也。痹之言闭，血分热度不足，则水气之在表者，不能蒸化成汗，故毛孔闭塞而形肿，若用麻黄，强责其汗，太阳阳气一时张发于外，则里气益寒而手足见厥，此即"衄家不可发汗""疮家不可发汗""失精家不可发汗"之例也。

【治验】

叶瑞初君（丽华公司化妆部），初诊（二月十七日）：咳延四月，时吐涎沫，脉右三部弦，当降其冲气。茯苓（三钱），生甘草（一钱），五味子

（一钱），干姜（钱半），细辛（一钱），制半夏（四钱），光杏仁（四钱）。

二诊（二月十九日）：两进苓甘五味姜辛半夏杏仁汤，咳已略平，惟涎沫尚多，咳时痰不易出，宜与原方加桔梗。茯苓（三钱），生草（一钱），五味子（五分），干姜（一钱），细辛（六分），制半夏（三钱），光杏仁（四钱），桔梗（四钱）。

——《经方实验录·中卷》

苓甘五味加姜辛夏杏大黄汤证治

【方证】若面热如醉，此为胃热上冲熏其面，加大黄以利之。苓甘五味加姜辛夏杏大黄汤方：茯苓四两，甘草二两，干姜、细辛各三两，五味、半夏、杏仁各半斤，大黄三两。

【发微】水去呕止，有未尽之水气，因水方外散，痹于表分而形肿者，亦有水分已尽，胃中燥热上冒头面者，于是有面热如醉之形态。盖累进温中泄水之剂，证情决非戴阳，故于前方加杏仁外，更加大黄以利之。所以然者，则以水邪去路不出于肺，必出大肠也。

葶苈大枣泻肺汤证治

【方证】支饮，不得息，葶苈大枣泻肺汤主之。

【发微】肺为主气之脏，为全身呼吸出入之门户，凡肺脏有所壅阻，而全体能张而不能弛也。是故风热伤其血络，则肺脏壅塞而气闭，湿痰阻其空窍则肺脏亦壅塞而气闭，是非立破其壅塞，则呼吸不调。盖无论肺痈之喘不得卧，及本条支饮不得息，莫不以葶苈大枣泻肺汤主之。要其作用只在抉去所壅，令肺气能张能弛，初无分于血分、水分也。

（十二）消渴小便不利淋病脉证治

消渴病证治

肾气丸证治

【方证】寸口脉浮而迟，浮即为虚，迟即为劳，虚则卫气不足，劳则营气竭。趺阳脉浮而数，浮即为气，数即消谷而大坚，气盛则溲数，溲数则坚，坚数相抟，即为消渴。男子消渴，小便反多，以饮一斗，小便亦一斗，肾气丸主之。

【发微】今之议病者，皆以寸口脉数浮为上消，趺阳脉浮为中消，男子消渴即为下消。此不知本之言也。惟黄坤载以阳明为消渴之原，最得主要。《素问·别论》云：二阳结，谓之消。黄氏引而申之曰：二阳者，阳明也。手阳明主燥化，燥在大肠则消水而便坚。足阳明亦从燥化，燥在胃则消谷而溲数。太阴行气于三阴，脉候于寸口，阳明行气于三阳，脉候于趺阳。太阴主升，阴中之阳，升于脉络，则经气盛。阳明主降，阳中之阴，降于肠胃，则腑气和。太阴虚而经气衰，故寸口浮而迟，阳明盛而腑气旺，故趺阳浮而数。虚劳伤其营卫，为发热作渴之原。燥热耗其精液，为消谷引饮之渐。胃热渗于大肠，故大便坚，水饮并入三焦，故小便多。经气虚而腑气实，所谓壮火食气也。此黄坤载本《内经》以释仲师之旨，精义不可磨灭者也。……此方原为调摄肾气而设，肾为水道关键，肾寒水不化气，则水势下趋而小溲数。肾阳不运则气闭，气闭则小溲不通，故病以相反而同治。盖消渴一证，原为肝脾阴虚而胆胃生燥，因致消谷便坚，不比阳明燥实，故用干地黄、山药、山茱萸，以滋养肝脾，而胆胃燥气自平。又惧其助湿也，故用泽泻、丹皮、茯苓以泄之。方中惟桂枝、附子二味最为主要，桂枝以通脾阳，胸中淋巴干受之，所以疏上焦之水气。附子以通肾阳，输尿管受之，所以温下焦之水，使得化气而润燥，所以然者，则以小溲之多实由水寒无气故也。

五苓散证治

【方证】脉浮，小便不利，微热，消渴，宜利小便，发汗，五苓散主之。

【发微】此条见《太阳篇》发汗后条下。盖因大汗之后，浮阳在表，吸下焦水气不得输泄于膀胱，但用五苓散发汗利小水，俾水道下通，津液上承，而消渴自止。此与真消渴不同，因其相似而类及之。（欲发汗，服散后多饮暖水，见《伤寒论》）

【方证】渴欲饮水，水入则吐者，名曰水逆，五苓散主之。

【发微】此条见《太阳篇》中风发热条下。夫渴欲饮水，固有阳明实热，少少与之而愈者，乃入口而即吐，则是水停心下，津液不生而渴饮，初非燥热，故名水逆，为下流之壅塞。此与宿食未消不能纳谷者同，故必浚其下流，津液乃得上承于喉舌，要非人参白虎、竹叶石膏诸方治所当混投也。

文蛤散证治

【方证】渴欲饮水不止者，文蛤散主之。文蛤散方：文蛤五两。

【发微】此条见《太阳篇》病在阳节下而微有不同，彼以太阳标热及水气为冷水所遏，太阳寒水与标热停顿心下，意欲饮水而反不渴者出其方治，特用咸寒之文蛤，标本同治，使热随水泄而渴当止。此为渴欲饮水，水入渴不止者言之。盖以水能去阳明实热，不能去太阳标热，加以屡渴屡饮，其水必停，标热熏灼，蕴成湿痰，水更黏滞。文蛤散用蛤壳杵细，开水和服，若今日砂漏然，隔其渣滓，使水清易利，又不独咸寒，清热已也。

小便不利证治

栝楼瞿麦丸证治

【方证】小便不利者，有水气，其人若渴，栝楼瞿麦丸主之。栝楼瞿麦丸方：薯蓣三两，茯苓三两，栝楼根二两，附子一枚（炮），瞿麦一两。

【发微】天时，阳热则生湿，土膏发于地，云气上于天，然后雷雨作而沟渠通。阴寒则生燥，风霜日紧，潦水不降，于是蒸气消而溪涧塞。人但知苦热易于生燥，而不知苦寒之尤易生燥也。知此意者，然后可与论栝楼瞿麦丸方治，证曰：小便不利，有水气而渴，此水胜血负，水寒不能化气之证也。三焦水道以肾为关键，肾寒则水停蓄于下而阳气不升。阳气不升则肺阴亏于上，而津液不降，方用栝楼根以润肺而止渴，瞿麦以导膀胱而利小便，薯蓣、茯苓以扶脾阳而抑心下水气，要惟以炮附子一枚，为方中主要。观"小便利，腹中温为知"八字，其义自见。盖未服药时，腹中必然冷痛也。

蒲灰散、滑石白鱼散、茯苓戎盐汤证治

【方证】小便不利，蒲灰散主之，滑石白鱼散、茯苓戎盐汤并主之。

蒲灰散方：蒲灰半分，滑石三分。

滑石白鱼散方：滑石、乱发（烧）、白鱼各二分。

茯苓戎盐汤方：茯苓半斤，白术三两，戎盐一枚（弹丸）。

【发微】小便不利，证情不同，治法亦异，所谓蒲灰散主之者，湿胜热郁之证也。肾脏当寒水下行之冲，水胜则肾阳被遏，由输尿管下结膀胱，而小便不利，用咸寒泄水之蒲灰，合淡渗清热之滑石，则水去而热亦除矣。所谓滑石白鱼散、茯苓戎盐汤并主之者，滑石白鱼散为水与血并结膀胱之方治也。水以寒而易泄，故称太阳寒水，水蓄于下，与胞中血海混杂，乃生里热，热郁则水道不通，故渗之以滑石，佐以善导血淋之发灰。白鱼俗名蠹鱼，喜蚀书籍，窜伏破书中，不见阳光，虽性味不可知，大约与土鳖子、鼠妇相等，善于攻瘀而行血者，盖瘀与热俱去，而小便自通矣。茯苓戎盐汤为膏淋、血淋阻塞水道通治之方也。茯苓、白术以补中而抑水，戎盐以平血热、泄瘀浊而小便乃无所窒凝矣。此又小便不利兼有淋证之治也。

白虎汤加人参汤证治

【方证】渴欲饮水，口干燥者，白虎加人参汤主之。（白虎加人参汤方，见《伤寒论·阳明篇》，又见"暍病"）

【发微】阳不外越，津液内伤，因病口干舌燥。……津液伤则以清热

生津主治，方治宜白虎加人参者，为其热伤气血也。

猪苓汤证治

【方证】脉浮，发热，渴欲饮水，小便不利，猪苓汤主之。猪苓（去皮）、茯苓、阿胶、滑石、泽泻各一两。

【发微】浮热在表，水湿内蕴，因病渴欲饮水，小便不利……里水郁，故以导水邪清血热主治。方治宜猪苓汤，用阿胶者，为其湿伤血分也。

（十三）水气病脉证并治

越婢加术汤证治

【方证】里水者，一身面目黄肿，其脉沉，小便不利，故令病水。假令小便自利，此亡津液，故令渴，越婢加术汤主之。

【发微】黄汗之始病，四肢面目皆肿，而其脉沉迟，里水则四肢面目黄肿，而其脉亦沉，所以别于黄汗者，特暮夜无盗汗耳。夫水气外泄为汗，下行为小便。今外既无汗，小便复不利，水乃郁于皮毛之里而病黄肿。若小便自利，黄肿当减，乃黄肿如故，而反见渴者，以水湿隔塞于上，胃中津液不得上承也。此证胃中必有郁热，观外证之黄肿自见，不见夫造酱面者乎！乘热而覆盖之，水湿与热合并，蕴蒸不三日而发黄矣。仲师用越婢加术汤解表与清里同治，使水湿与热悉从汗解，则肿退而渴止矣。

防己黄芪汤证治

【方证】风水，脉浮，身重，汗出恶风者，防己黄芪汤主之。腹痛者加芍药。

【发微】此条与风湿同。脉浮为厥，身重为湿，湿甚即为水，汗出恶风，表虚而汗泄不畅也。按：此亦卫不与营和之证。防己以利水，黄芪固表而托汗外出，白术、炙甘草补中以抑水，而风水可愈矣。所以腹痛加芍药者，芍药味甘微苦，其性疏泄，能通血分之瘀，伤寒桂枝汤用之以发脾脏之汗而达肌理者也。脾为统血之脏，腹为足太阴部分，腹痛则其气郁于脾之大络，故加芍药以泄之。妇人腹痛用当归芍药散，亦正以血分凝瘀而取其疏泄，若以为酸寒敛阴，则大误矣。

越婢汤证治

【方证】风水，恶风，一身悉肿，脉浮不渴，续自汗出，无大热，越婢汤主之。越婢汤方：麻黄六两，石膏半斤，生姜三两，甘草二两，大枣十二枚。

【发微】风水之证，恶风、脉浮与前证同，惟身重则病在肌肉，一身悉肿，则病在皮毛。不渴，则胃中无热。续自汗出者，风主疏泄故也。但风为阳邪，当得发热……今病者无大热而但有微热，则皮毛不开，阳气不得发越之象。故用越婢汤，内扶脾阳，外开皮毛肌腠，使风随汗液外解，而其肿自消，所谓因势利导也。

防己茯苓汤证治

【方证】皮水为病，四肢肿，水气在皮肤中，四肢聂聂动者，防己茯苓汤主之。防己茯苓汤方：防己、黄芪、桂枝各三两，茯苓六两，甘草二两。

【发微】肺主皮毛，皮水之为肺病，此固不言可知。按：本篇提纲曰其脉亦浮，外证跗肿，按之没指，不恶风，其腹如鼓，不渴，当发其汗，其为越婢加术汤证，无可疑者，然何以有防己茯苓汤证？曰：此为渴者言之也。寒水在下，不受阳热之化，则津液不得上承而咽喉为燥，自非利小便以排水，则渴将不止。防己茯苓汤，此固利小便之方治也。太阳水气，本当作汗外泄，为表寒所遏，则皮毛之气悉化为水，而水气在皮肤中，所以在皮肤中者，由皮毛而渐渍肌肉也。水渍肌肉，则脾阳不达四肢而四肢肿。肿之不已，阳气被郁，因见筋脉跳荡，肌肉寒颤，如风前木叶聂聂动摇，故方中用黄芪以达皮毛，桂枝以解肌肉，使皮毛肌肉舒畅，不至吸下行之水，更加甘草以和脾，合桂枝之温，使脾阳得旁达四肢，但得脾精稍舒，而肢肿当消。所以用黄芪不用麻黄者，此亦痰饮病形肿，以其人遂痹，故不内之之例也。

甘草麻黄汤证治

【方证】里水，越婢加术汤主之，甘草麻黄汤亦主之。

【发微】里水一证，用越婢加术，使水湿与里热悉从汗解，前文已详言之矣。此节特补出甘草麻黄汤方治，用麻黄汤之半以发表汗为急务，盖专为无里热者设也。

麻黄附子汤证治

【方证】水之为病，其脉沉小属少阴。浮者为风，无水。虚胀者为气水，发其汗即已。脉沉者宜麻黄附子汤，浮者宜杏子汤。麻黄附子汤方：麻黄三两，附子一枚，甘草二两。

【发微】水病始于太阳，而终于少阴。太阳当得浮脉，少阴即见沉脉。按：太阳伤寒未经发汗，水气由三焦下注寒水之脏，即为少阴始病。少阴为病，其脉当沉，为其在里也。小即微细之渐，《伤寒·少阴篇》所谓脉微细者，指阴寒太甚者言之也。此时水邪未经泛滥，溢入回肠而下利，故见脉小而不见微细。水邪虽陷，与表气未曾隔绝，寒水下陷，要为中阳之虚，方治特于麻黄附子汤内加炙甘草以益中气，使中气略舒，便当外达皮毛肌腠，变为汗液，而水病自除。若夫脉浮为风，与太阳中风之脉浮同。此证尚属风湿，而未成为水，水气壅在皮毛而发为虚胀，故曰气水。气水者，汗液欲出不出，表气不能开泄之谓。发其汗则水还化气成汗，故其胀即消。杏子汤方阙，窃意可用风湿证之麻杏甘薏汤，要以发汗为一定之标准也。

蒲灰散证治

【方证】厥而皮水者，蒲灰散主之。

【发微】蒲灰散一方，今人不用久矣。世皆论蒲灰为蒲黄，其实不然，即钱太医以"厥而皮水"之"厥"为皮水溃烂，以水伤阳气而厥冷，尤为背谬。此"厥"字即上文"身肿而冷"之"冷",《伤寒》《金匮》中从未有以厥为溃烂者,此陈修园之盲从,不可为训者也。蒲灰,即溪涧中大叶菖蒲,味咸能降,味辛能开。

【治验】

案例1

有钱姓男子,腹如鼓,股大如五斗瓮,臂如车轴之心,头面皆肿,遍体如冰,气咻咻若不续,见者皆曰必死。一仁商于刘仲华,取药房中干菖蒲一巨捆,炽炭烧之,得灰半斤,随用滑石和研,用麻油调涂遍体,以开水调服一钱,日三服,明日肿减大半。一仁见有效,益厚涂之,改服二钱,日三服,三日而肿全消,饮食谈笑如常人。乃知经方之妙不可思议也。

——《金匮发微·水气病脉证并治第十四》

案例2

前数年予在家乡治谢姓小儿,茎及睾丸明若水碧,令制而服之,一夕得小便甚多,其肿即消;惟腹满不减,继以姜、辛、术、附,后以急于赴沪,不复知其究竟。甲戌十一月,闻此儿已十四岁矣。

——《金匮发微·水气病脉证并治第十四》

案例3

庚午秋,治海潮寺路宋姓小儿水肿亦用之。但其人手足不冷,小便清,内服麻黄附子细辛汤,佐以五苓、冬葵子、车前子,外敷蒲灰散。早夜调服一钱,五日而肿全消,每一日夜,小溲十七八次。

——《金匮发微·水气病脉证并治第十四》

黄芪芍药桂枝苦酒汤证治

【方证】问曰:黄汗之为病,身体肿,发热,汗出而渴,状如风水,汗沾衣,色正黄如柏汁,脉自沉,何从得之?师曰:以汗出入水中浴,水从汗孔入得之,宜芪芍桂酒汤主之。黄芪芍药桂枝苦酒汤方:黄芪五两,芍药、桂枝各三两。

【发微】黄汗之为病，郁于营分，日久而后发，此与水气郁在卫分者不同。方其郁伏未久，营热不甚，故身肿而冷，状如周痹；至于身体肿，发热汗出而渴，营热始炽矣。汗沾衣上，色黄如柏汁者，血中之液以热郁而外泄也。今试以针刺手，其初必有鲜血一点，血过乃出黄水，即此而推之，便可知黄汗之由，实起于营分郁热。所以如柏汁者，以营热所蒸，益加浓厚，非如黄疸之黄，由胃底胆汁而成也。然不辨明致此之由，则治法何从下手，将清营热乎？何以处在表之湿，将疏表气乎？何以处营之热，仲师申明"汗出而浴，水入汗孔得之"，而治法乃定矣。以表虚也，故君黄芪。以营郁之当宣也，故用芍药、桂枝。又惧药力之不胜病气也，故煎以具挥发性通调血分之苦酒，而营分之郁热始解。今人用醋和面涂伤，能去瘀血，其明证也。妇人肝郁不调内痛，用醋炒柴胡、醋磨青皮、白芍，其痛立解，当亦以其能达血郁之故，则苦酒之作用可知矣。庸工动称能敛肝阴，岂仲师用苦酒之旨乎？所以六七日乃解者，以久郁之邪未易战胜也。所以心烦者，营分久郁，而主血之脏虚，一时不胜药力也。

桂枝加黄芪汤证治

【方证】黄汗之病，两胫自冷，假令发热，此属历节。食已汗出，又身常暮盗汗出者，此营气也。若汗出已，反发热者，久久其身必甲错。发热不止者，必生恶疮。若身重，汗出已辄轻者，久久必身瞤，瞤即胸中痛，又从腰以上汗出，下无汗，腰髋弛痛，如有物在皮中状。剧者不能食，疼重，烦躁，小便不利，此为黄汗，桂枝加黄芪汤主之。桂枝加黄芪汤方：桂枝、芍药各三两，甘草、黄芪各二两，生姜三两，大枣十二枚。

【发微】中风之证，受病于肌腠，内困于脾阳，则用桂枝汤助脾阳以解肌，使汗从腠理外泄。脾统血而主肌肉，为血络凝聚之处，故风郁肌理者，宜桂枝汤，所以达营郁也。风从皮毛入，邪薄肌肉，遏其营分，是生表热。惟黄汗一证，所以异于中风者，足胫必冷，所以然者，阳郁于上而不下通也。中风证有汗，黄汗证亦有汗，或食已汗出，或暮夜盗汗，皆为营热外达，或汗出不解，反至发热，则营分热度更高，久必皮肤甲错而生恶疮。试观痈疡外证，先病热与肿为血郁增热，继则剧痛为热甚血败，败即脓成，待医者决去其脓，其痛始定，此即营分郁热必致痈脓之明证也。或身重而汗已辄轻者，湿将与汗俱去也。然汗出阳伤，久必身瞤。瞤者，如目光之旋转，闪烁不定，彼此互相跳动也。浮阳张于外，牵掣胸中，胸中阴液已亏，不能外应，故瞤见于外而痛应于里。若腰以上汗出而不及腰以下，则汗湿在下而腰髋弛痛。少阳三焦道路，由肾而下，属膀胱，阳不下通，故腰以下多所牵掣，如有物在皮中状。又其甚者，胸中发抒水气之枢机一时停顿，脾阳不能作汗外泄，故湿阻胃之上口而不能食。湿在肌肉，故身疼重。心阳被郁，故烦躁。阳气在上，吸水不得下行，故小便不利。究其所以然，实由水湿郁其营血所致。要知黄汗一证，肌表以久汗而虚，不同中风之为卒病，此桂枝汤所以加固表之黄芪也。

桂甘姜枣麻辛附子汤证治

【方证】 师曰：寸口脉迟而涩，迟则为寒，涩则为血不足。趺阳脉微而迟，微则为气，迟则为寒，寒气不足即手足逆冷。手足逆冷，则营卫不利，营卫不利，则腹满胁鸣相逐，气转膀胱。营卫俱劳，阳气不通，即身冷，阴气不通即骨疼。阳前通则恶寒，阴前通则痹不仁。阴阳相得，其气乃行，大气一转，其气乃散。实则矢气，虚则遗溺，名曰气分。气分，心下坚大如盘，边如旋盘，桂甘姜枣麻辛附子汤主之。桂甘姜枣麻辛附子汤方：桂枝、生姜各三两，细辛、甘草、麻黄各二两，附子一枚（炮），大枣十二枚（炮）。

【发微】 仲师既明水气证治而终以血分，既明黄汗证治而终以气分，欲人于同中求异而明治法也。盖水之甚者为水，水不甚即为黄汗；气之外泄而遇寒为水，水气之在里，不遇寒则仍为气。水可攻而气不可攻，要其证则为表里上下俱寒，如冬令雨雪坚冰，阳气郁伏不动，不似春夏之易散。故仲师举寸口之脉迟而涩，便可知外不达于皮毛，而太阳之阳气先虚；举跌阳之脉微而迟，便可知里气虚寒，四肢不得禀中阳之气，中脘虚寒不能发抒营卫二气，于是太阴之腹部，厥阴、少阴之胁下，悉为客寒所据。而太阳水气不行于膀胱，中脘脾阳不通于肌腠，因而身冷。里阴不濡于骨髓，因而骨痛。由是太阳之气通于前，而肾阳不与俱行，则小便已而啬啬恶寒。少阳之气通于前，而三焦之火不与俱至，则少腹满而外证不仁，故必先去其固阴冱寒，使血海之营气得温而上行，肺脏之卫气清寒而下降，然后郁伏之气从而消释。大气者，阳气也，阳气转则阴寒散矣。由是寒气之乘里虚者，以遗溺解而腹满胁鸣止，表里和而手足不复逆冷矣。此桂甘姜枣麻辛附子汤，所以治心下坚大如盘，边如旋杯，凝固不解之阴寒，而效如桴鼓也。

枳术汤证治

【方证】心下坚大如盘，边如旋盘，水饮所作，枳术汤主之。枳术汤方：枳实七枚，白术二两。

【发微】诊病之法，惟外证同而虚实异，治者为不易辨也。同一心下坚大如盘、边如旋杯之证（旋杯，按之硬，若杯之旋转而高出），何以一则宜上下表里通行温散，汗出如虫行皮中而愈，一则用攻坚燥湿，三服后腹中软而愈。盖气分之脉，必兼迟涩，水饮之脉必见沉弦，此脉之易辨者也。气分则见窒塞，水饮必将内痛，此证情之易辨者也。气为寒约，则温以散之，寒因水实，则攻而和之，此仲师所以称医圣也。

（十四）黄疸病证并治

茵陈蒿汤证治

【方证】谷疸之病，寒热，不食，食即头眩，心胸不安，久久发黄为谷疸，茵陈蒿汤主之。茵陈蒿汤方：茵陈蒿六两，栀子十四枚，大黄二两。

【发微】谷疸之病，起于太阴之湿，成于阳明之热。太阴寒湿，与阳明之热交争，则生寒热。寒热作时，胃中饱懑，不食，有时思食，谷气引动胃热，上冲脑部，即病头眩。心胸不安者，胃热合胆汁上攻，胸中之湿郁而生热也。湿热与胆汁混合，上于头目，则头目黄；发于皮外，则一身之皮肤黄，于是遂成谷疸。所以用茵陈蒿汤者，用苦平之茵陈以去湿，苦寒清热之栀子以降肺胃之浊，制大黄走前阴，疏谷气之瘀，俾湿热从小溲下泄，则腹胀平而黄自去矣。按：此节后仲师言分温三服，小便当利，尿如皂角汁状，鄙意大黄当走大肠，惟制大黄走小便。服制大黄者，小便多黄，而其色极深，以意会之，当是脱去"制"字。然既成谷疸，大便必少，或大便行后，继以黄浊之小便，亦未可知也。

硝石矾石散证治

【方证】黄家，日晡所发热而反恶寒，此为女劳得之。膀胱急，少腹满，身尽黄，额上黑，足下热，因作黑疸。其腹胀如水状，大便必黑，时溏，此女劳之病，非水病也。腹满者难治，硝石矾石散主之。硝石矾石散方：硝石（熬黄）、矾石（烧）等份。

【发微】硝石即芒硝之成块者，矾石即皂矾，能化粪为水，女劳用此方治，此亦急下存阴之义，为上文"腹如水状"言之也（皮水其腹如鼓，外浮而中空）。日晡所发热，证情以属阳明。阳明当不恶寒，而反恶寒者，则以肾阴亏则阳明更燥（观少阴三急下证可知），相火败也，则表阳更虚也（观虚劳证，手足逆寒可知）。燥则发热，虚则恶寒，仲师所谓"女劳得之"者，为其阴虚而阳越也。膀胱不得温和之气，故急。虚气膨于少腹，故满。肾亏则脑虚，故脑气不荣，额上而见黧色。胆胃之火下陷涌泉，故足下热，《伤寒论》所谓谷气下流也。伤及血海，故便血。大便色黑者，瘀血之象也。脾肾俱虚，故湿陷大肠而时溏。方用硝石以去垢，矾石以化燥屎，和以大麦粥汁以调胃而疏肝，使病从大小便去。此亦在下者，引而竭之之例也。

栀子大黄汤证治

【方证】酒疸，心中懊侬，或热痛，栀子大黄汤主之。栀子大黄汤方：栀子十四枚，大黄三两，枳实五枚，豉一升。

【发微】酒气留于心下，上逆心脏，则心气亢而不下，往往有虚烦失眠之证，于是心阳不敛，转为懊侬。酒之标气为热，从胃系上迫于心，故热痛。方用栀、豉，与《伤寒·太阳篇》治心中懊侬同，加枳实则与栀子厚朴汤同，而必用大黄者，以酒疸胃热独甚也。但使胃热一去，则黄从大便去，心下诸病将不治自愈矣。

桂枝加黄芪汤证治

【方证】诸病黄家，但利其小便，假令脉浮，当以汗解之，宜桂枝加黄芪汤主之。

【发微】黄疸之病，起于湿，成于水。利小便发汗，仲师既出茵陈五苓散及桂枝加黄芪汤方治矣。食古而不化，此笨材也。徐忠可言尝治一垂死之证，令服鲜射干至数斤而愈。又有偏于阴者，令服鲜益母草至数斤而愈。由前之说，则"鼻燥，头眩，心中热痛，懊侬欲死"之证也。由后之说，则大便必黑之证也。其有不系酒疸、谷疸、女劳疸者，但以小便不利，湿郁发黄，服鲜车前根叶自然汁，当无不效。此又易利小便之变法也。

猪膏发煎证治

【方证】诸黄，猪膏发煎主之。猪膏发煎方：猪膏半斤，乱发如鸡子大三枚。

【发微】方用猪油半斤熬去滓，加乱发如鸡子大三团入煎，发消药成，分三服，病从小便出。仲师方治如此，然但言诸黄，而不言所治何证，予谓此酒疸、谷疸、女劳疸通治之方也。按：《妇人杂病篇》云：胃气下泄，阴吹而正喧，此谷气之实也。猪膏发煎主之。谷气实非谷疸之渐乎。校《千金》云：太医校尉史脱家婢黄病，服此下燥粪而瘥，神验。徐忠可治骆天游黄疸，用猪膏四两，发灰四两，煎服一剂而瘥，皆其明证。至如女劳一证，相火熏灼，血分必燥，酒气伤血，血分亦燥，故二证大便皆黑。猪膏以润燥，发灰为血余，取其入血分而和血。凡大便色黑，肌肤甲错者皆宜之，故不指定为何证也。

茵陈五苓散证治

【方证】黄疸病，茵陈五苓散主之。茵陈五苓散方：茵陈十分（末），五苓散五分。

【发微】黄疸从湿得之，此固尽人知之。治湿不利小便非其治，此亦尽人知之。五苓散可利寻常之湿，不能治湿热交阻之黄疸，倍茵陈则湿热俱去矣。先食饮服者，恐药力为食饮所阻故也。

大黄硝石汤证治

【方证】黄疸，腹满，小便不利而赤，自汗出，此为表和里实，当下之，宜大黄硝石汤。大黄硝石汤方：大黄、黄柏、硝石各四两，栀子十五枚。

【发微】凡热邪内壅阳明，小便必短赤，甚而宗筋内痛，时出白物，又甚则筋牵右髀而痛。此固审为大承气证矣。腹满，小便不利而赤，虽证属黄疸，其为阳明里实则固同于伤寒。自汗出则为表和，病气不涉太阳，故宜大黄硝石汤，以攻下为主。疸病多由胃热上熏，故用苦降之栀子（此味宜生用）。湿热阻塞肾、膀，故加苦寒之黄柏。或云栀子、黄柏染布皆作黄色。仲师用此，欲其以黄治黄，是说也，予未之信。

小半夏汤证治

【方证】黄疸病，小便色不变，欲自利，腹满而喘。

【发微】小半夏汤一方，以生半夏合生姜，为寒湿上逆者用之也，岂可以治黄疸？故陈修园于本条下极称理中汤加茵陈之妙。然玩仲师本文，特为误下成哕者言之，非以治疸也。小便色不变，则肾、膀无热。欲自利，则肠中无热。腹满而喘，便可决为太阴虚寒。若再事攻下，则热除而转哕。哕者，虚寒上逆之变证，与欲呕之病正同，用特借之以救逆。盖此证当不能食，不能食则胃中本自虚冷，客热不能消谷。《伤寒·阳明篇》云：阳明病，不能食，攻其热必哕。所以然者，胃中虚冷故也。然则此证不经误治，原宜四逆、理中，予故谓用小半夏汤，为误治成哕言之也。

小柴胡汤证治

【方证】诸黄，肿痛而呕者，宜柴胡汤。

【发微】黄疸之病，始于湿，中于水，成于燥。予读《杂病论》至"痛而呕者，宜柴胡汤"，恍然于胆火之为病也。夫湿胜则腹满，水胜则小便不利，燥胜则胃热上攻而心中热疼，或上熏于肺而鼻燥，或食入胃热上浮而头眩，原其所以病黄疸之由，则由胃底原有之胆汁，不能容水与湿，水湿混入于胃，胆汁出而相抗，乃随水湿溢出皮毛、手足、头目而成黄色。腹为足太阴部分，胆邪乘脾，乃病腹痛。《伤寒·太阳篇》云：脉弦紧者，腹中剧痛，先与小建中汤。不差，与小柴胡汤。此即胆邪乘脾之治也。呕固少阳本病，此可证柴胡汤统治诸黄之旨矣。

小建中汤证治

【方证】男子黄，小便自利，当与虚劳小建中汤。

【发微】此亦肝胆乘脾之方治也。首篇云：知肝传脾，必先实脾。男子黄，小便自利，则脾脏之湿欲去，而本脏先虚。脾虚而胆邪乘之，必有前条腹痛而呕之变，用甘味之小建中汤，此正因脾脏之虚，而先行实脾。历来注家，不知仲师立方之意，专为胃底胆汁发燥，内乘脾脏而设，故所言多如梦呓也。

（十五）惊悸吐衄下血胸满瘀血病脉证治

桂枝去芍药加蜀漆牡蛎龙骨救逆汤证治

【方证】 火邪者，桂枝去芍药加蜀漆牡蛎龙骨救逆汤主之。桂枝去芍药加蜀漆牡蛎龙骨救逆汤方：桂枝三两（去皮），甘草二两（炙），龙骨四两，牡蛎五两，生姜三两，大枣十二枚，蜀漆三两（洗去腥）。

【发微】 此条大旨，与火劫发汗同。火劫发汗，或为惊狂，或圊血吐血，要以惊狂为最剧，故《伤寒·太阳篇》于火劫亡阳一证，出救逆汤方治，方用龙、牡以收上浮之阳，加蜀漆以去痰。按：火邪之为病，因火熏灼毛孔，汗液外泄，卫气太强，肌肉之营气不与卫和，故用桂枝、姜、枣，扶脾阳外达，使与在表之卫气融洽，一片外浮之阳气乃与里气相接，所以去芍药者，不欲过泄其营气故也。

半夏麻黄丸证治

【方证】 心下悸者，半夏麻黄丸主之。半夏麻黄丸方：半夏、麻黄各等份。

【发微】 太阳寒水内陷，水气凌心，则心下悸。此非可漫以镇心之治治也。皮毛不开，则水气之在表者不去。浊阴失降，则水气之在里者不除。半夏麻黄丸，用生半夏以去水，生麻黄以发汗，不治悸而悸当自定。所以用丸者，欲其缓以攻之。盖因水气日久，化为黏滞之湿痰，非如暴感之证，水气尚清，易于达毛孔而为汗也。

柏叶汤证治

【方证】 吐血不止者，柏叶汤主之。柏叶汤方：柏叶、干姜各三两，艾三把。

【发微】 吐血无止法，强止之则积为瘀血，而病变不测。尝见四明某患吐血，西医用止血针止之，遂至瘀结大肠，大便不通，后用猪胆汁导下其燥粪，投之水中，化为血色。又有用鲜生地、地骨皮止之者，其人腹中常痛。故虽吐而不止，断无强止之理。柏叶汤方治，用苦涩微寒清血分之侧柏叶，以除肺脏之热。又恐其血之凝滞也，用温脾之干姜以和之，更用逐寒湿理气血之艾叶以调之。惟马通汁不易制，陈修园谓：无马通汁，可用童便代之，引上逆之血而导之下行，则不止血而血自止矣。

黄土汤证治

【方证】下血，先便后血，此远血也，黄土汤主之。黄土汤方（亦主吐衄）：甘草、干地黄、白术、附子（炮）各三两，阿胶三两，黄芩三两，灶中黄土半斤。

【发微】脾寒不能统血，则下陷而便血。尤在泾谓：脾去肛门远，故曰远血是也。黄土汤方治，温凉并进，以血之下泄，久久必生燥热也，故用地黄、黄芩、阿胶以润而清之。以脾脏之虚寒下陷也，故用甘草、白术以补虚，炮附子以散寒，更用灶中黄土以去湿，而其血当止。

【治验】

辛未八月，曾治强姓饭作同事下利证，所下之血如水，昼夜不食，几死矣。方用灶中黄土四两，炮附子五钱，干姜四钱，五剂后，利止能食，盖即黄土汤之意也。

——《金匮发微·惊悸吐衄下血胸满瘀血病脉证第十六》

泻心汤证治

【方证】心气不足，吐血衄血，泻心汤主之。泻心汤方：大黄二两，黄连、黄芩各一两。

【发微】太阳标阳下陷，则心气以下不足而虚，气结成痞，与阳明燥气相合，则大便不行。燥气上迫于心，则心气愈形不足。燥热上冲于脑，则病衄血。大肠燥热挟血海之血，上出于口，则病吐血。方用芩、连、大黄引热下泄，则心脏以不受熏灼而自舒矣。尝见同乡韩筠谷治红木作吐血证用此方，一下而吐血立止，盖亦釜底抽薪之旨也。

赤豆当归散证治

【方证】下血，先血后便，此近血也，赤豆当归散主之。

【发微】先血后便，此即西医所谓肠出血之证也。按：本书《百合狐惑篇》"病者脉数"节，实为"肠痈证，欲知有脓"节脱文。而赤小豆当归散，要为肠痈正治，语详本条下，兹不赘述。赤小豆以去湿，当归以和血，欲使脓去而新血不伤也。由此观之，本条之近血证情，必与肠痈为近，故方治同也。

（十六）呕吐哕下利病脉证治

吴茱萸汤证治

【方证】呕而胸满者，吴茱萸汤主之。吴茱萸汤方：吴茱萸一升，人参三两，生姜六两，大枣十二枚。

【发微】胃浊不降，脾阳不升，则气机否塞。呕而胸满者，脾虚生湿，中气寒而胃浊上泛也。盖脾脏吸收小肠津液上出胸中，胸中阳气充足，则清者散为汗液，膏者上达心肺二脏，化而为血（西医谓之淋巴干）。胸中阳气不足，则津液停蓄，悉化为湿。胸中为宗气所居，气为湿阻，至不得噫嗳，则胀满欲死。此其所以呕而胸满也。湿痰在胸，胆胃郁而不舒，则激而上泛，此其所以呕而胸满也。吴茱萸汤，吴茱萸以降逆散寒，人参、姜、枣以和胃扶脾，但使膈间阳气渐舒，咽中时得噫嗳，或呵欠，或吐出痰涎，则胸满去而呕逆亦止。盖仲师虽言呕而胸满，其实由胸满而呕也。

【方证】干呕，吐涎沫，头痛者，吴茱萸汤主之。

【发微】脾虚则生湿，胃寒则易泛，胃中无宿食，则为干呕。胃中馋涎与胃底胆汁化合，并能助消化之力。胆汁太多，热乃上泛而吐苦水。馋涎太多，寒乃上泛而吐涎沫。干呕不已，胃中浊气上冲，因病头痛。故仲师但用吴茱萸汤，与上节"呕而胸满"同法，但使浊阴下降，头即不痛，此亦不治之治也（此条见《伤寒论·厥阴篇》）。

半夏泻心汤证治

【方证】呕而肠鸣，心下痞者，半夏泻心汤主之。半夏泻心汤方：半夏半升（洗），黄芩、干姜、人参、甘草（炙）各三两，黄连一两，大枣十二枚。

【发微】上膈寒湿，下陷于胃，胃底胆汁不能相容，则病呕逆，此属寒，宜用吴茱萸者也。胃中浊热合胆火上奔，则亦病呕逆，此属热，宜用黄连者也。二证寒热不同，故降逆之药品亦因之而异（近人不辨寒热，合萸、连用之，模棱之见耳）。此节证象为呕而肠鸣，为心下痞，郁热在上，寒水在下，与伤寒，胸中有热，胃中有邪，腹中痛，欲呕吐之黄连汤证略同。故半夏泻心汤方治，所用半夏、干姜、甘草、人参、黄连、大枣皆与黄连汤同。惟彼以寒郁太阴而腹痛，用桂枝以达郁。此为气痞在心下，热邪伤及肺阴，兼用黄芩以清水之上源，为不同耳。又按:《伤寒·太阳篇》云：但满而不痛者，此为痞，柴胡汤不中与之，宜半夏泻心汤。知此方原为治痞主方，所以不与腹中雷鸣下利之证同用生姜泻心汤者，亦以水气不甚，不用生姜以散寒也。

黄芩加半夏生姜汤证治

【方证】干呕而利者，黄芩加半夏生姜汤主之。黄芩加半夏生姜汤方：黄芩、生姜各三两，甘草二两，芍药一两，半夏半升，大枣十二枚。

【发微】太阳寒水内薄，胃底胆汁不能相容，则为干呕。寒水太多，脾不能胜，协标热下趋，即为自利。二者均为脾胃不和，方用黄芩汤以治协热利。其功用在清胆火而兼能扶脾，合小半夏汤以止呕，其功用不惟降胃逆，而并能去水。此二方合用之大旨也（方及证治，并见《伤寒论·太阳篇》）。

小半夏汤证治

【方证】诸呕吐，谷不得下者，小半夏汤主之。

【发微】呕吐而不能食，为胃中虚寒，是宜吴茱萸汤者也。仲师乃曰：诸呕吐，谷不得下者，小半夏汤主之。然予尝如法用之，往往失效。岂仲师之误耶？是不然，古人用半夏多用生者，但洗去泥耳。近来药肆所用，先以水浸七日，去膏液而留渣滓，去水之本性全失，再用生姜汁拌炒半熟，欲其立止呕吐，岂可得哉？按呕吐一证，心下水气不甚，胃中虚寒者，则宜吴茱萸汤。水气太甚，时时泛滥而呕吐清水者，则宜生半夏生姜汤，仲师所谓纳半夏以去其水也。

猪苓散证治

【方证】呕吐而病在膈上，后思水者解，急与之。思水者，猪苓散主之。猪苓散方：猪苓、茯苓、白术各等份。

【发微】水气在心下则甚，在膈上则微。呕吐而病在膈上，则倾吐易尽。设渴而思饮，则水气已尽，其病当解，急与水以滋其燥，而此外更无余病。《伤寒论》所谓少少与之愈。若水气在心下而呕吐思水者，则当通下焦。特于五苓散中去桂枝、泽泻以利小便，使下焦通而在上之水气，得以下行，上承之津液，乃不为所阻，而渴饮自止矣。此亦《伤寒·太阳篇》渴者宜五苓散之意也。

四逆汤证治

【方证】呕而脉弱，小便复利，身有微热。见厥者，难治。四逆汤主之。四逆汤方：附子一枚（生用），干姜一两半，甘草二两（炙）。

【发微】呕而脉弱，水胜而血负也。惟其水胜，则下焦必寒，故小便复利（按：此证，小便必色白不黄）。浮阳外出，而中无实热，故身热微。手足见厥者，中阳虚而不达四肢也。此证纯阴无阳，自半夏泻心汤以下诸方，俱不合用，故曰难治。难治非不治也，盖舍四逆汤大温中下之剂，病必不愈。观方后所列强人可大附子一枚，干姜三两，可以识难治之旨矣。

小柴胡汤证治

【方证】呕而发热者，小柴胡汤主之。小柴胡汤方：柴胡半斤，半夏半升，黄芩、人参、甘草、生姜各三两，大枣十二枚。

【发微】凡疟病多呕，其脉必弦。所以多呕者，胆胃之气上逆也。故疟病用小柴胡汤，往往取效。然则呕而发热者，仲师虽不言脉，窃意脉亦见弦，故亦宜小柴胡汤。柴胡以发汗，黄芩以清胆，参、草、姜、枣以和胃。汗出而外解，则表热不吸引胆火，中气不至上逆，而无呕吐之弊。此呕而发热，所以与疟同法也。

大半夏汤证治

【方证】胃反，呕吐者，大半夏汤主之。大半夏汤方：半夏二升，人参三两，白蜜一升。

【发微】反胃之证，大便如羊矢，艰涩而不下，不类阳明燥矢，可用大承气汤以下之。况水气太甚，渗入于胃，胃底胆汁不受，因而呕吐。呕吐伤及胃阴，时时上泛，胃因不和，水气所以不降者，又因大肠干涸之故。故大半夏汤方治，生半夏以去水，人参以益胃汁，白蜜以润肠，使渣滓下通，水乃得降，而胃反之病愈矣。按：世俗相传朝食暮吐、暮食朝吐方治，为熟地二两，山萸肉三两，牡桂一钱。又有脾胃虚弱食不消化方，为秫米粉作汤圆子，每服煮食七粒，加醋吞服。一重用山萸肉，一用醋，皆能令干涸之粪发酵易化，附存之。

【治验】

癸酉闰五月十四日，裴德炎妻病此，予用姜半夏四钱，潞熏参一两，白蜜四两。三剂即便通，能食，呕止。

——《金匮发微·呕吐哕下利病脉证治第十七》

大黄甘草汤证治

【方证】食已即吐者，大黄甘草汤主之。大黄甘草汤方：大黄二两，甘草一两。

【发微】食已即吐，所吐者为谷食，非饮水即吐之比。胃底胆汁，不能合胰液而消谷，反逆行而冲激于上，故食已即吐。但吐之太暴，虽由胆火上逆，要亦因大肠之壅塞，故方用甘草以和胃，大黄以通肠，肠胃通而胆火降，谷食乃得以顺受焉，此大黄甘草汤之旨也。

茯苓泽泻汤证治

【方证】胃反，吐而渴欲饮水者，茯苓泽泻汤主之。茯苓泽泻汤方：茯苓半斤，泽泻四两，甘草、桂枝各二两，白术三两，生姜四两。

【发微】此证与病在膈上节略同，方治以利水为主，亦与思水之猪苓散相似。茯苓泽泻方治，于五苓中去猪苓以泄水，可知渴欲饮水，为水气阻于心下，津液不能上达喉舌，而初非真渴，所以加生姜、甘草者，亦以水邪出于胃之上口，辛甘发散以调之也。所以后纳泽泻者，亦以其气味俱薄，不任多煎也。

文蛤汤证治

【方证】吐后，渴欲得水而贪饮者，文蛤汤主之，兼主微风，脉紧，头痛。文蛤汤方：麻黄三两，杏仁五十枚，大枣十二枚，甘草、石膏、文蛤各五两，生姜三两。

【发微】吐后渴欲得水而贪饮，似与前证吐而渴欲饮水者无别。何以前证用茯苓泽泻汤，此证独宜文蛤汤，此不可以不辨也。盖吐而渴欲饮水，为随吐随渴，随饮随吐，水气溜胃之上口而里无热之证。吐后渴欲得水而贪饮，为吐后之渴，水气出上膈而里有热之证。惟其无里热，故但疏阳气通小便，使水热自下焦泄之。惟其有里热，故上发汗而下泄热，使水气从上下二焦分泄之，夫各有所当也。

半夏干姜散证治

【方证】干呕吐逆，吐涎沫，半夏干姜散主之。半夏干姜散方：半夏、干姜各等份。

【发微】始而干呕，继而吐逆，是水气从胃之上口渗入，胃不纳而上泛之证也。加之以吐涎沫，心下必有微饮。其所以异于头痛一证者，彼但为胃中浊气上泛，初无水气，故但用吴茱萸汤以降逆。此证吐逆，为膈上有水气，为胃中有寒，故用半夏干姜散以降逆而温中。徐忠可反以头痛者为重，此证为轻，殆不然也。

生姜半夏汤证治

【方证】病人胸中似喘不喘，似呕不呕，似哕不哕，彻心中愦愦无奈者，生姜半夏汤主之。生姜半夏汤方：半夏半升，生姜汁一升。

【发微】胸中为上焦升发水液之区，西医谓之淋巴干。气与水由细管中散出，胸中之气乃得舒畅，否则乳糜顿滞，即化为湿痰，阻其上出之气，肺气欲纳而不能受，胃气欲抗而不能伸，于是似喘不喘，似呕不呕，似哕不哕。肺气不达，胃气不通，上不得为噫嗳，下不能转矢气，以致彻心中愦愦无奈。究其所以致此者，为其湿痰阻塞膈上，阳气被遏而不宣也。方用生姜汁以宣阳气郁，用生半夏以祛水气之停，但使阳气通于上，湿痰降于下，胸中气机，乃通达无所窒碍，而诸恙自愈矣。

橘皮汤证治

【方证】干呕，哕，若手足厥者，橘皮汤主之。橘皮汤方：橘皮四两，生姜半斤。

【发微】干呕及呃，皆出于胃气不和，但病之来源不同，故治法亦异。胃主四肢，胃气阻塞不能旁达四肢，故手足厥。要其所以致此者，不可以不辨也。水胜血寒，阳气不达四肢者，手足必厥，但必有兼证，或为吐利交作，或为下利，其脉必细弱无力，此宜四逆、理中者也。或湿痰与宿食交阻中脘，阳气不达于四肢，则手足亦厥。其人或咳或悸，或小便不利，或腹中痛而泄利下重，此宜四逆散者也。若但见干呕呃之证，其脉必不微细，亦必无泄利下重之变。胃中阳气所以不达四肢者，要不过气机阻塞耳，故但用生姜以散上膈之郁，橘皮以发胃气之闭，温服一升，而下咽即愈矣。

橘皮竹茹汤证治

【方证】哕逆者，橘皮竹茹汤主之。橘皮竹茹汤方：橘皮二斤，竹茹二升，大枣三十枚，生姜半斤，甘草五两，人参三两。

【发微】哕有寒热之别，"哕而腹满"条及前条，已详言之矣。若但哕逆而别无兼证，在上无干呕手足厥之变，在下无腹满之变，则但为中气之虚，而微见胆火上逆。中气虚则阳气不能外散，而阻于膈上，兼之胆火内郁，于是吸入之清气与之相触，遂病呃逆。方以橘皮竹茹为名者，橘皮以疏膈上停阻之气，竹茹以疏久郁之胆火，而呃逆可止矣。然呃逆之由，起于上膈不散之气，胆火之上冲，亦为此不散之气所郁，而气之所以不得外散者，实因中气之虚，故知此方橘皮、竹茹为治标，大枣、生姜、甘草、人参为治本。不然，但用橘皮竹茹亦足治呃矣，既愈之后，能保其不复哕耶？

四逆汤、麻黄汤证治

【方证】下利后，腹胀满，身体疼痛者，先温其里，乃攻其表。温里宜四逆汤，攻表宜麻黄汤。

【发微】下利而腹胀满，为太阴寒湿内据，前于不可攻表条下，已详言之。身体疼痛，则由太阳寒水为表寒所郁，不能化汗液而出皮毛。先温其里，后救其表，此为伤寒通例。温里固宜四逆，救表实用麻黄，《伤寒论》中太阳、厥阴二条，与本条并桂枝，不可盲从。

大承气汤证治

【方证】下利，三部脉皆平，按之心下坚者，急下之，宜大承气汤。

【发微】今之论治者，遇脉证不符之证，或从证不从脉，或从脉不从证，此意实本仲师。即如本节"下利，三部脉皆平"，而无滑大坚实之象，但不在急下之例。然按之而心下坚，心下当胃之上口。今按之而坚，胃中必有宿食梗塞，致上下之气不通。设在上之梗塞一日不去，则下利一日不止，此其所以法在急下，而不当从脉者也。

【方证】下利，脉迟而滑者，实也。利未欲止，急下之，宜大承气汤。

【发微】下利脉迟，为寒湿在里，血分不敌水分之证。盖胃为生血之源，胃所以能生血者，实关于胃底消食之胆汁。胆火盛而纳谷多，则富其生血之源而脉数。胆火虚而纳谷少，生血之源不足，故脉迟。按：《伤寒·阳明篇》云：脉迟，食难用饱，饱则微烦，头眩，必小便难，此欲作谷疸。虽下之，腹满如故。所以然者，脉迟故也。此寒湿阻于太阴，不当攻下之明证也。又云：阳明病，脉迟，虽汗出不恶寒，其身必重，短气，腹满而喘，有潮热者，此外已解，可攻里也。若汗多微发热恶寒者，外未解也。其热不潮，未可与承气汤。此太阴、阳明同病，湿留肌腠，表气不达，不当攻下之明证也。若脉迟而兼滑，则为内实。《阳明篇》又云：谵语，发潮热，脉滑而疾者，小承气汤主之。此即脉滑当下之例。盖病者内脏有所停蓄，则其脉滑，是故上膈有湿痰者滑，妇人妊娠者滑，肠胃宿食不去则亦滑。

【方证】下利，脉反滑者，当有所去，下乃愈，宜大承气汤。

【发微】下利之脉多沉迟，为其寒湿下陷也。若沉迟之脉，转为滑疾，则阴脉转阳，其病必腹痛拒按。"反"之言"转"也，谓脉之本不如是也，病固有前一日甫用附子理中汤，后一日即当用大承气汤者。

【**方证**】下利已瘥，至其年月日时复发者，以病不尽故也。当下之，宜大承气汤。

【**发微**】血热盛壮之人，遇天气酷蒸，往往以多汗而胃中化燥，始则大便不行，继则口燥饮冷。夏令伏阴之体，饮冷太暴，或且转为下利。究之利者自利，胃中燥实，依然不去，故仍宜用大承气汤以下之。

【**治验**】

案例 1

予子湘人，辛未六月在红十字会，治一山东人亲见之。一剂后不再来诊，盖已瘥矣。壬申六月，复见此人来诊，诊其脉，洪大而滑疾，已疏大承气汤方治矣。其人曰：去岁之病，承先生用大黄而愈。湘人告以亦用大黄，其人欣然持方去，不复来，盖又瘥矣。

——《金匮发微·呕吐哕下利病脉证治第十七》

案例 2

又江阴街烟纸店主严姓男子，每年七月上旬，大便闭而腹痛，予每用调胃承气汤，无不应手奏效。殆亦血热太高，暑汗经其排泄，胃中易于化燥，可见此证不忌冷饮，则湿流太阴部分而兼下利，不敢饮冷，则但病大实满痛，要之为承气汤证。若仲师所云：下利已瘥，至其年月日复发为病不尽。世岂有病根不拔，能安然眠食，待来岁今日而复发者乎？故知"病不尽"为仲师失辞，不可为训。

——《金匮发微·呕吐哕下利病脉证治第十七》

案例 3

予昔年治江阴街肉店范姓男子亲见之。盖湿以下利而日消，寒以温药而顿尽，胃中宿食，不能与之俱去，故前此之缓痛喜按者，一变而为急痛拒按，则舍大承气汤外，岂复有愈疾之方治乎。

——《金匮发微·呕吐哕下利病脉证治第十七》

小承气汤证治

【**方证**】下利，谵语者，有燥屎也，小承气汤主之。小承气汤方：大黄四两，枳实三枚，厚朴三两（炙）。

【**发微**】大便燥结之证，当有谵语，为肠胃浊热上蒙脑气，心神为之恍惚也。若夫下利一证，正复不当谵语，仲师主以小承气汤，而决其有燥屎。

桃花汤证治

【**方证**】下利，便脓血者，桃花汤主之。桃花汤方：赤石脂一斤（一半全用，一半研末），干姜二两，粳米一升。

【**发微**】下利便脓血，为少阴寒湿沉浸，血络腐败之证。……水分多于血分，不及注肾、膀为溺，乃溢入回肠而下利。水寒血凝，若冻家然，冻家既溃，即有脓血。下利便脓血者，正复如是，非温化其寒而填止其湿，不惟下利不止，脓血又将加剧，此固寒水凝瘀血络，积久溃败之证，非寒郁转为湿热，然后动血也。盖寒湿下注为第一病因，故桃花汤方治，以止涩之赤石脂为君。由寒湿浸灌，致内脏血络腐败为第二病因，故干姜次之。由下利而脾精耗损，为第三病因，故粳米又次之。假令当小便不利腹痛之时，早用四逆、理中，或不至下利而便脓血也。

白头翁汤证治

【**方证**】热利下重者，白头翁汤主之。白头翁汤方：白头翁二两，黄连、黄柏、秦皮各三两。

【**发微**】热利之别于寒利者，热利之证，臭秽逼人，往往不可向迩，而寒证无之。热利之证，身热而气粗，面垢而色浮，而寒证无之。热利有滑大动数之脉，而寒证无之。兼此数者，乃能如航海南针，不迷所向。究其所以下重者，则以湿热并居，阻塞气分，秽物不得宣泄也。白头翁汤方治，用白头翁、秦皮，以清凉破血分之热，黄连、黄柏以苦燥而兼凉性者，除下焦之湿，于是湿热并去，气无所阻而利自止矣。所以不用气分药者，湿热去而气自通也。若后人所用香连丸，即治此证，而识解已落后一层矣。

栀子豉汤证治

【方证】下利后更烦，按之心下濡者，为虚烦也，栀子豉汤主之。栀子豉汤方：栀子十四枚（擘），香豉四合（绵裹）。

【发微】心下当胃之上口，胃中燥热则熏灼心下而烦。固自有阳明燥证，虽经下后，心中懊侬而烦者，则下利后之更烦，安知非胃中有燥屎，宜大承气汤之证。但有燥屎者，心下必硬，今按之而濡，可见烦为虚烦。盖下利后津液消耗，阴不抱阳，由是在表则浮阳不收，在里则余热不去，郁结而生虚烦，甚有反复颠倒胸中窒塞及心中热痛者。然究为病后余邪，故但用豆豉以发表汗，生山栀以降里热，而虚烦可解。所谓在表者散而去之，在高者引而下之也。

通脉四逆汤证治

【方证】下利清谷，里寒外热，脉微欲绝，汗出而厥，通脉四逆汤主之。通脉四逆汤方：附子一枚（生用），干姜三两（强人可四两），甘草二两（炙）。

【发微】下利清谷，为完谷不化，胃中阳气消亡之证也。胃底消食之胆汁，日见薄弱，不能消人胃之水饮，乃挟未化之谷食直下小肠、大肠，是为里寒。寒据中宫，逼真阳外浮，是病外热。外热则汗出，里寒则手足厥逆，以病情论，里寒为真，外热为假。"里寒外热"下，原脱"脉微欲绝"四字，说详《伤寒发微》中。盖阳亡于外而脉微欲绝，故方治为通脉四逆汤，用生附子一枚以强心房，而脉之伏者起，以心主脉故也。干姜四两、炙甘草三两以助脾阳，而手足之厥逆者温，以脾主四肢故也。里寒外热，真阳外浮，外内不通，故加葱九茎以通之。寒凝血瘀，腹中必痛，故加芍药以疏之。此仲师用通脉四逆之旨也。

紫参汤证治

【**方证**】下利，肺痛，紫参汤主之。紫参汤方：紫参半斤，甘草三两。

【**发微**】下利一证，未闻有肺痛者，且肺痛当是何病，所痛之处，究系何部分，究竟是寒是热，历来注家绝无分晓，此所当研核者也。……盖少阳之火，下注则为泄利，上注于肺则为咳，燥火上迫，肺有所壅，乃至咳而肺痛，则此证为热而非寒也。然则痛在何部分？曰：其痛当在胸中。予尝见病肺痛之人，胸中当隐隐作痛，此即痛在胸中之明证。考本书肺痛方治为桔梗甘草汤，盖桔梗以泄壅，甘草以除毒，而肺痛可止。陈修园疑紫参为桔梗之误，理或然也。

诃黎勒散证治

【**方证**】气利，诃黎勒散主之。诃黎勒散方：诃黎勒十枚（煨）。

【**发微**】说解详"上下利气者"节，兹不赘。诃黎勒今名诃子，味涩而苦，煨不透则研不细，入咽梗塞，前于同乡陶姓亲验之。

（十七）疮痈肠痈浸淫病脉证治

大黄牡丹汤证治

【**方证**】肠痈之为病，其身甲错，腹皮急，如肿状，按之濡（此下与后条错简，今校正）。时时发热，热汗出，反恶寒，其脉迟紧者，脓未成，可下之，大黄牡丹汤主之。脉洪数者，脓已成，不可下也。大黄牡丹汤方：大黄四两，牡丹一两，桃仁五十个，冬瓜仁半升，芒硝三合。

【**发微**】肠痈一证，由于血凝气滞，阴络内阻，营气干涩，不能外润肤表，则肌肤为之甲错。甲错者，血枯之象也。在里之气血不通，乃成内痈。此证始以水寒而血凝，继以血凝而腐烂，若冻瘃然，日久化热，即成溃疡矣。血阻于内，气膨于外，故腹皮之急如鼓。但有气而无水，故按之濡。时发热自汗出复恶寒者，肺与大肠为表里。皮毛为肺所主，肠内病痈，邪热外薄皮毛，故时发热。热胜而皮毛开，故自汗。汗后毛孔不闭，风乘其虚，故复恶寒。脉迟而紧则里热未盛，毒血尚凝聚未散，不难一下而尽，所谓曲突徙薪也。以其大肠壅阻也，用大黄、芒硝以通之。以其身甲错，知其内有干血也，用桃仁、丹皮以攻之。以发热自汗复恶寒，知大肠移热于肺，肺主之皮毛，张于标热而不收也，用泻肺除热之冬瓜仁以清之，此大黄牡丹汤之义也。若夫里热既盛，脓成血溃，至于两脉洪数，则非一下所能尽。仲师不曰脓已成，赤豆当归散主之乎（方见《百合狐惑篇》中）。究其所以不可下者，譬之流寇，溃散则难为攻，不如方聚之易为歼也。

【治验】

案例1

尝记癸丑十一月，若华之母病此。腰腹俱肿，有时发热自汗，有时不甚发热，痛不可忍，按之稍定。于冬至前二日，用大黄五钱，丹皮一两，桃仁五十粒，冬瓜子八十粒，芒硝三钱，服后腹中大痛，午后下血半净桶，而腹平痛止，不啻平人矣。

——《金匮发微·疮痈肠痈浸淫病脉证治第十八》

案例2

强鸿培嗣子福全病此，既就宝隆医院矣。西医指为盲肠炎，并言三日后大开刀，福全不解，私问看护，以破腹告，福全惧，弃其衣物而遁。翌日，抵于小西门寓所，以腹中剧痛求诊。按其脉紧而数，发热有汗，但不恶寒，予即疏方与之。明日复诊，盖下经三次而痛止矣。

——《金匮发微·疮痈肠痈浸淫病脉证治第十八》

案例3

癸酉年，治陆姓少女腹右旁痛，痛经四月，身体瘦弱，西医不敢开刀，由同乡高长佑推荐，予以此方减轻授之，当夕下泥黑粪，痛未止，稍稍加重，遂大下黑粪，如河泥，其痛乃定。调理一月，方能出险，盖亦危矣。

——《金匮发微·疮痈肠痈浸淫病脉证治第十八》

案例4

史惠甫（住上海城内方浜路七七五号三楼）：史惠甫君前以病来诊，曰我时患腹痛，药则少瘥，隔日辄发，医者以为疝气，常用理气之剂云云。余细诊之，乃肠痈也，即西医所称盲肠炎、腹膜炎之类是。当用药攻之，稍瘥，数日又发，案及处方如下：腹痛偏右，瘥而复发，便燥结，拟大黄牡丹汤。生川军（钱半），元明粉（三钱，冲），桃仁（二钱），丹皮（二钱），败酱草（三钱），生苡仁（四钱），熟附块（一钱），枳实炭（二钱），大白芍（二钱），佛手（钱半）。

此四月十八日方也，服三剂，所下甚多，腹痛大减。至二十五日，仅觉患处隐隐作痛矣，易医治之，与以疏泄厥气之剂，方为：软柴胡（钱半），枳实炭（二钱），大白芍（二钱），青陈皮（各钱半），云苓（三钱），香附（二钱），金铃子（三钱），炙乳没（各八分），小茴香（八分），炙枸橘（三钱），青橘叶（钱半），路路通（三钱）。

服后一日，病无进退。二日，腹胀转剧，又来请诊。察之，向之腹偏右胀痛者，今则满腹左右皆胀矣。按之不甚有反抗力，经文中"腹皮急，按之濡"六字，确是形容尽致，不能更易。病者戚颜相告曰：将如之何？余曰：无虑，前方尚可用。乃书曰：肠痈旋瘥旋发，刻诊小腹四围作胀，按之濡，隐隐痛，大便不爽，再拟原法。生川军（三钱），粉丹皮（三钱），冬瓜子（四钱），芒硝（三钱冲），桃仁（三钱），败酱草（三钱），熟附块（钱半），大白芍（四钱），焦楂炭（三钱），细青皮（钱半）。

此方午刻服下，下午无动静，至夜半方欲便，下秽物甚多。次日又来诊，曰：下后腹中略舒矣。余视之，病虽减其一二，殊不了了。曰：昨方虽合，尚嫌轻也。史君曰：然则如之何？曰：当请吾师用重方，君有胆量服之否？曰：愿听命。乃谒师，作初诊。

初诊：肠痈屡经攻下，病根未拔。昨由姜君用大黄牡丹汤，腹胀略减。

以证情论，仍宜攻下，仍用原法加减。生川军（五钱，后入），冬瓜仁（一两），桃仁（八十粒），粉丹皮（一两），当归（五钱），芒硝（三钱，冲），杜赤豆（四两，煎汤浓后，入前药）。

二诊：昨用大黄牡丹汤，加当归、赤豆。所下黏腻赤色之物，非脓非血。此种恶浊久留肠中，必化为黑色之河泥状。服汤后，肠中有水下行，作辘辘声。盖此证肠中必有阻塞不通之处，故谓之痈。痈者，壅也。然则不开其壅，宁有济乎？病根未拔，仍宜前法减轻。生川军（三钱），丹皮（五钱），桃仁（五十粒），当归（五钱），冬瓜仁（一两），赤芍（五钱），芒硝（二钱，冲），败酱草（五钱），杜赤豆（四两，煎汤后，入前药）。

三诊：两进加味大黄牡丹汤，肠中宿垢渐稀。惟脐右斜下近少腹处，按之尚痛，则病根尚未尽去也。仍用前法，减硝黄以和之。粉丹皮（一两），冬瓜子（一两），生苡仁（一两），桃仁泥（五钱），败酱草（五钱），京赤芍（六钱），生甘草（二钱），当归（五钱），桔梗（三钱），杜赤豆（四两，煎汤代水）。

四诊：肠痈近已就痊，惟每日晨起大便，患处尚觉胀满，恐系凤根未除。然下经多次，血分大亏，时时头晕，脉大，虚象也。当以补正主治，佐以利下焦水道。大川芎（一两），全当归（五钱），大熟地（四钱），春砂仁（一钱），赤白芍（各三钱），猪苓（三钱），明天麻（四钱），陈皮（三钱），泽泻（二钱），生白术（五钱），冬葵子（五钱）。

——《经方实验录·下卷》

案例 5

陆左，初诊：痛在脐右斜下一寸，西医所谓盲肠炎也，脉大而实，当下之，用仲景法。生军（五钱），芒硝（三钱），桃仁（五钱），冬瓜仁（一两），丹皮（一两）。

二诊：痛已略缓，右足拘急，不得屈伸，伸则牵腹中痛，宜芍药甘草汤。赤白芍（各五钱），生甘草（三钱），炙乳没（各三钱）。

三诊：右足已伸，腹中剧痛如故。仍宜大黄牡丹汤以下之。生川军（一两），芒硝（七钱，冲），桃仁（五钱），冬瓜仁（一两），丹皮（一两）。

拙巢注：愈。

曹颖甫曰：肠痈一证，舍大黄牡丹汤以外，别无良法。《千金》肠痈汤虽与此方大略相似，而配合犹未尽善。但有时药虽对病，而治愈正未可必。尝治庄翔生次妻张氏，屡用本汤攻下，而腰间忽起流火，以至于死。考其原因，实由平日有鸦片瘾，戒烟后，不复吸烟，常用烧酒浸鸦片灰吞之，以至肠燥成痈。下后，鸦片灰毒内发，遂发流火，以至由肿而烂，终于不救，要不得归咎于方治之猛峻也。

——《经方实验录·下卷》

案例 6

周小姐（住小西门），复发初诊：大便不甚畅行，自以他药下之，痛而不行，仲师所谓非其治也。今拟用承气汤加桃仁主之。生川军（三钱，后入），枳实（四钱），川朴（二钱），桃仁（四钱），芒硝（二钱，冲）。

二诊：昨经下后，旧时患处按之尚痛，脉弦而数，用《千金》肠痈汤以和之。粉丹皮（三钱），丹参（三钱），白芍（三钱），生地黄（五钱），生甘草（一钱），败酱草（三钱），茯苓（三钱），生苡仁（八钱），大麦冬（五钱），桔梗（一钱），柏子仁（一两），佛手（二钱），生姜（三片）。

周女士服此二剂，大觉舒适，夜寐竟安。闻师将返江阴度岁，重来乞调理长方，余乃知之稔。

——《经方实验录·下卷》

薏苡附子败酱散证治

【方证】肿痛者，少腹肿痞，按之即痛，如淋，小便自调，腹无积聚，身无热，脉数，此为内有痈脓，薏苡附子败酱散主之。薏苡附子败酱散方：

薏苡仁十分，附子二分，败酱五分。

【发微】肿见于外，谓之肿痈，不类病在大肠，气膨腹皮，但见肿状也。按：此节所列病状，曰少腹肿痞，按之即痛，如淋，小便自调。显系少腹疽。《伤寒·太阳篇》：少腹硬满，小便自利者，下血乃愈。又云：少腹硬，小便不利者，为无血也。小便自利，其人如狂者，血证谛也。此可见病在血分者，水分必无阻碍，今少腹肿痞，按之即痛如淋，小便自调，与少腹硬而小便自利，有何差别。病当在胞中血海，岂得更谓之肠痈。且以证情论，"小便自调"下，当与上节"腹无积聚"连属，为薏苡附子败酱散证。观于方治后"小便当下"字，但可决为少腹肿痞证方治，断非其身甲错之方治矣。肿痞在少腹，上不及脐，故知腹无积聚，病根即在少腹。不似标阳内陷，故身无热，但据少腹肿痞按之即痛，如淋之病状，加之以脉数，便可知血已成脓。然则肠内有痈脓，实为内有痈脓之误。要知证虽化热，病原实起于肾寒，血海遇寒而凝，凝则痛，久而化热，血之凝者腐矣。故方治十倍利湿开壅之薏苡，而破血热排脓之败酱草半之，略用生附子以解凝而止痛，数不及败酱之半，然后少腹之脓，乃得从小便中出。予直决其为少腹疽。王鸿绪以为患在少腹之内为小肠疽，陈修园又以为小肠痈，俱谬误。不然，少腹承下焦水道，由肾脏出与小肠之下自接大肠者，何尝有丝毫干涉耶。

王不留行散证治

【方证】病金疮，王不留行散主之。王不留行散方：王不留行、蒴藋细叶十分（七月七日采），桑东南根白皮十分（三月三日采），甘草十八分，黄芩二分，川椒三分，厚朴二分，干姜二分，芍药二分。

【发微】此方有桑皮之润，厚朴之燥，黄芩之寒，椒姜之热。大致金创流血，创口干燥增痛，故宜润。血去既多，湿寒停阻脾阳，故宜燥。血虚则生内热，故宜凉。血分热度以亡血而低，中阳失运，故宜温，而终以通利血脉、止金创血为要。故以王不留行、蒴藋细叶为方中主药，而芍药佐之，又复倍用甘草以和诸药，使得通行表里。此王不留行散之大旨也。

排脓散方证治

【方证】枳实十六枚，芍药六分，桔梗二分。以药散与鸡黄相等，饮和服之。

【发微】予按此方之上，脱去病证，以方治重用枳实，当为胃痈。

排脓汤证治

【方证】甘草二两，桔梗三两，生姜一两，大枣十枚。

【发微】此为肺痈方治，故与桔梗汤同。

黄连粉证治

【方证】浸淫疮，从口起流向四肢者可治，从四肢流来入口者不可治。浸淫疮，黄连粉主之（方阙）。

【发微】浸淫疮为脂水流溢之通称，说详《脏腑经络篇》。黄连苦寒，能清大毒，许半龙治疗毒重用之，往往取效，而其性尤燥，能去湿热，湿热既去，疮中脂水，乃不至蔓延流溢也。然则黄连粉方虽阙，其意则大可知也。

阳和汤证治（补）

【方证】诸浮数脉，应当发热，而反洒淅恶寒，若有痛处，当发其痈。补阳和汤方：麻黄三钱（去根节），炮姜三钱，熟地黄一两，鹿角胶三钱，肉桂一钱。寒重加附子。

【发微】凡外证初起，必先恶寒，此其大较也。盖痈之所由成，血络闭于寒湿，而营气不通。营郁生热，脉乃浮数，血以凝涩而内停，则阳气不能独行于表分，此所以当发热而反洒淅恶寒也。遇此脉证，虽形似伤寒，而实为痈疽，始则恶寒，继则发热，寒热日作，若疟发然，三数日后，瘀血蕴蒸化热，始知痛处，此与将溃之冻瘃正复相似，无论在何部分，皆当以药发之。大约人体外证之属寒者，除流注外，发背、脑疽最为重大。惟世传阳和汤一方，与仲师当发其痈之旨最合。若误投寒凉败毒之品，十不活一。所以然者，为血络凝于寒湿，非疔毒、流火属于阳证者比也。

仙方活命饮证治（补）

【方证】师曰：诸痛肿欲知有脓无脓，以手掩肿上，热者为有脓，不热者为无脓。补仙方活命饮方：乳香、没药各二钱，炙甲片五钱，皂角刺三钱，防风一钱，大贝四钱，生甘草二钱，归尾二钱，生黄芪三钱，赤芍四钱，银花三钱。排脓加白芷。上药水煎服，即日止痛，脓成自溃，未成即消。

【发微】痈毒初起，以肿大见红色为顺，而皮色不变，平塌不起者为逆。大率由寒而热，由热而肿，由肿而痛。痛剧则瘀血蒸化为脓，痛减则脓已成，身亦渐凉。抉而去之，疮口掩以拔毒生肌药，其证立愈。此因痛减而知有脓之说也。仲师验脓之法，则以肿处热不热为验，此又以热而知有脓之说也。予按：痈疽大证，必有极大之脓头，坚硬不化，疮上极热灼手处，即为脓头所在。以刀抉之，百不失一。仲师之言，则固信而有征也。复有体虚未易肿大者，或妇人病在下体未便开刀者，仙方活命饮，成效卓著，当附存之。

（十八）趺蹶手指臂肿转筋狐疝蛔虫病脉证治

鸡矢白散证治

【方证】转筋之为病，其人臂脚直，脉上下行，微弦，转筋入腹者，鸡矢白散主之。鸡矢白散方：鸡矢白为末。

【发微】转筋入腹之病，予未之见。原其病情，则与痉证之宜大承气汤者略同。痉证云"痉脉按之紧如弦，直上下行"，与此证"脉上下行，微弦"何异。痉证云"脚挛急"，与此证"臂脚直"又何异。痉证燥热，阴液垂绝，故急下以救之，所以除里热也。此证用下气破积、通利大小便之鸡矢白散，亦所以除里热也。所以然者，里热不除，则筋脉受灼而不得柔和，故必通其大肠，使阳明燥气内熄，而筋脉乃和。考葛仙方中风头足往后扯动，弯曲不伸，其形如弓，用鸡矢白三钱，酒五杯，用竹箸搅千遍，日服二次。予按：此即痉病之卧不着席证。痉病自中风传来，易于化燥，内脏燥而筋脉受灼，以致全身强急，故借《内经》治鼓胀之鸡矢醴以下之，盖亦《金匮》用大承气汤之义也。然则转筋用鸡矢白散，亦何独不然乎。

蜘蛛散证治

【方证】阴狐疝气者，偏有小大，时时上下，蜘蛛散主之。蜘蛛散方：蜘蛛十四枚（熬），桂枝半两。

【发微】此寒邪并少阳湿热并注睾丸之证也。湿热偏注，睾丸一胀一否，则偏有小大。发时胀而偏坠，不发则如平人，故时时上下。以其病在下体，与蚀下为狐同例，故谓之阴狐疝。蜘蛛破瘀消肿，昼隐夜出，为阴类之虫，取其下入阴部。桂枝通阳宣郁，能达肝胆沦陷之气。破瘀则寒湿不凝，通阳则郁热外散，而偏坠可愈矣。

【治验】

予昔在同仁辅元堂改散为煎，治愈二人。用桂枝三钱，蜘蛛一枚、炙、存性，一人二剂愈，一人一剂愈。章次公、王慎轩皆亲见之。今则相隔久远，并病者姓与居址而忘之矣。乙亥重九日，有倪姓来诊，其证时发时止，今以遇寒而发，偏坠微痛，夜有寒热，睡醒汗出，两脉迟滑。方用大蜘蛛一枚，炙过，川桂枝四钱，一剂即愈。此为前病肠痈之史惠甫介绍，并附记之。

——《金匮发微·趺蹶手指臂肿转筋狐疝蛔虫病脉证治第十九》

甘草粉蜜汤证治

【方证】蛔虫之为病，令人吐涎，心痛，发作有时，毒药不止者，甘草粉蜜汤主之。甘草粉蜜汤方：甘草二两，白粉二两（即铅粉），白蜜四两。

【发微】蛔虫之为病，常起于脾脏寒湿，由寒湿积为水痰，少阳之气不达于三焦，水痰感少阳生气，乃生蛔虫。蛔托生于痰涎，故其腹多涎。蛔饥吐涎，胃不能容，随即倾吐而出，此所以令人吐涎也。心痛者，心下窜痛，蛔上入膈故痛，非真心痛也。蛔安静则如平人，窜动则痛欲死，故发作有时，此蛔病之大概也。然竟有毒药不能奏效者，则以病者曾用杀虫猛药，剂量太少，蛔虫醉而不死，后遂狡避不食也。故不能猛攻，莫如诱劫，不得已而用甘草粉蜜，使虫贪蜜之甘，而不知铅粉之毒，此亦陈人畏宋万多力，使妇人饮之酒醉，而执之之计也。用甘草者，欲病人不受铅粉之毒也。

【治验】

先母侍婢曾患此，始病吐蛔，一二日后，暴厥若死，治以乌梅丸，入口即吐，予用甘草五钱，先煎去滓，以铅粉二钱，白蜜一两调饮之，半日许，下蛔虫如拇指大者九条，其病乃愈。然时医辄非笑之，夏虫不可语冰，宣其然乎。

——《金匮发微·趺蹶手指臂肿转筋狐疝蛔虫病脉证治第十九》

乌梅丸证治

【方证】蛔厥者，其人当吐蛔。今病者静而复时烦，此为脏寒。蛔上入膈，故烦。须臾复止，得食而呕，又烦者，蛔闻食臭出，其人当自吐蛔。蛔厥者，乌梅丸主之。乌梅丸方：乌梅三百个，细辛六两，干姜十两，黄连一斤，当归、川椒各四两，附子、桂枝、人参、黄柏各六两。

【发微】蛔厥非手足逆冷，乃心下暴痛，病者目珠上出，瞑然若死之谓，间亦有痛极而手足冷者，要其立名之义，正不在此也。按：此证丸药不效，不妨改丸为汤。曾记无锡强福全未病肠痈时，先病腹痛，痛无定时，忽作忽止，知为虫，已服丸半斤矣，痛如故，后即改丸为汤，二剂而差。

藜芦甘草汤证治

【方证】病人常以手指臂肿动，此人身体瞤瞤者，藜芦甘草汤主之（方缺）。

【发微】此可知为风湿痰涎走窜指臂，延及周身之证，与风痫证略同……盖风痰内壅，积久旁窜，积者为本，窜者为标，用藜芦者，涌吐而抉其壅也。所以用甘草者，恐藜芦苦寒败胃，甘味以调之也。近痫证有日服控涎丹一钱，久而自愈者，亦所以去痰涎也。

（十九）妇人妊娠病脉证治

桂枝茯苓丸证治

【方证】妇人宿有癥病，经水断，未及三月，而得漏下不止，胎动在脐上者，此为癥痼害。妊娠六月动者，前三月经水利时，胎也。下血者后断三月，衃也。所以不止者，其癥不去故也，当下其癥，桂枝茯苓丸主之。桂枝茯苓丸方：桂枝、茯苓、丹皮、桃仁（去皮尖、熬）、芍药各等份。

【发微】欲安良民，必除盗贼，欲养良苗，必除莨稗，此尽人之所知也。然则欲孕妇之安胎，不去其宿疾可乎？设宿癥不去，或经断未及三月，即有漏下之变。所以然者，养胎之血，不能凝聚子宫，反为宿癥所阻，从旁溢出，胎失所养，则动在脐上。其实胎元无损，癥痼害之也。然亦有三月后而胎动下血者，其证亦为癥。仲师言六月动者，赅四月至六月言之耳。前三月经水通调，忽然中止，当可决其为胎。若经断三月之后，忽然下血，其为衃血横梗，不能融洽何疑。新血与衃血不和，因有渗漏之隙，不下其癥，胎必因失养而不安。仲师设立桂枝茯苓丸，以缓而下之。盖癥之所由成，起于寒湿，故用桂枝以通阳，茯苓以泄湿，丹皮、桃仁、赤芍则攻瘀而疏达之。固未可以虚寒漏下之治治也。间亦有寒湿固瘕之证阻隔腹中，不下血而胎元不足者。

【治验】

曾记丁卯新秋，无锡华宗海之母，经停十月，而腹不甚大，始由丁医用疏气行血药，即不觉胀满，饮食如常人。经西医考验，则谓腹中有胎，为腐败之物压住，不得长大，欲攻而去之，势必伤胎。宗海邀予赴锡诊之，脉涩不滑，不类妊娠。当晚与丁医商进桃核承气汤，晨起下白物如胶痰，更进抵当汤，下白物更多，胀满悉除，而腹忽大，月余生一女，母子俱安。孙子云：置之死地而后生。诜其然乎。

——《金匮发微·妇人妊娠病脉证治第二十》

附子汤证治

【方证】妇人怀妊六七月，脉弦，发热，其胎愈胀，腹痛恶寒，少腹如扇（平声）。所以然者，子脏开故也。当以附子汤温其脏。

【发微】怀妊六七月，胎已长成，血凝于下，热度不高。太阳寒水，化气者少，脾脏乃气虚生湿，寒湿内壅，故胎胀。流入足太阴部分，故腹痛。脾阳不能外达，故发热而恶寒。弦脉为寒，水湿凝固，此《伤寒》《金匮》之通例，以为肝病者，谬也。间有肝邪乘脾脉弦腹痛者，要由脾虚湿胜，肝胆郁陷之气暴乘其虚，故先用小建中汤以实脾。凡脉见弦急，俱为水胜血寒，胎气张于内，少腹膨急而子脏开，风寒袭之，故少腹如扇。如扇云者，谓逐阵冷气相逼也。附子汤方用附子以温肾，肾下水道接膀胱，故温肾而少腹自暖。茯苓、白术、人参以泄水而扶脾，湿邪去则寒热止而胎胀平。芍药能调阴络阻滞，故治腹痛。《伤寒论》所谓腹痛加芍药也。

胶艾汤证治

【方证】师曰：妇人有漏下者，有半产后因续下血不绝者，有妊娠下血者。假令妊娠腹中痛，为胞阻，胶艾汤主之。胶艾汤方：干地黄六两，川芎、阿胶、甘草各二两，艾叶、当归各三两，芍药四两。

【发微】妇人妊娠，有宿癥不去，致经血妄行者。前既出桂枝茯苓丸方治矣，但经血妄行，不能一致，有下少数之血，相续不绝者；有因半产气虚不能摄血，续下不止者；有冲激大下者。设妊娠见此证，但腹中痛脐上不见跳动者，即为内无宿癥。宿癥利用攻，无癥则利用补。胞中之血不得上行冲任二脉，阻塞下陷，故名"胞阻"。胶艾汤方，地黄、阿胶以养血，川芎、艾叶以升陷而温寒，炙草以扶统血之脾，归、芍以行瘀而止痛，而下血腹痛愈矣。

【治验】

尝记丁巳年治潘姓漏下证，用仲师方治，改两为钱，服后腹中胀甚，二日而漏下止，二十日后生一男，今十七岁矣。

——《金匮发微·妇人妊娠病脉证治第二十》

当归芍药散证治

【方证】妇人怀孕，腹中疠痛，当归芍药散主之。当归芍药散方：当归、川芎各三两，芍药一斤，茯苓、白术各四两，泽泻半斤。

【发微】妇人怀孕，全恃养胎之血。因怀孕之故，周身气血环转较迟，水湿不能随之运化，乃停阻下焦而延及腹部，此即腹中疠痛所由来。方用芎、归、芍以和血，并用茯苓、泽泻、白术以泄水而去湿，但令水湿去而血分调，疠痛自止。盖治病必伏其所主，宿食腹痛，则治以承气，得下即痛止。寒利腹痛，则治以四逆、理中，寒去则痛止。肝乘脾腹痛，则治以小建中，脾安则痛止。蛔虫腹痛，则治以乌梅丸，虫下则痛止，皆不泛用止痛之药。当归芍药散之治孕妇疠痛，亦犹是耳。自世多不识病原之医士，乃有通治之套方，而古法浸荒矣。

干姜人参半夏丸证治

【**方证**】妊娠，呕吐不止，干姜人参半夏丸主之。干姜人参半夏丸方：干姜、人参各一两，半夏二两。

【**发微**】妊娠之妇，经血下停，上膈当然湿阻，故六十日后，当见干呕不能食之证。惟湿困脾阳，不妨竟用桂枝汤，但得脾阳略振，胃气自和。若夫湿积成水，停蓄心下，渗入于胃，胃中虚寒，遂有呕吐不止之变，法当去水温中。仲师因立干姜人参半夏丸方，但令心下之水与胃中之寒并去，呕吐自定。但半夏一味，决宜生用，并不可浸去麻性，以半数之干姜搀杂，又加姜汁为丸，入口必然不麻，此则弃精华而用渣滓，以之泄水，恐无济也。

当归贝母苦参丸证治

【**方证**】妊娠，小便难，当归贝母苦参丸主之。当归贝母苦参丸方：当归、贝母、苦参各四两。

【**发微**】小便难而上焦无热，则下焦水道不利，不由浮阳吸引可知。饮食如故，则心下又无水气。尝见妇人淋带多者，湿痰必少，一见湿痰上泛，淋带即少，则此证要由血虚生热，湿痰下注成淋，阻塞水道所致。贝母本去痰之品，亦主淋沥，此即湿痰与淋带随发异名之确证。方用当归贝母苦参丸，当归补血，苦参泄热，此为妊娠大法，而主要则全在贝母一味，为其去淋沥之瘀塞而小便始通也。所以用丸不用汤者，则以湿浊黏滞，非一过之水所能排决也。

葵子茯苓散证治

【**方证**】妊娠，有水气，身重，小便不利，洒渐恶寒，起即头眩，葵子茯苓散主之。葵子茯苓散方：葵子一升，茯苓三两。

【**发微**】妊娠之妇，血凝气弱，入胃水饮运化较难，故有水气留积心下，上泛而呕吐者，亦有阻于膀胱，淋沥不清而小便难者。若夫水不化气，湿留肌肉，则病身重。三焦气阻，则小便不利。由肌及表，阳气不通，则洒淅恶寒。水气上乘，不凌心而犯头目，则心下不悸而起即头眩。葵子茯苓散专以滑窍利水为主，其病当愈。葵子滑胎而不忌者，所谓有故无殒亦无殒也。

当归散证治

【方证】妇人妊娠，宜常服当归散。当归散方：当归、黄芩、芍药、川芎各一斤，白术半斤。……妊娠常服即易产，胎无所苦，产后百病悉主之。

【发微】妊娠之妇，血凝而气聚。血凝则易生热，气聚则易生湿，湿热相抟，则病腹痛。当归散所以为常服之品也。归、芍、川芎以和血，黄芩以清热，白术以燥湿，但令湿热清而血脉和，其胎即安。后世医家有胎前宜凉之说，由此方用黄芩始也。

白术散证治

【方证】妊娠、养胎，白术散主之。白术散方：白术、川芎、蜀椒（去汗）、牡蛎各三分。……但苦痛加芍药。心下毒痛倍加川芎。心烦吐痛不能食饮，加细辛一两，半夏大者二十枚，服之后，更以醋浆水服之。若呕，以醋浆水服之，复不解者，小麦汁服之。已后渴者，大麦粥服之。病虽愈，服之勿置。

【发微】人体有强弱，强者血分多于水分，而热度常高，弱者水分多于血分，而寒湿为胜。观当归散与白术散之异，知"胎前宜凉"之说不可为训也。寒水太胜，则血热被压，下陷而不能升。白术散方，白术以燥湿，牡蛎以泄水，川芎以升陷，蜀椒以散寒，但令寒水下泄，血温上升，其胎即安。况水盛血虚之人，养胎尤为不易，故仲师于当归散后，别无增益之药，独于本方之后，辨证加药，并出善后方治，何其郑重分明乎？此无他，水微而血盛，不过热郁生燥，不似水胜血寒者，必有坠胎之变也。血瘀则腹痛,故加芍药以通络。水停心下,心脏血郁,故加升陷之川芎。水泛凌心,寒渍入胃,以至心烦吐痛(此痛与悬饮内痛同),不能食饮,故加细辛、半夏,以去水而蠲饮。服以醋浆者,所以平胆胃而止呕也。不解,以小麦汁服之者,以小麦养心除烦,兼能利水故也。若夫病已而渴,常服大麦粥者,以病原起于血虚,胃为生血之源,和胃降逆,俾能食饮,正所以补虚也。

(二十)妇人产后病脉证治

大承气汤证治

【方证】病解能食,七八日更发热者,此为胃实,宜大承气汤主之。

【发微】病解能食,则胆胃气平而呕吐止,胃中津液,得以下润大肠矣(小柴胡汤重用黄芩,令人大便泄,屡验)。乃至七八日更发热者,此必非阴虚生热可知也。但按其脉而滑大,便当乘胃气之强,用大承气汤以攻之,所谓曲突徙薪也。独怪近世医家,遇虚羸之体,虽大实之证,不敢竟用攻剂,不知胃实不去,热势日增及其危笃而始议攻下,有惜其见几不早耳。

【方证】产后七八日,无太阳证,少腹坚痛,此恶露不尽,热在里,结在膀胱也。不大便,烦躁发热,切脉微实,日晡时更倍烦躁发热,不食,食则谵语,至夜即愈,宜大承气汤主之。

【发微】产后七八日,无太阳证,则不病痉及郁冒可知。若少腹坚痛,则为产后恶露不尽。外虽无热,正以热结在里而血瘀胞中。此节盖借热入血室,引起阳明实证,故"热在里"二语,当在"恶露不尽"下,今在节末,则传写之误也。设证情为热入血室,则营气夜行于阳,当得夜分谵语。设但见不大便烦躁发热,犹难断为阳明实证。惟切其脉滑大而实,乃可断为胃家实,加以日晡所太阴湿土当旺,阳气衰而地中水气上行,此时不能稍抑其阳气，反见心中烦乱而手足无所措，热势倍于日中，即可断为阳明亢热，且不食则已，食即谵语，至夜中阴盛之时，谵语反止，其不为热入血室而为阳明实证明矣。仲师言宜大承气汤者，恐人误认为桃核承气证也。

【治验】

曾记戊辰年高长顺女病此二十余日，已更数医矣，其证能食，日晡所必发壮热，脉大而实。予用生大黄四钱，厚朴二钱，枳实四钱，芒硝三钱，一剂热除，即系此证。

——《金匮发微·妇人产后病脉证治第二十一》

当归生姜羊肉汤证治

【方证】产后腹中疠痛，当归生姜羊肉汤主之。并治腹中寒疝，虚劳不足。

【发微】产后下血过多，其人水分不足，则因虚生燥而大便难。水分过多，则因虚生寒而腹中疠痛。当归生姜羊肉汤，当归以补血，生姜以散寒，羊肉以补虚，而疠痛可止。

【治验】

惟治腹中寒疝虚劳不足，宜于本方中加生附子一枚，非惟去病，兼能令人有子，予于赵振声妻张氏亲验之。盖前此所以不孕者，以其有痛淋也（每痛必下白物一滴），服此方而痛淋止矣。

——《金匮发微·妇人产后病脉证治第二十一》

枳实芍药散证治

【方证】产后腹痛，烦满不得卧，枳实芍药散主之。枳实芍药散方：枳实（烧、令黑勿太过）、芍药各等份。……并主痈脓，大麦粥下之。

【发微】产后腹痛有三：一为虚寒之痛，上节所谓疠痛是也。一为蓄血之痛，后节枳实芍药散治之有愈者是也。一为胃实，血不流行之证，即此烦满不得卧者是也。血少而不能交会于心则烦，胃气顿滞则满，胃不和则胀濊而不得卧。方用芍药以通血分之瘀，枳实以导胃实之滞，并用大麦粥以调养肝脾，但使血分通调，中气舒畅，烦满自止。烦满止，然后营卫调适，卧寐坦然矣。

下瘀血汤证治

【方证】师曰：产妇腹痛，法当以枳实芍药散。假令不愈者，此为腹中有瘀血着脐下，宜下瘀血汤主之，亦主经水不利。下瘀血汤方：大黄一两，桃仁三十个，䗪虫二十枚（去足，熬，此即土鳖虫）。

【发微】前证为血少不能流通，兼胃浊失降之故，故其腹痛，虽与虚寒有别，要犹未为实证也。惟用前方不效者，乃可决为产后瘀血，而利用急攻。胞中之血由冲任吸引而上者，以脐下为冲要，故血瘀必着脐下。按：下瘀血汤方治，大黄、桃仁与抵当同，惟用䗪虫而不用虻虫、水蛭，则与抵当异。此二方所以不同者，要不可以不辨也。产后血去既多，不同经闭之证，故不用唶血之虫类，恐兼伤及新血也。䗪虫生于尘秽之中，善于攻窜，而又不伤新血，故于产后为宜，虽亦主经水不利，气体虚羸者或宜之，要未可去坚癖之干血也。

阳旦汤证治

【方证】产后风，续续数十日不解，头微疼，恶寒，时时有热，心下闷，干呕，汗出，虽久，阳旦证续在者，可与阳旦汤。阳旦汤方：桂枝三两（去皮），芍药三两，甘草二两（炙），生姜三两（切），大枣十二枚（劈），附子一枚，牡桂四两。

【发微】产后之证，肌表空虚，中风较易。续续云者，以其虚而易受，故时乘而续受也。续而复续，因致数十日不解。头微痛，恶寒，时时有热，此皆太阳中风桂枝汤的证。太阳中风，肌腠闭而皮毛开，故汗出。湿痹肌肉，内困脾阳，故心下闷。《伤寒论》所谓系在太阴也。湿在心下，胃不能受，则为干呕。皮毛之浮汗，但泄水气，而肌理之营气不行，故虽至数十日，阳旦证依然不减，仍当用桂枝加桂并加炮附子一枚之阳旦汤，以助里阳而发肌理之汗，其病方愈。所以加牡桂、附子者，桂枝汤治其本病，病久而里阳虚，非加桂附以助之，肌理之汗不出也。

竹叶汤证治

【方证】产后中风发热，面正赤，喘而头痛，竹叶汤主之。竹叶汤方：竹叶一把，葛根三两，防风、桔梗、桂枝、人参、甘草各一两，附子一枚（炮），生姜五两，大枣十五枚。……颈项强，用大附子一枚，破之如豆大，前药扬去沫。呕者加半夏半升洗。

【发微】产后中风发热，起于血去过多而营气虚寒。风本阳邪，易于发热，不似寒邪外薄，皮毛之内，水气生寒，必待营热内抗，然后发热也。但发热而面色赤，则阳郁于上，与恶寒时时有热者异。喘而头痛，则与头微疼者亦异。夫面正赤，为胃热上熏，《痰饮篇》可证也。然产后体虚，岂宜于胃家未实，加大黄以利之，此一难也。中风表证未罢，固不应急攻其里，但在表之浮阳，吸阳明浮热上升，于清热一层，岂宜置之不论，而本体又甚虚寒，此二难也。惟喘而头痛，究为风热相抟。竹叶汤方治，竹叶、葛根以清胃热，防风、桔梗以散风而定喘，余则仍从阳旦汤意，去芍药而加人参。所以去芍药加人参者，则以阴虚不任苦泄而急于营养之故。伤寒少阴下利，真武汤去芍药；吐下后液亏，桂枝白虎二汤加人参，此其例也。予早年闻北京产妇，三日后即服吉林参汤，一月后，产妇气体如未产时，此其明证。又按：本方清太阳阳明风热，温脾脏之虚寒，与桂枝加葛根汤、栝楼桂枝汤用意略同，不使阳邪内陷经输，发为柔痉，倘亦上工治未病之旨乎。

竹皮大丸证治

【方证】妇人乳中虚，烦乱呕逆，安中益气，竹皮大丸主之。竹皮大丸方：生竹茹、石膏各二分，桂枝、白薇各一分，甘草七分。……有热倍白薇，烦喘者，加枳实一分。

【发微】妇人乳汁，为精血所化，常见乳子之妇，终年月事不行，可为明证。乳中虚者，或产妇体本虚羸，纳谷减少，或因小儿吮乳过多，乳少不能为继，于是营阴不足，心中烦乱，胃纳既少，生血之源本自不足，加以无餍之吸吮，引动胆胃之火，发为呕逆。仲师出竹皮大丸方治，竹茹、石膏以清胆胃之逆，三倍甘草以和中气，减半桂枝、白薇以略扶中阳而清里热，更用枣和丸，以扶脾而建中，但令胃热除而谷食增，则生血之源既富，胆胃之上逆自平矣。

白头翁加甘草阿胶汤证治

【方证】产后下利虚极，白头翁加甘草阿胶汤主之。白头翁加甘草阿胶汤方：白头翁、甘草、阿胶各二两，秦皮、黄连、柏皮各三两。

【发微】产后下利，寒热不同。今但云下利虚极，白头翁加甘草阿胶汤主之。此仲师之失辞，不可为训者也。夫热利下重，则为白头翁汤证，加甘草以补中，阿胶以养血，亦第为热利虚极而设。夫产后血瘀不行，腐败而下利为热，血去过多，因虚受凉而下利为寒。

【治验】

予尝于丙午六月治梁姓妇人，因产后纳凉，下利腹痛。予用附、桂、炮姜，略加白头翁、秦皮，一剂而利止，所以用白头翁、秦皮者，以新产不无血热也。所以去黄连、柏皮者，以暴受新凉，不胜苦寒也。若必执成方以治病，与乡愚用单方何以异哉。

——《金匮发微·妇人产后病脉证并治第二十一》

（二十一）妇人杂病脉证治

小柴胡汤证治

【方证】妇人中风七八日，续来寒热，发作有时，经水适断者，此为热入血室，其血必结，故使如疟状，发作有时，小柴胡汤主之。

【发微】妇人中风，延至七八日，适当经水初断，热除身凉，既而续发寒热，发作有时，不似病中风时昼夜无间，虽在中工，亦当知其非桂枝汤证。究其所以然，则以经水初断，标阳乘虚而陷血室，因是血结胞中，乘营气夜行于阳，发为寒热，且即明了，一如疟之休作有时。但热邪甫陷，胞中定无干血，故但需小柴胡汤，使标阳之陷而入者，升发而出之，其病当愈，更不须桃核承气也。此虚实之辨也。

半夏厚朴汤证治

【方证】妇人咽中如有炙脔，半夏厚朴汤主之。半夏厚朴汤方：半夏一升，厚朴三两，茯苓四两，生姜五两，苏叶二两。

【发微】湿痰阻滞，咽中气机不利，如有物梗塞，吐之不出，咽之不下，仲师于无可形容中，名之曰"如有炙脔"，即俗所称梅核气也。方用姜、夏以去痰，厚朴以宽胸膈，苏叶以开肺，茯苓以泄湿，务令上膈气宽，湿浊下降，则咽中出纳无阻矣。

【治验】

此方癸酉二月，于四明刘姓男子亲试之，良验。惟不用人造之茯苓，改用有碱性泄黏痰之桔梗，为小异耳。又按：近世效方，有用半青半黄梅子，以食盐腌一昼夜，取出晒干，再腌再晒，以盐水干为度。每用青铜钱二枚夹二梅子，麻扎入磁瓶封固，埋地下百日取出，每用梅子一枚含口中，半刻，咽中梗塞即消，当附存之。（曾记早年居乡时，见城隍庙道士宋左丞治咽喉痛胀闭塞，用青梅破开去核，中包明矾，烧灰研末，和皂角末少许吹入，吐出痰涎无算，咽喉即通，足见酸味之青梅，当别具挥发性，不当如旧说之收敛矣）

——《金匮发微·妇人杂病脉证治第二十二》

甘麦大枣汤证治

【方证】妇人脏躁，悲伤欲哭，象如神灵所作，数欠喜伸，甘麦大枣汤主之。甘麦大枣汤方：甘草三两，小麦一升，大枣十枚。……亦补脾气。

【发微】师但言妇人脏躁而不言何脏，然病情方治可知也。肺主悲，亦主哭，悲伤欲哭，病当在肺。凡人倦则欠伸，精神强固则否，所以数欠伸者，脾阳不振而中气急也。凡人饮食入胃，由脾气散津，上输于肺，脾精不能运输，则肺脏躁。肺阴虚，则主气之脏窒塞，故悲伤欲哭。方后别出"亦补脾气"四字，可知病机专属肺脏矣。方用甘麦、大枣，专取甘味之药，俾脾精上输于肺，肺阴既充，则下足以贯注百脉，外足以输精皮毛，内外调达，气机舒畅，略无抑郁不和之气，悲伤欲哭之证，乃可不作。曰如有神灵者，甚言不能自主也。

小青龙汤、泻心汤证治

【方证】妇人吐涎沫，医反下之，心下即痞，当先治其吐涎沫，小青龙汤主之。涎沫止，乃治痞，泻心汤主之。

【发微】膈间有寒饮，乃吐涎沫，此宜温药和之者也。乃不用温药而反下之，上膈水痰，断不能一下而尽，加以卫气不行，水气郁于皮毛之里，一经误下，在表水液乘虚入里，乃留积心下而成痞，故治此者，当用小青龙汤。俾饮邪从汗解，然后用大黄黄连泻心汤，以泻心下之痞，否则饮邪方盘据阳位，急于攻痞，正恐反被吸引，不得下达。盖先解表而后攻里，此固《伤寒》《金匮》之通例也。

温经汤证治

【方证】问曰：妇人年五十所，病下利，数十日不止，暮即发热，少腹里急，腹满，手掌烦热，唇口干燥，何也？师曰：此病属带下。何以故？曾经半产，瘀血在少腹不去。何以知之？其证唇口干燥，故知之。当以温经汤主之。温经汤方：吴茱萸三两，当归、川芎、芍药、人参、桂枝、阿胶、丹皮、生姜、甘草各二两，半夏半升，麦冬一升。……亦主妇人少腹寒，久不受胎，兼治崩中去血，或月水来过多，及至期不来。

【发微】据《内经》女子七七四十九而天癸绝，则妇人年五十所而病下利，数十日不止，似与月事无关。但营气夜行于阳，今病者暮即发热，病在血分可知。加以少腹里急，则瘀当在膀胱血海。腹满为脾湿下陷，手掌烦热，唇口干燥，脾精不得上行之象也。以病源论，当用大黄䗪虫丸，以现状论，当用附子理中丸。然则师何以指为带下证，所用者乃为温经汤？治远因而不据近因，不可不求其故也。盖带下之证，寒湿下注而浮阳上升，下寒故少腹急，上燥故唇口干。盖此妇旧有淋浊，少腹常急，唇口常燥。究其远因，则以曾经半产，少腹留积败血，久而腐化，乃下白物。寒湿从之，历年不愈，津液下渗，故唇口燥。积瘀不尽，故少腹急。此二证，为未经下利时所恒有，今淋涩中止而病下利，知其血寒湿胜，陷入大肠。瘀血业经腐烂，故不用大黄䗪虫丸。病不在中而在下，故不用附子理中汤。用温经汤者，推其原以为治也。方中芎、归、芍、胶、丹皮，以和血而通瘀，桂枝以达郁而通阳，生姜、半夏以去水，麦冬、人参、甘草以滋液而润上燥，吴茱萸疏肝燥脾，温中除湿，故不治利而利可止也。予按：此为调经统治之方，凡久不受胎，经来先期后期，或经行腹痛，或见紫黑，或淡如黄浊之水，施治无不愈者。

【治验】

曾记寓华庆坊时，治浦东十余年不孕之妇，服此得子者六七家。江阴街四明范姓妇亦然，此其成效也。

——《金匮发微·妇人杂病脉证治第二十二》

土瓜根散证治

【方证】带下，经水不利，少腹满痛，经一月再见者，土瓜根散主之。土瓜根散方：土瓜根、芍药、桂枝、䗪虫各三分。

【发微】带下经水不利少腹满痛，其为胞中蓄血可知。血瘀则生热，血分有热，故经一月而再见。且行经之期，既以有所阻碍，不得畅遂，余血停顿，遂与后月正期经水，合并充轫，不及期而先事排泄。满者必溢，理固然也。土瓜即王瓜，味苦性寒，能驱热行瘀，黄疸变黑，医所不能治，用根捣汁，平旦温服，午刻黄从小便出，即愈，此可证通瘀泄热之作用。芍药能通凝闭之血络，故疡科方书，常用京赤芍。䗪虫即土鳖虫，生灶下乱柴尘土中，善攻积秽，不穴坚土，故大黄䗪虫丸、下瘀血汤用之，伤科亦用之，取其不伤新血也。用桂枝者，所以调达肝脾，变凝结为疏泄也。此土瓜根散之旨也。

大黄甘遂汤证治

【方证】妇人少腹如敦状，小便微难而不渴。生后者，此为水与血俱结在血室也。大黄甘遂汤主之。大黄甘遂汤方：大黄四两，甘遂、阿胶各二两。

【发微】少腹满如敦状，谓如敦之膨其外也。少腹为血室所寄，膨在少腹，则胞中有蓄血可知，设令小便自利，直抵当汤证耳。乃小便微难而不渴，水液略无亏损，此即为产后水与血俱结胞门之确证（未产时水与血俱供养胎，产后排泄未尽，乃见此证），而为平人之所无。盖养胎之血及水，混合不别，临产则送小儿及胞衣出产门，一时不能畅泄，余者遂积胞中，治此者便当水血同治。大黄甘遂汤，甘遂以泄水，阿胶入血分，以生新血而去瘀，大黄入大肠，令水与血俱从大便出，少腹之满，可以立除，此与桃核承气汤、抵当汤、下瘀血汤之用大黄同意。盖取后阴容积较宽，瘀血之排泄易尽也。

抵当汤证治

【方证】妇人经水不利下，抵当汤主之。抵当汤方：水蛭、虻虫各三十个（熬），桃仁三十枚，大黄三两（酒浸）。

【发微】妇人经水不利，有虚实寒热之分。虚者宜温经汤，兼有湿热则宜土瓜根散。产后水与血俱结胞中，则宜大黄甘遂汤。前数条已详言之矣。然则此条何以但言不利下，而主治乃为抵当汤，盖此条不举病状者，为其于《伤寒·太阳篇》已备言之也。《太阳篇》云：热在下焦，少腹当硬满，小便不利者，下血乃愈，抵当汤主之。又云：脉沉结，少腹硬，小便自利，其人如狂者，血证谛也。抵当汤主之，其明证也。按：此证少腹必结痛，大便必黑，要以小便利为不易之标准，使但用寻常通经之药，岂有济乎。

【治验】

予昔在同仁辅元堂治周姓十七岁少女，时经停五月矣。以善堂忌用猛药，每日令服大黄䗪虫丸，不应，送诊期后，病者至江阴街寓所求诊，月事不行，已抵七月。予用䗪虫、水蛭各一钱，大黄五钱，桃仁五十粒下之，下后以四物加参、芪善后，凡二剂。十年来，于江阴街遇之，始知其嫁于小西门朱姓，已生有二子矣。

——《金匮发微·妇人杂病脉证治第二十二》

矾石丸证治

【方证】妇人经水闭不利，脏坚癖不止，中有干血，下白物，矾石丸主之。矾石丸方：矾石三分（烧），杏仁一分。

【发微】妇人经闭，累月不至，犹未知其何证也。若子脏坚癖，少腹硬满不消，干血久停，因湿热而腐烂，时下白物（俗名白带），其病固显然矣。盖始则因热结而成干血，其继因浊痰下注而留湿，湿热蒸化，干血乃成白带。尝见妇人有痰病者，痰多则无淋，淋多即无痰，可为明证。故外治之法，要以去湿为主，而三倍矾石，佐杏仁以破下陷之湿痰，而湿浊可去矣。

红蓝花酒证治

【方证】妇人六十二种风，腹中血气刺痛，红蓝花酒主之。红蓝花酒方：红蓝花二两。

【发微】血虚生风，有从内发者，有从外受者。从内发者，忽然头目眩转，令人倾仆，此宜气血两补，重用参、术、归、芍、地黄者也。从外受者，皮毛开泄，感受阳邪，此宜桂枝汤者也。红蓝花酒，究治何风？然观于方治用酒，可知其专主外风矣。……冲任之络，散于皮肤肌腠间，肌表血虚，易受外风。故以生血、行血之红花主治，而以酒助其药力，使得行于肌表，以拒外风之侵入。妇人月事时下，冲任之血不足，故治风以此方为宜，要之为外皮肤及筋骨酸疼之病，与中风正自不同。近世验方有用延胡索、当归、牡桂等分研末，以酒调服，治周身痛不可忍者，意与此同。曰六十二种风，不过言通治之总方，举多数也。血行则腹中刺痛止，故亦兼治之，固不在六十二种之内也。

当归芍药散证治

【方证】妇人腹中诸疾痛，当归芍药散主之。

【发微】妇人腹中疾痛，大要由于水湿太甚，血菀不通，前于《妊娠篇》"妇人怀孕"节言之已详。但怀孕之人，水血俱停，人尽知之，不知杂病亦有相类者。盖妇人经水，按月而行，故血常不足，血不足而水湿有余，乃郁结于太阴部而为痛。此方泄湿行血，故可通治，要不惟为妊娠设也。

小建中汤证治

【方证】妇人腹中痛，小建中汤主之。

【发微】此证俗名下肝气，妇人胸襟为处境所限，因而狭小，稍有拂逆，则气下沉而入腹，立见胀痛，所谓肝乘脾也。《伤寒·太阳篇》云：阳脉急，阴脉弦，法当腹中急痛，宜小建中汤主之。重用甘味之药者，《内经》所谓"肝苦急，食甘以缓之"也。

肾气丸证治

【方证】问曰：妇人病，饮食如故，烦热不得卧，而反倚息者，何也？师曰：此名转胞，不得溺也。以胞系了戾，故致此病。但当利小便则愈，肾气丸主之。肾气丸方：干地黄八两，山药、山茱萸各四两，泽泻、丹皮、茯苓各三两，桂枝一两，附子一枚（炮）。

【发微】饮食如故，则脾胃无病可知。烦热不得卧，又似阳明热证。若果阳明生燥，上膈决无水气湿痰，岂有反倚息如病痰饮咳逆之理，此甚可疑也。然究其所以倚息之故，则以小便不通之故。盖下流不通，则上源壅塞，其所以不通者，则以转胞了戾之故，通其小便，则上膈水气下行而倚息自平。所以烦热不得卧者，则以下焦闭结，而少阳之热上熏也。泄其水，则邪热之上熏者息矣。然则何以不用泄水之五苓散？曰：此阴阳两虚之证，恐其愈泄而愈不通也。尝见有气闭而小便不通者，以木通、车前、猪苓等药治之，百无一效，或用白归身一两、川芎五钱，佐以柴胡、升麻，一服即通，可见地黄、山萸、山药之补阴，桂、附之扶阳，为至不可少，必非专用茯苓、泽泻同等之药所能奏功也。用丹皮者，所以通壅塞也。

蛇床子散证治

【方证】妇人阴寒，温阴中，坐药，蛇床子散主之。蛇床子散方：蛇床子。

【发微】妇人寒湿下注阴中，或为白带，或为败血，久久化热，皆足生虫，虫多而窜动，则痒不可忍，以川椒、百部洗之，往往不效，惟蛇床子散足治之。

【治验】

昔年予治一妇人历节风，愈后自言阴痒不可忍，自用明矾泡水洗之，洗时稍定，少顷痒如故，予以此方授之，二日而瘥（详《历节篇》）。盖以蛇床子之燥烈，合铅粉之杀虫，湿去虫死，其痒乃止。但予实变法用之，使之煎汤坐盆中洗之，然后扑以铅粉，此可知仲师立方之旨，在燥湿杀虫而不在祛寒矣。陈修园乃谓遥承上节令阴掣痛，少腹恶寒证，出其方治。岂其然乎？又按：阴寒不孕，另是一证，仲师当别有方治，近世所传吴茱萸、蜀椒各八两为末，炼蜜为丸，弹丸大，绵裹内阴中，日夜一换，一月后，子官温和即孕，用法与此方相似，或即仲师之遗方软。否则本条所列病证与方治固了不合也。

——《金匮发微·妇人杂病脉证治第二十二》

狼牙汤证治

【方证】少阴脉滑而数者，阴中即生疮。阴中蚀，疮烂者，狼牙汤洗之。狼牙汤方：狼牙三两。

【发微】少阴脉，手太阴动脉之尺部也，属下焦。脉滑而数，属下焦湿热，湿热注于下焦，或为淋带，或为太阳蓄血，犹未可定为阴蚀也。惟阴中痒痛腐烂，乃可决为阴中生疮。狼牙草近今所无，陈修园以为可用狼毒代之，未知验否。但此证有虫与毒，即世俗所谓杨梅疮，似不如虾蟆散为宜，方用硫黄三钱、胡椒二钱，研末，纳虾蟆口中，用线扎住，外用黄泥和水厚涂，入炭火烧之，俟泥团红透取出，候冷去泥细研，忌用铁器。用时以小磨麻油调，以鸡毛蘸涂患处，去其毒水，数日毒尽，虽肉烂尽亦愈，此葛仙《肘后方》也。自来注释家徒事说理，不求实用，岂仲师着书之旨软！

膏发煎证治

【方证】胃气下泄，阴吹而正喧，此谷气之实也，膏发煎主之。膏发煎方：猪膏半斤，乱发如鸡子大三枚。

【发微】凡大便燥实之证，由回肠灼烂前阴者，则小便已而阴中疼热。其有不兼阳明实热而燥实者，在妇人则有阴吹，此非可以大承气汤治之也。阴吹如转矢气声，实由大便不通，矢气无从下泄，转从间道出。此证但苦肠中燥矢与阴络固结，故但用膏发煎以和血滑肠，则大便通而阴吹止矣。

【治验】

门人吴炳南之妻每患肠燥，纳谷不多，予授以大半夏汤，服之甚效；问一二日不服，燥结如故。吴私念此胃实肠燥之证，乃自制猪膏发煎服之，一剂而瘥，乃知仲师"谷气之实"四字，早有明示人以通治他证之路，不专为阴吹设也。

——《金匮发微·妇人杂病脉证治第二十二》

胶姜汤证治

【方证】妇人陷经漏下，黑不解，胶姜汤主之。胶姜汤方：即胶艾汤加干姜，见《千金方》。

【发微】以虚寒之故，因病漏下。病由出于寒湿下陷，故名陷经。因寒湿下陷而瘀血色黑者日出不已，则法当温化。吾友丁甘仁云："凡吐血、下血见黑色者，皆当用附子理中汤以温运脾阳。服凉药者多死，数十年来不爽。"则陷经黑不解之当用温药，要可类推。胶姜汤方治，虽阙，其必为胶艾汤加干姜无疑也。方解详胶艾汤下，兹不赘。

三、曹颖甫其他治验

1. 仙方活命饮加当归案

尝记辛未正月，予子妇之妹嫁江阴北门外程姓者病此，昼夜剧痛，不能安睡，小便时时出黏腻白物，有时微带红色，所出不过一滴，出之先痛不可忍，赴医院求诊，西医饮以药水，七日不减，其夫以病状来告，予用重剂仙方活命饮加当归四两，向杂粮肆买赤豆一升先煎，后入他药，阴以茶铫携入医院，伪言开水，服之半小时即能安睡。明日用原方，二剂肿消，月余生一子。盖此证多出妊娠之妇，谅由气血凝聚化热，伤及血海所致，学者幸致意焉。

——《金匮要略·疮痈肠痈浸淫病脉证治第十八》

2. 阳和汤案

人体外证之属寒者，除流注外，发背脑疽最为重大。惟世传阳和汤一方与仲师当发其痈之旨最合，若误投寒凉败毒之品，十不活一。所以然者，为血络凝于寒湿，非疔毒流火之属于阳证者比也。附阳和汤方如下：麻黄（三钱，去根节），炮姜（三钱），熟地黄（一两），鹿角胶（三钱），肉桂（一钱，寒重加附子）。

——《经方实验录·下卷》

3. 千金苇茎汤案

吴冠明小姐（住上海法租界华成路六号）：吴君大铺，余友也。其第二女公子，名冠明，年十岁，肄业小学校中。本年（二十五年）七月三日，忽感不适，自言胸中痛，约于十日左右，就诊于上海广慈医院。医与内服药，兼用药水揸胸部。续诊一星期许，胸中痛少止，而身热咳嗽仍甚。十七日起，在家自服种种养肺成药，至二十日无效。是日夜间发热更甚，竟夜不能睡，甚且号哭。二十一日上午，重返广慈医院，请检验，医嘱住院疗治。但卒未果，即回家。二十二日就诊中医张君，断为小伤寒。其方案曰："时邪感肺，痰湿交阻，咳呛不爽，肌热颇甚，脉滑数，法拟疏解豁邪，候正。香豉三钱，嫩前胡钱半，蝉衣八分，木蝴蝶四分，浙贝母去心三钱五分，橘络一钱，生苡米四钱，款冬花一钱八分，鲜佩兰一钱，桑叶钱半，丝瓜络钱半，竹茹钱半。"二十三日二诊，方案曰："热势夜甚，咳呛胁痛，夜难安睡，脉数舌绛，时温挟痰湿交阻，再以宣解为治，恐剧，候政。炒香豉三钱，白蒺藜二钱，浙贝母去心三钱，蝉衣八分，光杏仁三钱，路路通五个，生苡米四钱，通草一钱，嫩前胡钱半，鸡苏散三钱包，荷梗尺许，竹二青钱半。"服后，痰出渐呈臭味。二十四日三诊，方案曰："热势较昨已淡，咳呛颇甚，脉滑数，苔腻，温邪挟痰湿遏肺，再进昨法加减，候政。香豉三钱，鲜佩梗钱半，蝉衣八分，鸡苏散三钱包，浙贝母去心三钱五分，紫菀钱半，光杏仁三钱，白蒺藜二钱，木蝴蝶五分，前胡钱半，荷梗尺许，妙竹茹钱半。"二十五日四诊，方案散佚，共四诊。至是，热加甚，抚之烙手，咳亦甚，每作则痛剧，彻夜不安，甚至昏厥，乃由伊母手抱竟夜。二十六日，延西医胡先生诊，断为肺炎。用安福消肿膏外涂胸部，又注射药水二种，一以退热度，一以滋营养。如是三日，热略退，顾退后热又高，痛咳未减，不能平卧，但坐，喘鸣迫急，肩动以助呼吸，是为肩息。胡先生恐变急性肺炎，嘱另请高明。八日上午，急送红十字会医院。陈医师诊为肺脓疡，应用手术，当夜住院。九日照 X 光一次，审知左肺无恙，右肺因肋膜太厚，不能成影；十一日早，又照 X 光一次，下午又照一次，所以在上、下午分行者，因清早脓未出，下午脓已吐，冀比较其不同之情形故也。不料所得底片二纸，毫无异状。尔时所吐脓痰之属，积之，每日可得三五小罐。医与鱼肝油等补剂，冀其体力略佳，以为施手术之张本。并经验血二次，似未有结果。小儿科主任陈医师主张用人工气胸术，使肺部压小，以便抽脓。但可否实行，还须先照 X 光，决定病灶后再议。乃由肺科主任刘医师重照 X 光，所得结果，仍为左肋骨明晰异常，右肋骨部分，底片上全部发白，断为肺与肋膜相接过紧，不可施人工气胸术，终非开刀不可，且须去肋骨一条，以便出脓。但究应取去何条肋骨，仍赖 X 光之照取。法用一种颜色油从气管打入肺部，如是再照 X 光时，即易显出肺烂之处，乃可就肺烂最近之处，取去肋骨。据云此种颜色油以后自能吐出，不妨病体。惟动手术前，例须病者家长签字，吴君夫妇筹思再三，终签字与之，时八月十三日下午二时也。六时许，冠明得知次日将受手术，并须吃颜色油，心滋不悦，忧形于面，婉恳勿尔。吴君夫妇不忍拂其意，乃向医师婉请撤回签字，但仍住院以求别法诊治，医师勉允之。十五日，值星期六夜，吴君忽闻友人言，肺痈一病，中医亦有办法，但须服药已足，不必动手术，较为安全。十六日为星期日，吴君急早起，奔至医院，婉恳领女回家调治。医院中人惊骇曰："君何突然变策耶？余等为令媛之恙，集会研究者多日，已不知费却几许心血（注：此言绝非虚语，我实深信，是以该院历来信誉卓著，非幸致也）。所为者何，无非求令媛之速愈耳。今者出院，余等固无从施其技，而令媛亦安得获其救耶？"吴君语塞，辞以经济困难问题。医曰：本院原属慈善性质，此节可以通融办理，请勿虑。终以吴君有外交折冲才能，医许之，即于午刻出院。回家时，胸部右方已略觉高肿。下午，急请拙巢师出诊，案曰：

初诊（夏历六月三十日）：肺痈已经匝月，咳嗽，咯痰腥臭，夜中热度甚高，内已成脓，当以排泄为主。宜桔梗合《千金》苇茎二汤主治。苦桔梗（五钱），生甘草（三钱），生苡仁（一两），冬瓜子（一两），桃仁（六钱），炙乳没（各二钱），鲜芦根（半斤，打汁冲服，渣入煎），犀黄醒消丸（每服三钱，开水送下）。

二诊（夏历七月初三日）：原方去桔梗，加葶苈子（三钱，炒，研），用黑枣去核包麻扎入煎。八月二十日，守服原方，毫无恶化现象。二十一日，三诊。

三诊（夏历七月初五日）：累服桔梗泻肺二汤合《千金》苇茎，病势略轻，仍宜前法加减。生甘草（五钱），生白芍（五钱），生苡仁（一两），冬瓜子（一两），桃仁（六钱），桔梗（五钱），香白芷（一钱），炙乳没（各二钱），轻马勃（五分），败酱草（三钱），葶苈子（三钱，炒，研，用枣包扎），犀黄醒消丸（每服二钱）。

四诊（夏历七月二十日）：肺痈无腥臭之痰，病已出险，但时吐浊痰，胶黏黄厚，当从《千金》皂荚丸法，改汤以治之。盖浊痰不除，咳必不能止也。牙皂末（五分），用黑枣去核包煎。

五诊（夏历八月十四日）：肺痈已经出险，而阴气大伤，宜《千金》黄昏汤。合欢皮（如手掌大一块），用水三碗煎至一碗半，作两次服。

曹颖甫曰：凡治此证，痈脓结聚肺部，当开泄肺气，清其郁热，为第一步。及肺脏气疏，咯痰不畅，则以决去痈脓为第二步。及腥臭之痰出尽，而胶痰之未成脓者，尚吐之不已，则以破除痰结为第三步。及胶痰渐少，肺之破碎处当用补救，则以扶养肺阴为第四步。惟补救之方推《千金》黄昏汤为最。黄昏为合欢皮，张路玉称其两干相着，即黏合不解，取其黏性实足以补肺脏之罅漏，而收其全功，较世传白及尤为稳当。敢布腹心，以告同仁。按：合欢为马缨花，花红如马缨，五六月始开，枝干多连理，予亲见之。盖肺主皮毛，此树之皮彼此易为黏合，故能补肺之绽裂也。又按：仲景谓肺痈病原实出阳明，此说甚精确。盖肠胃燥实，郁热上熏于肺，则肺燥而胶痰生，一日之燥气不除，则一日之胶痰不去。久久热伤肺脏，因变痈脓。故治之之法，第一当开壅清热，其次则当破顽痰，皆所以抉其壅也。

——《经方实验录·下卷》

4. 当归建中汤证案

宗嫂（十一月十七日），月事将行，必先腹痛，脉左三部虚，此血亏也，宜当归建中汤。全当归（四钱），川桂枝（三钱），赤白芍（各三钱），生甘草（钱半），生姜（三片），红枣（七枚），饴糖（二两，冲服）。

——《经方实验录·上卷》

5. 三阴疟方案

予蚤年即好治病，有乡人以三阴疟求诊，诊其脉，迟而弱，予决其为正气之虚，为之凝方。后此乡人愈后，将此方遍传村巷，愈十几人。后于李建初书塾诊其侄克仁之子，脉证并同，即书前方授之，二剂愈。名常山草果补正汤，此方并治虚疟。癸酉十月初三日，麦加利银行茶役韩姓子，寒热日三四度发，服此汗出而愈。方用常山五钱，草果四钱，生潞党五钱，茯苓四钱，全当归八钱，生白术四钱，炙草五钱，川芎三钱，熟地一两，小青皮三钱，知母二钱，半夏三钱，生姜八片，红枣九枚。

曹颖甫曰：疟之轻者日发，血分热度渐低则间日发，热度更低则间二日发，世俗谓之三阴疟。然此证仲师既无方治，俗工又不能医，故常有二三年始愈者。

——《金匮发微·疟病脉证并治第四》

6.加味鸡鸣散案

辛未八月，乡人庄姓病此，两足肿大，气急心痛易饥，此证气分居多，而寒湿不甚，长女昭华投医加味鸡鸣散，方用吴萸五钱，木瓜五钱，槟榔三钱，黑豆五钱，桔梗三钱，青、陈皮各三钱，苍、白术各三钱，生甘草一钱，生芪五钱，紫苏六两，生姜一大块，浓煎服之，一夕而足肿全消。此八月十四日事也。附之以为临证之一助。又按：痛者属气分，麻木在少腹属血分，予曾治焦店潘姓，用加味四物汤取效，方用川芎三钱，当归五钱，白芍四钱，生地一两，吴萸三钱，木瓜三钱，生附子二钱，防己三钱，牛膝一两，三剂而愈，与病属气分者不同，存以备参。

——《金匮发微·中风历节病脉并治第五》

7.治右臂酸痛方案

予尝患右臂酸痛，自肩至于尺泽，长女昭华用毛姜四两，川乌三两，草乌五两，红花二两，良姜一两，每夜浓煎熏洗，月余竟愈。则寒湿伤经，似亦不妨用之也。

——《金匮发微·趺蹶手指臂肿转筋狐疝蛔虫病脉证治第十九》

8.重发汗致脉掣方案

若华母（案缺）：生半夏（三钱），炙草（五钱），当归（三钱），陈皮（三钱），白术（三钱），生黄芪（三钱），熟附块（五钱），党参（四钱），熟地（二两），干姜（三钱），川芎（三钱），炙乳没（各三钱），生米仁（一两）。

曹颖甫曰：虚人发汗，是谓重虚。重虚之人，必生里寒。血不养筋，故筋脉牵掣。血不充于脉道，故微细。不补气血则筋脉不调，不温水脏则表阳不达。又因其有水气也，加干姜、半夏。因其体痛也，加乳香、没药。因其心悸也，重用炙甘草。因其夹湿也，而加生苡仁。大要随证酌加，初无成方之可据。而初意却在并用术、附，使水气得行于皮中。盖救逆之方治，原必视病体为进退也。

——《经方实验录·下卷》

9. 胃痛案

杨左，四月六日。胃痛遇寒即发，劳力伤阳则亦发，脉双弦，右三部稍见滑象，此证属寒，宜温之。淡干姜三钱，香附子四钱，炙草二钱，良姜四钱，白豆蔻一钱，苍白术各三钱，大白芍五钱，乳香钱半，公丁香三钱，醋炒青皮二钱。

曹颖甫曰：予于甲戌秋季，曾治康脑脱路陈姓妇人，方治与此略同。两剂后令用王洪绪法，用蒲公英灰五分烧酒调服。据亮月言，服煎药二剂后，加末药四服即愈，当亦为寒温凝结之证也。惟良姜、香附皆用至五钱，干姜则但用四钱，并加桂心一钱，附块三钱。予尝究病之所由成，实由寒邪留于中脘，阴络凝滞不通，故必用香附、乳香、白芍以疏通血络，而后痛乃可定，《内经》所谓"通则不痛"也。质之海内高明，当不河汉予言。所以重用白芍者，即仲景腹痛加芍药之例也。芍药为通血分要药，故桂枝汤用之以解肌腠之凝闭，近人指为养阴之品，大误。

——《经方实验录》

10. 经漏案

亮月校书，住三元坊二号天蟾舞台后面。经行不止，行乃快，不行则少腹痛，色微紫，纳谷则中脘胀，大便四五日不行，阙上胀，此为阳明燥气灼烁血分使然也，脉弦。当解表清里同治，宜大柴胡加芒硝。软柴胡四钱，淡芩三钱，制半夏三钱，生甘草二钱，生军四钱、后下，芒硝二钱、冲，江枳实三钱，生白芍五钱，生姜三片，红枣七枚。

次诊：昨进大柴胡加芒硝汤，下虽未畅，而胸膈稍舒，中脘仍胀，腹时痛，仍宜前法加减。醋炒柴胡五钱，淡黄芩三钱，制半夏三钱，醋炒白芍五钱，生川军四钱，中川朴二钱，小青皮二钱，小枳实三钱，芒硝三钱冲，生姜三片，红枣七枚。

三诊：两进大柴胡加芒硝汤，诸恙全减，脉亦不弦，按之少力，此下后营气不足也，前事攻实，今当补虚，宜胶艾汤。大熟地一两，阿胶二钱，艾叶四钱，大白芍五钱，炙甘草二钱，大川芎三钱，全当归五钱。

——《经方实验录》

四、曹颖甫收集验方

曹颖甫在临床实践中，还注重广泛收集实用验方。出于保存文献的目的，本书收录如下。

1. 目中忽起胬肉验方

用竹箸一水滴，锈刀以箸磨锈，点上即愈。此证忽然目中大痒，以手拭之，即痛不可忍，胬肉已起，翳目甚速，缓则不乃。

又风火目赤，用八宝月华丹，人乳调涂，验。

又各种目疾，用顶上西月石一钱，溶解于五两之渺雨水内，倾少许，于洁净林中，以新洁棉花蘸洗两眼，每日二三次，三五分钟。谢利恒君曾收入《家用良方》中，据云功效甚著，故录之。

2. 耳疾验方

耳聋外治方一：芥菜子捣碎，人乳调，棉裹塞耳，数易之，即闻。

耳聋外治方二：大蒜，瓣中挖一孔，以巴豆一粒去皮膜，火炮熟，入蒜内，新棉包，塞耳中。

耳聋外治方三：骨碎补削作条，火炮，乘热塞耳中。

耳聋外治方四：巴豆一粒，去皮心，斑蝥一枚，去翅足，合捣膏，棉裹塞耳，再易。甚验。

耳中积年流脓发臭外治方：用喉证金不换吹入，三次即愈，不再发。

3. 治久疟方

久疟不愈，用蛇蜕塞鼻孔中，男左女右，约半时许拔去，旋出黄水一滴，即不复发，屡试良效。

曹颖甫

后世影响

一、历代评价 🦩

　　曹颖甫是近代仲景学说研究的代表人物，也是精于文辞章句的名家大师，同时其面对外敌临危抗争、慨然成仁的事迹，也广为传颂。

　　如其在南菁书院的同学蒋维乔撰《曹颖甫先生传》记载："颖甫于研求经训之外，肆力于诗文，其为文，初学桐城，更上溯震川陵，达晋魏，其诗尤超绝有奇气，不为古人所囿，别树一帜。……盖颖甫之治学也，不深造则不休，中年肆力于医，乡人亦莫知之。及其应世，凡他医所谓不治之症，颖甫辄着手愈之。且于富者有时不肯医，于贫者则不取酬，且资其药。……颖甫之戴发效忠，虽与阎公（编者按：指明末阎应元抗清）趋向不同，而其忠义殉节，则后先一揆。彼身居乱世，遇威胁利诱，而中心漫无所主者，闻颖甫之风，可以稍愧矣。"

　　其晚辈名医丁济万、王慎轩曾纪念道："先生生平诲人不倦，弟子或以诗词求正，或以文章请益，执医经而问难者尤众。先生旁征博引，必使疑难大白而后已。今则弟子多成名家，著医书活人。讲经授徒，一师先生。读遗著，扬遗教，师弟相承，大道永传，是先生虽死而先生之精神不死。先生生前善养浩然之气，老而弥刚，故逾古稀之年，能慨然成仁取义，无愧读圣贤之书。励末俗，振颓风，举世多之夫。然先生之正气长留千古，谓先生虽死犹生，谁曰不宜？"

　　《经方实验录》吴凝轩（编者按：曹氏弟子。据姜佐景言其常为曹氏所称赞，陆渊雷、吴去疾诸先生亦交誉）序曰："拙巢夫子，少事举业，精诗古文辞，中年治仲景书，批郤导窾，精审绝伦，所处医案泰半直录经方，绝鲜损益，以其见之真辨之审，故方无不用，投无不中，视危难险证蔑如也。……夫子临证四十年，著有《伤寒发微》《金匮发微》二书，至所处方率多散佚，其中大案险证不可胜数，学者惜之。学长姜佐景乃奋起以表扬师道为己任，穷数载之心力搜集编纂，卓然成《经方实验录》凡二集。……是书在各医药杂志中发表未久，而读者赞许之函已纷至沓来。君乃徇众请先刊首集。行见问世之后，不胫而走，于是乎经方之价值彰，而医界之颓风扫。"

《经方实验录》邵餐芝（编者按：邵餐芝，名芷昆，浙江兰溪人，著有《素轩医语》《伤寒论新诠》等著作）序曰："复古不已，终必达于本，凡事尽然。……今年春，以文字因缘得交姜子佐景，而经方大家曹公颖甫者，姜子问业师也。……兹《经方实验录》将行世，则师案而弟子编著载之，空言固不如见诸行事之为深切著明矣。……斟其淑静，味其奇侅，可以遣东西，下士之鄙执而寻仲师坠绪于微芒，虽达于本不难矣。"

《经方实验录》叶橘泉序曰："……神交姜君佐景所编之《经方实验录》，适已杀青，驰书索序。喜其以忠实之笔，述经方大家曹颖甫先生之治验，周密详实，得未曾有。……使人对于经方减去畏葸过虑之观念，其功实不在仲景下也。此书出而果子药敷衍塞责之时风或可稍杀，其对于改进中医前途，宁不大哉？爰书所感以应之。"

《经方实验录》姚世琛（编者按：民国《光华医药杂志》江苏如皋马塘分社社长）序曰："江阴曹颖甫先生是海上的名医，这是谁都知道的。他生平工诗词而又长于丹青。对于医学的研究，则一宗圣人的遗法，一往直前，绝无旁顾。四十年来，以经方治愈的病人，我们正不知如何可以胜数！真可说是近代一个纯粹的'经方家'了。他先后有《伤寒发微》《金匮发微》两书问世，前者是演述《伤寒论》深层的意义，可以看作整理完成的某一部分；后者乃参入了他的治验，并附列了很多新的收获。……这样在发挥经方的功效外，实在又具有一些深切的创造功夫了。不过先生为性很孤僻，往往视记录学验为不屑为，是以除这两部'前侔古人，后启来兹'的著述外，要求先生实录的人，这就是难能得的事情了。"

曹颖甫的学生，秦伯未先生曾说道："曹师是经方派的典型，处方用药都依照《伤寒论》《金匮要略》的规律。"任应秋教授曾高度评价说：其"笃嗜仲景方，一往直前，绝无旁顾，四十余年，悉用仲景方治病，可说是近代一个纯粹的经方家。"刘渡舟教授亦曾说道："经方傲然医林，如时贤曹颖甫、余无言先生，每以经方愈大病，起沉疴而著称于世。"

总之，曹颖甫对经方应用的大胆实践，彰显了经方乃至中医学术的重要价值，在近代中医学术史上写下了重要的一页。其传承经方学派精华，医道高明，常有"一剂知，二剂已"，甚则覆杯而愈的效果，故后世皆尊之为经方大家。

二、学派传承

（一）传承经方学派

曹颖甫是我国近代史上一位值得称道的经方派大家。曹颖甫一生致力于《伤寒论》和《金匮要略》的研究，强调临床实践的重要性，提出"经方实验"，即在临床实践中验证经方的主张，他在研究经方的同时，并不反对时方，认为《伤寒论》和《金匮要略》是中医临床辨证论治的根本，强调"经方"是后世方剂的基础，中医应该从源寻流而不应该舍本逐末。《伤寒发微》和《金匮发微》是他研究张仲景学术的结晶。《经方实验录》和《曹颖甫医案》是他长期临床效验的缩影和临床经验总结。曹颖甫一生从医专宗张仲景，以善用经方闻名，疗效卓著。因此可以说，曹颖甫是中医经方学派，是张仲景学术的杰出传人。在近代中医史上，对张仲景学说及经方的传承、运用、传播的大家，惟有曹颖甫堪称大师。

《伤寒发微》是曹颖甫四十余年学习、运用和研究《伤寒论》的代表作，也是近代非常著名的《伤寒论》注本。书中对张仲景理法方药本义的阐发，注重联系临床实际，结合临证经验；注释条文、分析病机、讲解方药时，还参考张志聪、黄元御等各家之说，并能阐发独到见解，考据精详，说理透彻。

《金匮发微》也凝聚了曹颖甫四十余年学习、运用和研究《金匮要略》的心得体会和宝贵经验，也是近代非常著名的《金匮要略》注本。此书最大的特色，是书中在阐释原文时，恰如其分地引证不少个人治验，以作为阐释张仲景理法方药之佐证，既彰显了经方的实用价值，也阐明了运用经方的要领。书中有不少曹颖甫的独到见解，还就医家容易失治误治之处加以提示和分析；此外，还对前人的一些不当注解进行纠正，往往能于前人注释以外提出不同的见解。

《经方实验录》是曹颖甫与其徒弟姜佐景的医案医话全集，比较集中地记载了曹颖甫的临床验案。其中收载的九十余例曹颖甫医案，大多"一剂知，二剂已"，甚至达到覆杯而愈的效果。参照《伤寒发微》和《金匮发微》的相应内容，更能体会其医案中遣方用药之思路。《经方实验录》是比较罕见的经方医案专著，不仅是经方研究的必要书籍，而且是非常实用的中医临床参考书。

（二）主要学术传人

曹颖甫临证数十年，经验丰富，疗效卓著。大凡他医所谓不治之症，经其治疗者多愈。曹颖甫与民国时期的中医教育家丁甘仁为莫逆之交，常一起探讨医理，甚为相得。1917 年，丁甘仁创办上海中医专门学校，特聘请曹颖甫出任学校教务长。曹颖甫在该校亲自开设讲座，结合临床实际教授《伤寒论》《金匮要略》，加之其精深汉学功底，对文深义奥的张仲景原旨讲解透彻，为学生所折服。曹颖甫当时教授学生数百人，如章次公、严苍山、秦伯未、姜佐景为其中翘楚，听曹颖甫讲授《伤寒论》《金匮要略》，尊其为经方大家。

章次公（1903—1959）

章次公，名成之，号之庵，江苏省镇江丹徒人，医学家。民国八年（1919）就学于丁甘仁创办的上海中医专门学校，师事孟河名医丁甘仁及经方大家曹颖甫，又问学于国学大师章太炎，学业兼优。民国十四年（1925）毕业后在上海开业行医，并任职于广益中医院，一度兼任上海市红十字会医院中医部主任；民国十九年与陆渊雷、徐衡之合力创办上海国医学院。章氏热心为贫苦病人看病，用药以验、便、廉为主，深夜出诊常不取酬，有"贫民医生"之誉；并曾执教于上海中医专门学校、中国医学院、新中国医学院、苏州国医专科学校；新中国成立后，进入上海市第五门诊部工作，任上海市中医门诊部特约医师兼中医师进修班教师；1955 年冬应邀赴京工作，历任北京医院中医科主任、原卫生部中医顾问、中国医学科学院院务委员。1958 年，章次公被选为全国第三届政协委员。

严苍山（1898—1968）

严苍山，名云，浙江宁海人，我国近代著名的中医临床家、中医教育家，出身于书香门第、医学世家，祖父为乡里文人名士，父亲为当地名医；曾就读于上海中医专门学校，获亲炙于曹颖甫先生，与秦伯未、章次公、程门雪等诸公为同窗知己。20 世纪 20 年代，中医事业处于风雨飘摇中，严苍山为拯救祖国医学，自 1927 年起与秦伯未、章次公、许半龙、王一仁筚路蓝缕，创建中国医学院，从事中医教育事业；后又执教鞭于新中国医学院，桃李遍及大江南北。20 世纪 20 年代末，主持前四明医院工作；新中国成立初期，受聘于北京中医研究院，后因故未赴职。严苍山长期从事临床工作，任上海中医学会常委兼秘书组长，上海中医文献研究馆馆员。严苍山熟谙《内经》《伤寒论》《备急千金要方》等古典医学文献，擅治急症、重症，于急性外感温热病尤所专长，所创疫痉（脑膜炎）"三护一防"（护脑、护津、护肠、早防）防治法，颇具疗效；对内伤杂病以调理为主，常用北沙参，时有"严北沙"之称；自拟新方治疗慢性肝病、慢性肠炎、风湿性关节炎等病有独到之处；著有《疫痉家庭自疗集》《汤头歌诀续集》等，遗有《严苍山先生医案》稿。卢湾区卫生局收集整理其事迹及遗作，出版《苍山劫》一书。

秦伯未（1901—1970）

秦伯未，名之济，号谦斋，上海人，1901 年 7 月 31 日生，1970 年 1 月 27 日卒；出身儒医世家，自幼酷爱文学和医学；1919 年入上海中医专门学校攻读中医；1923 年毕业后，留校任教，并在上海同仁辅元堂应诊，以治内科杂病见长，对虚痨痼疾尤精；1927 年与王一仁、章次公、王慎轩、严苍山等创办上海中国医学院，任教务长、院长，教授《内经》及内科；1930 年创办中医指导社，主编《中医指导丛书》《中医指导录》杂志，开展学术交流和社会咨询，社员遍及国内外。新中国成立以后，秦伯未先后任上海第十一医院中医内科主任、原卫生部中医顾问等职务。秦伯未一生致力于中医事业，从早年集成《清代名医医案精华》，到晚年撰著《谦斋医学讲稿》，共著书立说 60 余部，为继承与发展中医学、培养与造就中医药人才作出重要贡献。

姜佐景（1904—20 世纪 80 年代）

姜佐景出生于清末甲辰年（1904），卒于 20 世纪 80 年代，享年 70 余岁；浙江瑞安人，民国初年进入丁甘仁先生创办的上海中医专门学校学习，随黄文东讲师研习《伤寒论》，后又随中国近代经方派大师曹颖甫先生临诊而为入室弟子，致力于《伤寒论》学术学理阐发与临床应用。20 世纪 30 年代，其选辑曹颖甫先生四十年临床验案、曹颖甫医案医话，并附以本人的医案、笔记、经方的应用等辑成《经方实验录》一书。《经方实验录》乃是以经方为经，以实验为纬，以理论为依据，经方求其纯，实验求其真，而理论求其新。书中内容既遵从医圣思想，又阐扬伤寒大论，发明温病主方，融解温热诸说，形式上医案医话合编，病证病理相符，气化科学不悖，演绎归纳互通，因此被称为"增益临证胆力，启道著书灵感"。一时享誉，被热爱者目为经方指南。1949 年，姜佐景去了中国台湾，悬壶于北部雨港基隆市。1958 年，中国医药学院成立，姜佐景担任《伤寒论》教师，并编写《重编伤寒论》教材，倾心培育中医后学。20 世纪 60 年代，举办中医药学会、内科研究班，姜佐景担任《伤寒论》讲席，是台湾地区《伤寒论》学术研究和教学的先驱。

三、后世发挥

（一）姜佐景对曹颖甫学术的阐扬

曹颖甫的学生、门人众多，其中，入室弟子姜佐景致力于《伤寒论》学术学理阐发与临床应用，在传承和阐发曹颖甫学术方面，最具有代表性。其于 20 世纪 30 年代，选辑曹颖甫先生四十余年临床验案、医话，并附以自己的医案、笔记、经方的应用等辑成《经方实验录》，意义重大，影响深远。《经方实验录》中的曹颖甫医案，皆有姜佐景附以按语。书中还附有姜佐景本人医案，可见其在经方理论与实践方面也颇具深厚功底和独特建树。以下是《经方实验录》的"附列门人治验"，是姜佐景本人的部分治验，故在书中特别标注。由这些医案和按语，均可以看出姜佐景对张仲景学术，对其师曹颖甫学术的传承与发挥。

1.桂枝汤证

王右，无表证，脉缓，月事后期而少，时时微恶寒，背部为甚，纳谷减，此为血运迟滞，胃肠虚弱故也，宜桂枝汤以和之。川桂枝（三钱），大白芍（三钱，酒炒），炙甘草（三钱），生姜（三片），大枣（十二枚）。

姜按：……吾师常以简括之句表本汤之功，曰：桂枝汤功能疏肝补脾者也。盖肝主藏血，血行既畅，神经胥得涵养，可杜烦躁之渐，故曰疏肝，亦曰平肝。脾本概括消化系统而言，今肠胃既健，故曰补脾，善哉言乎。

曹颖甫曰：本案桂枝汤证，其六亦当属诸太阴。盖桂枝汤一方，外证治太阳，内证治太阴，仲师于两篇中既列有专条矣，此又何烦赘说！惟以此治太阳证，人所易知，以之治太阳病之系在太阴者，为人所不信，自有此验案，益可见仲师之言，初无虚设矣。夫仲师不云太阴病，腹满而吐，食不下，自利腹痛乎？设太阴病遇浮缓之太阳脉，即桂枝汤证矣。

2. 葛根汤证

镇江赵锡庠，章次公门人也，诊所在曹家渡，尝治康脑脱路忻康里四十八号蔡姓女孩，约一周岁，先病百日咳，月余未痊，忽股背间隐约有红点，咳甚剧，目赤多泪，惟身热不扬，手足逆冷，常自汗出，皮肤宽缓，颜面淡白，无出疹状。锡庠告其母曰，瘄疹欲出，表阳虚而不足以达之，此即俗所称白面痧也。方用葛根（三钱），桂枝（一钱），杭芍（钱半），生草（一钱），姜（一片），枣（二枚）。因其咳也，加前胡钱半，射干钱半，桔梗八分，象贝三钱，复加牛蒡子三钱以助其提达出表。明日复诊，颜面红疹渐显。神色虽佳，而手足尚冷，遂令再进一剂。二日后，手足温和，周身红疹透达。越二日而回。一切平安，夏咳亦愈。

姜按：余谓吾人既知太阳温病之方治，即可以泛治麻疹者，犹曰用葛根汤方可以治麻疹之初起也（麻疹之顺者可勿服药，服药而误，反易偾事）。阅者将疑麻桂之决不可治疹病者乎？则吾师遇麻疹病之遏伏甚而不透发者，且用麻黄汤。服汤已，疹乃畅发。惟窃细心考察，间有透发之后，引起灼热者，是正所谓"若发汗已，身灼热者，名曰风温"。但余早已言及，此所谓灼热并非不得了之谓，其轻者将自已，其重者亦可以补治。惟窃意与其补治于后，宁早用葛根预防于前，故余之治小儿麻疹，葛根乃为第一味要药。回观本案赵先生方中，既用前胡、牛蒡、桔梗等开发之品，即可以代麻黄之司。故谓本方为桂枝汤加葛根加味，毋宁谓葛根汤加味，与余之方治乃密合无间也……余用麻黄常由八分至二钱，用桂枝常由钱半至三钱，用葛根常由二钱至四钱，若吾师之用此三药，则更倍蓰于是。故三药之中，以葛根最为和平。奈何今之医尚多不敢下笔，徒知拾前人之唾余，曰"葛根是阳明药，若邪未入阳明而早用之，将引邪入内"，曰"葛根竭胃汁"，是可慨也。

曹颖甫曰： 世之论者动称温病无主方，而《伤寒论》一书几疑为专治伤寒而设。不知越人言伤寒有五，温病即在其中。今姜生能于大论中发明葛根汤为太阳温病之主方，真能发前人所未发。盖葛根汤证与伤寒不同者，原以津液不足之故，故于桂枝汤中加麻黄而君葛根。中风证而津液不足者即用桂枝汤本方而加葛根。太阳标热内陷而下利者即用葛根芩连汤，以清热生津为主。盖人体中水分多于血分，则易从寒化，故藏于精者，春不病温。血分多于水分，则易从热化，故冬不藏精，春必病温。从寒化者，伤寒不愈，浸成痰饮，虽天时转阳，犹宜小青龙汤。从热化者，中风误治即成热病，为其津液少也。即此意以求之，则葛根为太阳温病主药，葛根汤为太阳温病主方，不益可信乎？

3. 小青龙汤证

张志明，住五洲大药房，初诊（十月十八日）：暑天多水浴，因而致咳，诸药乏效，遇寒则增剧，此为心下有水气，小青龙汤主之。净麻黄（钱半），川桂枝（钱半），大白芍（二钱），生甘草（一钱），北细辛（钱半），五味子（钱半），干姜（钱半），姜半夏（三钱）。

二诊（十月二十日）：咳已全愈，但觉微喘耳，此为余邪，宜三拗汤轻剂。夫药味以稀为贵。净麻黄（六分），光杏仁（三钱），甘草（八分）。

姜按：……余屡用本方治咳，皆有奇效。顾必审其咳而属于水气者，然后用之，非以之尽治诸咳也。水气者何？言邪气之属于水者也。如本案张君因习游泳而得水气，其一例也。又如多进果品冷饮，而得水气，其二例也。又如远行冒雨露，因得水气，其三例也。更如夙患痰饮，为风寒所激，其四例也。凡此种水气之咳，本汤皆能优治之。顾药量又有轻重之分。其身热重，头痛恶寒甚者，当重用麻、桂。其身微热，微恶寒者，当减轻麻、桂，甚可以豆豉代麻黄，苏叶代桂枝。其痰饮水气甚者，当重用姜、辛、半、味，囚此四者协力合作，犹一药然，吾师用五味尝多至三钱，切勿畏其酸收。其咳久致腹皮挛急而痛者，当重用芍、草以安之。否则，轻用或省除之，奏效如一。要之小青龙证，在里为水气，在表为咳（咳之前喉皆常作痒）。其表证之重轻，初可勿拘，其舌苔亦不必限于白腻。遑论其他或喘或渴或利或噎哉？此皆经验之谈，不必泥于书本者也。本年夏，友好多人皆习游泳，耽之不倦，虽雨天不已，一月前后，十九患咳，余悉以本汤加减愈之。

4. 黄芪建中汤证

王女士，初诊：经停九月，咳呛四月，屡医未效。按诊脉象虚数，舌苔薄腻，每日上午盗汗淋漓，头晕，心悸，胸闷，胁痛，腹痛喜按，食少喜呕，夜寐不安，咳则并多涎沫。证延已久，自属缠绵。拟先治其盗汗，得效再议。川桂枝（一钱），大白芍（二钱），生甘草（八分），生姜（一片），红枣（四枚），粽子糖（四枚），全当归（二钱），花龙骨（四钱，先煎），煅牡蛎（四钱，先煎）。

二诊：三进轻剂当归建中汤加龙骨、牡蛎，盗汗已除十之三四，腹痛大减，恶风已罢，胸中舒适，脉数由百四十次减为百二十次，由起伏不定转为调匀有序，大便较畅，咳嗽亦较稀，头晕、心悸略瘥。前方尚合，惟量究嫌轻。今加重与之，俟盗汗悉除，续谋通经。炙黄芪（三钱），川桂枝（钱半），肉桂心（二分），炙甘草（钱半），大白芍（三钱），全当归（四钱），生姜（二片），红枣（八枚），粽子糖（六枚），龙骨（六钱，先煎），牡蛎（八钱，先煎）。病者曰："吾初每夜稍稍动作，即觉喘息不胜，自服前方三小时后，喘息即定，虽略略行动，无损矣。三服之后，恙乃大减。向吾进饭半盅，今已加至一全盅矣。"余初以为腹痛稍定，即为有功，不意咳嗽亦瘥，脉搏反减而调。

三诊：又越三日，病者来三诊，神色更爽于前，扶梯而上，已无甚喘急之状。询之，答谓盗汗悉除。恶风已罢，日间喜起坐，不嗜卧矣。饭量由一盅加至一盅有半。而其最佳之象，则尤为脉数由百二十至，减为百十有四至，咳嗽亦大稀，舌苔渐如常人。余乃改用润肺养阴、宁咳化痰之剂，如象贝、杏仁、款冬、紫菀、麦冬、沙参之属。五剂竟无进退。后有老医诏余曰：子之弃建中而用贝、杏者，误也。若是之证，当换笺不换方，虽服之百日，不厌其久也。余谨志而谢之。

姜按：病者王女士为友人介绍来诊者，年龄十六，经停始于今春，迄今约九月矣。诘其所以，答谓多进果品所致。察其皮色无华，咳呛不已，缓步上梯，竟亦喘息不止。他状悉如脉案所列，盖流俗所谓干血痨也。曾历访中西名医，遍求村野丹方，顾病势与日俱增，未如之何焉。余初按其脉，即觉细数特甚。按表计之，每分钟得一百四十余至，合常人之脉搏恰强二倍。依旧说，此为木火刑金，凶象也。依新说，肺病贫血甚者，脉管缩小故也，其预后多不良云云。据述在家终日蜷卧被中，如是则恶寒稍瘥。余相对之顷，实难下药。乃默思本证之症结有三：经停不行，其一也；肺病而咳，其二也；腹痛恶寒而盗汗，其三也。将用攻剂以通其经乎，则腹无癥瘕，如虚不受劫何？将用肺药以止其咳乎，则痨菌方滋，如顽不易摧何？无已，姑治其腹痛恶寒而盗汗，用当归建中汤合桂枝龙骨牡蛎法，疏极轻之量以与之。粽子糖者，即饴糖所制，糖果店所售，较用饴糖为便捷，此吾师法也。病家持此方笺以购药，药铺中人又笑曰糖可以为药，此医可谓幽默矣。越三日，病者来复诊，喜出望外，欣然告谢。

5.芍药甘草汤证

老妈（二月七日），右足行步不良，此有瘀滞也，宜芍药甘草汤以疏之。京赤芍（八钱），生甘草（四钱）。

姜按： 挚友张君挚甫客居海上，雇有年老女佣一人，方来自原籍浙江黄岩，未越半月，而病已七日矣。其病右足拘急，不能行，行则勉强以跟着地，足尖上向，如躄者然。夜则呼痛达旦，阖家为之勿寐。右足踝骨处又因乘轮擦伤，溃烂不能收口。老媪早年尝有所谓疯气之疾，缠绵三年方愈，自惧此番复发，后顾堪虞，嗒然若丧，哭求归里。挚甫怜之，亟来请诊。余细察之，右胫之皮色较左胫略青，乃疏上方。方成，挚甫以为异，亲为煎煮。汤成，老媪不肯服。曰：服之无济也，吾年前之恙略同于此，三年而后已，今安有一药而瘥者？强而后进。翌日复诊，媪右足已能全部着地，惟溃烂处反觉疼痛。余即就原方加生甘草二钱，使成六钱。炙乳、没各八分，外用阳和膏及海浮散贴之。又翌日访之，老媪料理杂务，行走如健时。及见余，欢颜可掬，察之，右胫青色略减，溃处亦不痛矣。挚甫率之，长揖共谢。曰：君之方，诚神方也，值廉而功捷。余逊辞曰：我不能受君谢，君当致谢于吾师，吾师尝用此而得效也。然吾师将亦曰：我不能受君谢，君当致谢于仲师。仲师曰：作芍药甘草汤与之，其脚即伸也。挚甫略知医，曰：有是哉！执此观之，今人以本汤为小方，不屑一用之者，非也。或姑信而用之，而药量欠重，不效如故，致用而失望者，亦未达一间也。然则究竟芍药之功用为如何？吾友吴君凝轩曰：芍药能活静脉之血，故凡青筋暴露，皮肉挛急者，用之无不效。善哉，一语破千古之奥谜，酸收云乎哉？

芍药能令足部之静脉血上行，使青筋隐退，步履如旧者，此芍药甘草汤中芍药之功也。患桂枝汤证者服桂枝汤后，其动脉血既畅流于外，使无芍药助之内返，岂非成表实里虚之局，此桂枝汤中芍药之功也。虽有自下达上，自表返里之异，其属于静脉一也。抑芍药甘草汤不仅能治脚挛急，凡因跌打损伤，或睡眠姿势不正，因而腰背有筋牵强者，本汤治之同效。余亲验者屡，盖其属于静脉瘀滞一也。缘动脉之血由心脏放射于外，其力属原动而强，故少阻塞。静脉之血由外内归于心脏，其力近反动而较弱，故多迟滞。迟滞甚者，名曰血痹，亦曰恶血。故《本经》谓芍药治血痹，《别录》谓芍药散恶血。可知千百年前之古语，悉合千百年后之新说，谁谓古人之言陈腐乎？

曹颖甫曰：辛未之秋予家筱云四弟妇来诊，无他病，惟两足酸疼，拘急三年矣。其子荫衢问可治与否，予告以效否不可必，药甚平稳，不妨姑试之，乃为用赤、白芍各一两，生草八钱。至第三日，荫衢来告曰，服经两剂，今已行步如常矣。而佐景所用，效如桴鼓者乃又如此，此可为用经方者劝矣。芍药一味，李时珍《本草》所引诸家之说率以为酸寒。历来医家以讹传讹，甚有疑桂枝汤方中不应用芍药。予昔教授于石皮弄中医专校，与马嘉生等向药房取赤、白芍亲尝之。白芍味甘微苦，赤芍则甚苦。可见本经苦平之解甚为的当，予谓苦者善泄，能通血络之瘀，桂枝汤为解肌药，肌腠为孙络所聚，风袭肌理则血液凝闭而不宣，故必用芍药以通之。然予说但凭理想，今吴生凝轩乃有芍药活静脉之血一解，足证予言之不谬。读《伤寒论》者可以释然无疑矣。

（二）吴凝轩对曹颖甫学术的阐扬

吴凝轩是曹颖甫的另一位杰出弟子，治伤寒之学亦颇有见地，其现存代表作有《论甘草之主治》《论大枣之主治》《闲话桂枝》《四物汤》和《三承气辨》。

如《三承气辨》说：……拙巢夫子曰：阳明之为病，上湿而下燥。此说实足发千古之谜。陆九芝尚未能作此语。盖阳明病之可以攻下而愈者，决无上下俱燥之理。设必待其上下俱燥，然后议承气，则其人死矣。试观曹师用承气诸案，泰半有呕逆之证，盖燥热充斥于下，津液被格于上，肝胆之气上冲，此呕逆之所由来也。大论有伤寒呕多，虽有阳明证，不可攻之之戒。世人因之，遂致应下不下，错过极好机会，良可慨也。仲圣之意盖谓呕而多者，则不可施承气，因胃中湿邪太甚故也。若虽呕而不多，则为承气证应有之象，迳下之可矣。……设遇大承气证而与小承气汤，则上湿虽化，然以攻下之力不峻，故仅能越燥屎而转矢气耳。设遇大承气证而与调胃承气汤，则燥屎虽下而遗其上湿，加以甘草之变湿，必益增其痞满也。……曹颖甫曰："吴生凝轩辨析三承气汤作用，至为精审，姜生极口称许，诚非阿其所好。然治病之法随证异施，未可拘而不化。故有先用调胃承气，俟其转矢气，然后用大承气以攻之者。又有大便初硬后溏，不可攻，有燥屎方可用大承气者。即亦有津液内竭，虽硬不可攻者。似上湿下燥，上虚下燥之证，方治尚需随时酌定，或不尽如凝轩所言，盖仲师用药，妙在随证变通，而吴生特举其常也。夫凡事不能守经者，势必不能达权，为其根本先已差误也。然则治伤寒学者，不能识立方之正则，而妄图参变，有不谬迷于措施者哉？"师徒遥相呼应，将三承气汤的各自病机特点，阐释得十分明白。

综上所述，曹颖甫是近代成就卓著的经方大家，同时又是出色的中医教育家。曹颖甫善用经方，同时在《伤寒论》和《金匮要略》的注释上颇为独到。所著《伤寒发微》《金匮发微》《经方实验录》，是继承和阐释张仲景学术的重要文献，对于研究《伤寒论》《金匮要略》及近代中医学术发展史有重要参考价值。曹颖甫的治学方法，一方面在于《伤寒论》《金匮要略》原著研究，通过精读、互参等方式探究张仲景学术之内涵；另一方面则从临床实证出发，以实践结果反证诊疗思想。曹颖甫既注重临床实证，亦深入探究中医理论，堪称近现代中医人的典范。集成其治学与临证精华的三部著作，在近现代产生了广泛而深远的影响。

曹颖甫

参考文献

著作类 🕊

［1］张仲景.伤寒论［M］.王叔和撰次.北京：人民卫生出版社，2005.

［2］张仲景.金匮要略方论［M］.王叔和集.北京：人民卫生出版社，2012.

［3］曹颖甫.伤寒发微［M］.北京：中国医药科技出版社，2014.

［4］曹颖甫.金匮发微［M］.北京：中国医药科技出版社，2014.

［5］曹颖甫.经方实验录［M］.北京：中国医药科技出版社，2014.

［6］曹颖甫.曹氏金匮伤寒发微合刊［M］.上海：千顷堂书局，1956.

［7］任应秋.中医各家学说［M］.上海：上海科学技术出版社，1980.

［8］曹枫.一代名医 千古流芳——纪念伯祖父曹颖甫殉难六十周年［M］.
北京：中医古籍出版社，1997.

［9］刘松林，洪享惠.曹颖甫经典医案赏析［M］.北京：中国医药科技出
版社，2015.

论文类 🕊

［1］张效机.学习曹颖甫《经方实验录》札记［J］.浙江中医学院学报，
1982（2）：26-28.

［2］朱云达.从曹颖甫、秦伯未治愈"膀胱欬"说起［J］.辽宁中医杂志，
1983（4）：30.

［3］沈敏南.试评《伤寒发微》的学术思想［J］.河北中医，1983（2）：

26–28.

[4] 杨世权.经方派医家曹颖甫学术思想探讨[J].成都中医学院学报，1984（3）：29–32.

[5] 陈永前.一代名医曹颖甫[J].江苏中医杂志，1986（9）：47.

[6] 唐凯.曹颖甫治伤寒学思想初探[J].江苏中医杂志，1987（10）：32–34.

[7] 包来发.经方名家曹颖甫[J].上海中医药杂志，1989（1）：19–20.

[8] 龚继明.曹颖甫治痹经验析要[J].四川中医，1995（3）：12–13.

[9] 黄志华，王明惠，赵东升.从《经方实验录》看曹颖甫治学思想[J].中医杂志，1996（5）：267–268.

[10] 黄煌.推广应用经方 振兴中医学术——近代经方家曹颖甫学术思想述评[J].山西中医，1998（3）：3–5.

[11] 黄煌.经方家的魅力[J].南京中医药大学学报（社会科学版），2000（2）：64–65，102.

[12] 何永明.经方家曹颖甫研究现状评述[J].中医文献杂志，2001（3）：33–34.

[13] 沈桂祥.曹颖甫批《痢无止法解》[J].浙江中医杂志，2001（7）：38.

[14] 袁伟义，袁芳.曹颖甫的学术特色[J].陕西中医函授，2001（3）:9.

[15] 凌方明.曹颖甫妙用桂枝汤治疗夏令病浅识[J].中医药学刊，2003（9）：1454.

[16] 张公奇，周科选.曹颖甫的伤寒金匮发微和经方实践[J].中国中医药现代远程教育，2004，2（9）：4–5.

[17] 秦迎曙.从《经方实验录》论经方的活用方法[J].陕西中医，2005（1）：89–90.

[18] 罗明宇.近代经方家曹颖甫学术思想研究[D].北京中医药大学，

2006.

［19］江山，罗根海．由《经方实验录》看儒医曹颖甫的仁心仁术［J］．江苏中医药，2006（5）：54-55.

［20］江山．古月堕碧 高天沉寥——曹颖甫先生诗六首赏析［J］．中医药文化，2007（3）：20-21.

［21］董昱佑．经方大家曹颖甫生平及学术思想浅探［D］．中国中医科学院，2007.

［22］张新亮．后五四时期中西医汇通学派《伤寒论》解释的研究［D］．广州中医药大学，2007.

［23］高宇，张公奇．曹颖甫运用经方峻猛剂的临证经验［J］．现代中医药，2008（6）：1-2.

［24］胡向阳，张荣华．《经方实验录》白虎汤证医案辨析［J］．陕西中医，2008（6）：701-702.

［25］张公奇．曹颖甫《伤寒金匮发微》学术思想探讨［J］．陕西中医学院学报，2008（3）：9-10.

［26］尚云冰，姜建国．经方实验，活法无常［J］．河南中医，2010，30（10）：954-956.

［27］陈怀科，胡永东，周铭心．曹颖甫运用经方贴近程度分析［J］．新疆中医药，2010，28（2）：13-15.

［28］邓秀雯．经方家曹颖甫方药剂量规律的研究［D］．北京中医药大学，2010.

［29］陈怀科．曹颖甫方药运用规律方剂计量学研究［D］．新疆医科大学，2010.

［30］邓秀雯，傅延龄．曹颖甫常用药剂量的统计分析［J］．中华中医药杂

志，2011，26（11）：2537-2539.

［31］王水金，莫鹏利.曹颖甫学术思想研究［J］.河南中医，2011，31（9）：981-982.

［32］侯养彪，孟翔，张再良.关于曹颖甫葛根汤证医案的思考［J］.吉林中医药，2011，31（5）：485-486.

［33］杜锐玲.《经方实验录》若华之母案析疑［J］.国医论坛，2011，26（2）：6.

［34］黄东生，张公奇.曹颖甫治而不验医案三则浅析［J］.陕西中医学院学报，2011，34（2）：19-20.

［35］张丽君，李君，丁侃.曹颖甫生平简介及年表——曹颖甫传记资料调研收获之一［J］.中国医药导报，2011，8（1）：3，5.

［36］忻耀杰，滕磊，高旭青.《经方实验录》辛凉甘润法治疗乳蛾临床发微［J］.上海中医药杂志，2012，46（11）：21-22.

［37］顾国龙，胡磊，徐春霞，王君.经方名医曹颖甫生平与学术思想解读［J］.中医药临床杂志，2012，24（1）：2-4.

［38］冯世纶.曹氏误判小柴胡汤为汗剂析［N］.中国中医药报，2013-12-20（4）.

［39］马家驹，谷晓红.从曹颖甫一则麻黄汤医案看辛凉解表法［J］.山东中医杂志，2013，32（12）：927-928.

［40］宋志伟，王兴华.《经方实验录》大承气汤证医案探析［J］.安徽中医学院学报，2013，32（6）：13-14.

［41］黎崇裕.《经方实验录》读后一得——从三阳论治颈肩疾病［J］.国医论坛，2013，28（6）：49-50.

［42］张仁岗.从《经方实验录》看曹颖甫对仲景学说之发扬［J］.中国中医药现代远程教育，2013，11（13）：2-3.

［43］唐昊，朱小凤，苏琛，等.浅谈《经方实验录》中"峻剂"在呼吸系统疾病中的运用［J］.湖南中医杂志，2013，29（2）：107-108.

［44］李楠，高飞.曹颖甫治学方法与学术思想探讨［J］.中国中医基础医学杂志，2013，19（1）：26，33.

［45］张瑞.民国医家运用经方治疗痹症临床研究［D］.湖北中医药大学，2013.

［46］薛墩富.民国时期中医药学术演变及相关因素研究［D］.陕西中医学院，2014.

［47］张传生，张国骏.从葛根芩连汤案浅析曹颖甫治病思路［J］.现代中医药，2014，34（2）：57-58.

［48］钟明珍.对曹颖甫运用经方医案的研究［D］.浙江中医药大学，2014.

［49］张薛光.论近代经方派的形成及其原因分析［D］.南京中医药大学，2015.

［50］魏嘉弘.清末民初中西医学家对"伤寒论"的继承与发挥［D］.广州中医药大学，2015.

［51］成晓玉，杨东方.曹颖甫对《金匮要略》的阐释发微［J］.吉林中医药，2016，36（1）：9-12.

［52］许生，谭颖颖.从白虎汤案浅析曹颖甫诊治阳明热证的思路［J］.实用妇科内分泌杂志·电子版，2017，4（32）：67-68.

［53］朱杰.曹颖甫：纯粹的经方家［N］.中国中医药报，2017-11-10（8）.

［54］何永明，徐敏，黄煌.经方家曹颖甫生平医事［J］.中医药文化，2017，12（5）：36-39.

［55］刘媛，刘巧娟，司国民.结合《经方实验录》看曹颖甫对仲景学术思想的阐发［J］.中国中医药现代远程教育，2017，15（8）：60-61.

［56］谢治国 . 民国时期伤寒家临证经验研究 ［D］. 辽宁中医药大学，2017.

［57］张旭 .《伤寒百证歌》与《伤寒发微论》的文献研究 ［D］. 北京中医药大学，2018.

［58］邢亦谦，廖琳 . 浅谈曹颖甫用桂枝汤的临证特点 ［J］. 世界最新医学信息文摘，2018，18（A2）：266，269.

［59］朱杰 . 经方大家 后世师表——纪念曹颖甫先生遇难八十周年 ［J］. 中医药通报，2018，17（1）：12–14.

《中医历代名家学术研究丛书》医家名录

（总计102名，以医家出生时间为序）

汉晋唐医家（6名）

张仲景　王叔和　皇甫谧　杨上善　孙思邈　王　冰

宋金元医家（19名）

钱　乙　刘　昉　陈无择　许叔微　陈自明　严用和
刘完素　张元素　张从正　成无己　李东垣　杨士瀛
王好古　罗天益　王　珪　危亦林　朱丹溪　滑　寿
王　履

明代医家（24名）

楼　英　戴思恭　刘　纯　虞　抟　王　纶　汪　机
薛　己　万密斋　周慎斋　李时珍　徐春甫　马　莳
龚廷贤　缪希雍　武之望　李　梴　杨继洲　孙一奎
吴　崑　陈实功　王肯堂　张景岳　吴有性　李中梓

清代医家（46名）

喻　昌　傅　山　柯　琴　张志聪　李用粹　汪　昂
张　璐　陈士铎　高士宗　冯兆张　吴　澄　叶天士
程国彭　薛　雪　尤在泾　何梦瑶　徐灵胎　黄庭镜
黄元御　沈金鳌　赵学敏　黄宫绣　郑梅涧　顾世澄
王洪绪　俞根初　陈修园　高秉钧　吴鞠通　王清任
林珮琴　邹　澍　王旭高　章虚谷　费伯雄　吴师机
王孟英　陆懋修　马培之　郑钦安　雷　丰　张聿青
柳宝诒　石寿棠　唐容川　周学海

民国医家（7名）

张锡纯　何廉臣　陈伯坛　丁甘仁　曹颖甫　张山雷
恽铁樵